T0100571

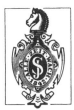

# M. Lanyi

# Diagnostik und Differentialdiagnostik der Mamma- verkalkungen

Mit 199 Abbildungen in 381 Einzeldarstellungen
und 11 Tabellen

Springer-Verlag Berlin Heidelberg GmbH

Dr. med. MARTON LANYI

Röntgeninstitut
Kaiserstraße 21–27
5270 Gummersbach

ISBN 978-3-662-06600-3      ISBN 978-3-662-06599-0 (eBook)
DOI 10.1007/978-3-662-06599-0

CIP-Kurztitelaufnahme der Deutschen Bibliothek
*Lanyi, Marton:*
Diagnostik und Differentialdiagnostik der Mammaverkalkungen / Marton Lanyi. - Berlin ;
Heidelberg ; New York ; Tokyo : Springer 1986.

Satz- und Bindearbeiten: Appl, Wemding;
2121/3130-543210

*Meiner lieben Frau*
*Maria gewidmet*

# Vorwort

*Bei Erweiterung des Wissens macht sich von Zeit zu Zeit eine
Umordnung nöthig; sie geschieht meistens nach neueren
Maximen, bleibt aber immer provisorisch.*

GOETHE, Maximen und Reflexionen

*Medicine is a science of uncertainty and an art of probability.*

SIR WILLIAM OSLER, Aphorisms

Während die „klassischen" Röntgenverfahren genügend Zeit hatten,
durch mehrere Generationen zu reifen, hatte die Mammographie nur
etwa 10-15 Jahre Zeit zur Entwicklung, und diese auch teilweise mit
unvollkommener Technik; die sogenannten „neuen bildgebenden Verfahren" standen schon vor den Toren.

Auch die Strahlenhysterie der frühen siebziger Jahre hatte die an-
fangs stürmische Entwicklung der Mammographie deutlich gebremst.
Andererseits, man muß es zugeben, wurde die technische Entwicklung
gerade durch diese hervorgerufen.

Das Kapitel Mammographie, von den Meistern noch nicht abge-
schlossen, wurde somit von den Schülern der neuen Radiologiegenera-
tion nicht aufgegriffen, nicht weiterentwickelt, weil diese dem Wunder
der neuen diagnostischen Dimensionen der Computertomographie,
der Sonographie usw. erlag.

Man soll aber um der Wahrheit willen hinzufügen, daß sich neuer-
dings gerade bei den jungen Radiologen eine Trendwende zeigt: immer
mehr von ihnen schicken mir Konsiliarfälle oder wollen hospitieren,
und auf meinen Seminaren sehe ich lauter junge Gesichter. Vielleicht
übernehmen sie eines Tages auch den Staffelstab der Forschung: unge-
löste Probleme gibt es noch genug!

Paradox, daß dieses noch nicht vollendete Verfahren trotzdem unser tägliches Brot geblieben ist - wenn auch mit Unsicherheit behaftet.
Deshalb steht wahrscheinlich so oft am Ende der Mammographiebefunde der fromme Wunsch: „Eine histologische Klärung ist sicherheitshalber notwendig."

Andererseits muß man Verständnis dafür haben, daß die Risikobe-
reitschaft der Radiologen in unserer von Juristen und Journalisten be-
herrschten Medizin deutlich gesunken ist. Was Wunder, daß z. B. von
den wegen Mikroverkalkungen indizierten Operationen 70-90% überflüssig sind! Muß diese schlechte „Ausbeute" wirklich in Kauf genom-

men werden? Ist die Mammographie letzten Endes für die Frauen ein Segen oder ist sie bereits ein Fluch geworden?

Wenn SIR WILLIAM OSLER mit seinem Aphorismus, nach welchem die Medizin die Wissenschaft der Unsicherheit und die Kunst der Wahrscheinlichkeit sei, Recht hatte, wo sind dann unsere Grenzen zwischen Wissenschaft und Kunst, Unsicherheit und Wahrscheinlichkeit?

Vor 23 Jahren habe ich mein erstes klinisch okkultes Brustkarzinom – anläßlich einer Reihenuntersuchung – aufgrund von gruppierten Mikroverkalkungen während meiner Tätigkeit in dem Ärztlichen Fortbildungsinstitut Budapest gefunden. Die histologische Bestätigung dieser Diagnose war damals ein wahres Wunder, auf welches ich allerdings schon seit der Lektüre der Arbeiten von LEBORGNE, EGAN und GERSHON-COHEN ungeduldig gewartet hatte. Die Möglichkeit, aufgrund von winzigen weißen Pünktchen im Röntgenbild die histologische Diagnose des Karzinoms stellen zu können, war faszinierend. Um so größer war meine Enttäuschung, als später bei scheinbar ähnlichen Veränderungen der Pathologe benigne Prozesse gefunden hat.

„Very thorough knowledge of breast pathology is a sine qua non for interpretation of breast films ... progress in X-ray diagnosis could only be made by careful comparison of the film with the actual specimen"[1] habe ich bei H. INGLEBY vor etwa 20 Jahren gelesen und seitdem war für mich klar, daß die differentialdiagnostischen Probleme des Röntgenphänomens Mikrokalk nur durch subtile, systematische, vergleichende mammographisch-histologische Analyse gelöst werden können.

Zu einer solchen Analyse fehlten jedoch 3 Voraussetzungen: gute Technik, ausreichendes Material und ein Pathologe, der bereit war, in den histologischen Schnitten nach Mikroverkalkungen zu suchen, um diese zusammen mit dem Radiologen den entsprechenden pathologisch-anatomischen Substraten zuzuordnen.

Vor 11 Jahren konnte ich dann endlich mit der systematischen Arbeit anfangen. Die technischen Voraussetzungen waren schon vorhanden. Mein eigenes ziemlich umfangreiches Material wurde mit von Freunden „geschenkten" Mikrokalkfällen angereichert und später durch zahlreiche Konsiliarfälle ergänzt. Das wichtigste war aber, daß ich in der Person des Pathologen Prof. Dr. med. P. CITOLER einen wahren Freund gefunden hatte, der bereit war, die räumliche Beziehung zwischen Mikroverkalkungen und histologischen Veränderungen zu bestimmen und mit seiner außerordentlich großen Erfahrung zwischen Mammopathologie und mir quasi als „Dolmetscher" zu fungieren.

7 Jahre lang dauerte die Ausarbeitung des nachstehenden differentialdiagnostischen Systems, weitere 2 Jahre nahm die Überprüfung seiner praktischen Tauglichkeit in Anspruch: bei insgesamt fast 1000 wegen Mikroverkalkungen operierten Fällen (von den Universitäten Köln, Nijmegen und San Francisco, dem Institut Curie Paris, dem

---

[1] H. Ingleby, J. Gershon-Cohen: Comparative anatomy, pathology and roentgenology of die breast. 1960, University of Pennsylvania Press, Philadelphia.

Strahleninstitut Köln und dem Knappschaftskrankenhaus Dortmund)
habe ich die Mammogramme ohne vorherige Kenntnis der Histologie
beurteilt. Die Ergebnisse wurden immer besser und besser. Das System
wurde durch die Analyse der jeweiligen Fehldiagnosen weiter verfei-
nert, und seine Grenzen wurden abgesteckt.

Jetzt ist es, so hoffe ich, reif genug. Reif genug, um es weiterzurei-
chen meinen Freunden, den Radiologen, die in ihren verdunkelten Stu-
ben versuchen, mit einem Vergrößerungsglas in der Hand, aus einigen
weißen Pünktchen im Mammogramm eine Diagnose zu stellen; ihnen
möchte ich mit diesem Buch eine Entscheidungshilfe geben ...

Dieses Buch hätte ich nie ohne die Hilfe meiner Freunde aus der
Bundesrepublik Deutschland, aus Frankreich, aus den Niederlanden,
aus Österreich und aus Ungarn schreiben können; sie haben mir die interessanten Fälle geschickt, die Histophotogramme angefertigt, und sie
waren die „ersten Leser", die mit bohrenden Fragen die Schwachstel-
len des Manuskripts aufgedeckt und mich zu besseren Formulierungen
gedrängt haben. Mein Dank gilt also zuerst ihnen:

Dr. E. ALBRING, Gelsenkirchen, Prof. Dr. V. BARTH, Esslingen, Prof.
Dr. K. BREZINA, Wien, Dr. P. D. C. BROKS, Utrecht, Prof. Dr. P. CITO-
LER, Köln, Prof. Dr. O. FISCHEDICK, Dortmund, Prof. Dr. M. FRIED-
RICH, Berlin, Dr. J. H. C. L. HENDRIKS, Nijmegen, Prof. Dr. W. HOEFF-
KEN, Köln, Dr. R. HOLLAND, Nijmegen, Prof. Dr. H. KIEFER, Wiesba-
den, Mme. Dr. M. LEGAL, Paris, Frau Dr. K. LENDVAI, Porz, Prof. Dr.
K. J. LENNARTZ, Düsseldorf, Prof. Dr. H. LENZ, Eschweiler, Dr. K. NEU-
FANG, Köln, Dr. Z. PÉNTEK, Szekszárd, Ungarn, Dr. M. RADO, Berg-
heim, Dr. E. ROSS, Vallendar, Prof. Dr. K. H. VAN DE WEYER, Trier, Prof.
Dr. H. H. ZIPPEL, Marburg

Von Mammogrammen Papierkopien anzufertigen ist außerordentlich schwierig; besonders umständlich ist aber die Vergrößerung der
winzigen Mikroverkalkungen. Daß dies jetzt gelingt, ist das Verdienst
von Frau E. STORCH, Strahleninstitut Köln, und von Herrn W. WITTE,
Katholische Universität Nijmegen. Sie beide haben in zeitraubender
Dunkelkammerarbeit die Vergrößerungen solange wiederholt, bis die
notwendigen Informationen deutlich zur Darstellung kamen.

Die Statistiken wurden von Prof. Dr. P. SCHWANENBERG, Technische Hochschule Gummersbach zusammengestellt bzw. überprüft.

Auch der Grafiker Herr H. LAMBACH hat mir sehr geholfen, wie
gleichfalls Fräulein M. GARBE, die das Manuskript abgeschrieben hat.

Was wäre aber alle diese viele Arbeit gewesen, wenn Herr B. LEWE-
RICH die Wichtigkeit des Themas nicht erkannt, wenn Frau M. MEYER-
SCHLICHTMANN das Manuskript nicht so behutsam lektoriert, wenn
Herr W. BISCHOFF nicht mit so viel Mühe die Typographie und den
Umbruch gestaltet hätten. Mein besonderer Dank gilt also dem Sprin-
ger-Verlag und seinen Mitarbeitern.

Gummersbach-Lantenbach, Frühjahr 1986                        M. LANYI

# Inhaltsverzeichnis

# 1 Historischer Überblick, kritische Literaturanalyse, Problemstellung, Zielsetzung

Bereits im Jahre 1913 wurden von SALOMON, der Röntgenaufnahmen von amputierten Brüsten anfertigte, „schwarze Pünktchen" im Zentrum eines Karzinoms beschrieben, die von ihm als „in den Ausführungsgängen wachsende, zystisch zerfallene Krebsmassen" gedeutet wurden. Diese kaum sichtbaren Pünktchen auf dem Papierpositiv waren – wie man heute mit GERSHON-COHEN (1961) übereinstimmend ohne Zweifel feststellen kann – die ersten röntgenologisch dargestellten Mikroverkalkungen. Bis 1951 ist dann, jedenfalls hinsichtlich der Mikroverkalkung, nichts Bemerkenswertes passiert; lediglich FINSTERBUSCH u. GROSS (1934) veröffentlichten eine Kasuistik mit ungewöhnlichen Kalzifikationen wie bei der Plasmazellmastitis (Abb. 1.1). Auf den damals mit unzulänglicher Technik angefertigten Aufnahmen wurden die dargestellten Mikroverkalkungen i. allg. als Kunstprodukte fehlgedeutet.

Im Jahre 1951 hat LEBORGNE (in englischer Sprache) seine Entdeckung veröffentlicht: in 30% der Brustkrebserkrankungen sind Mikroverkalkungen zu finden, und zwar: „punktförmig oder etwas länglich, salzkornähnlich, zahllos, gruppiert" (Abb. 1.2 a, b). Diese Mikroverkalkungen können „innerhalb oder außerhalb des Tumorschattens oder ohne Tumorschatten vorkommen." Differentialdiagnostische Schwierigkeiten gegenüber Verkalkungen benigner Genese sah Leborgne nicht. Auch EGAN (1964) meint noch 13 Jahre später, daß die typischen Mikroverkalkungen so sehr pathognomonisch sind, daß man im Falle eines negativen histologischen Ergebnisses annehmen kann, daß entweder der Operateur vorbeigeschnitten oder der Pathologe sich geirrt hat. EGAN et al. (1980) haben aber wiederum 16 Jahre später eine vollkommen gegensätzliche Meinung geäußert: „Die Symptome sind so sehr unspezifisch, daß alle punktförmigen Mikroverkalkungen der histologischen Klärung bedürfen".

Die Spanne dieser 30 Jahre zwischen 1951 und 1980 ist also die Geschichte einer allmählich verlorengegangenen Hoffnung, auf einfachste Weise Brustkrebserkrankungen diagnostizieren zu können.

Es sieht in der Tat so aus, daß die wegen Mikroverkalkungen durchgeführten Probeexzisionen nur zu einem Bruchteil zur Entdeckung eines Karzinoms führen.

In der Universitätsfrauenklinik Köln waren z. B. 90% der wegen Mikroverkalkungen durchgeführten Operationen überflüssig (CITOLER 1978). Zu ähnlichem Ergebnis kommen RUMMEL et al. (1976) mit ihrer 16%igen Karzinomausbeute. Woran aber liegt dieser Mißerfolg? An der Natur der Sache oder an der Unzulänglichkeit der Definition der Mikroverkalkungen maligner oder benigner Genese, wie diese von zahllosen Autoren in den letzten mehr als 30 Jahren beschrieben worden sind? Ein so sehr wichtiges, gleichzeitig aber auch so schwer faßbares Röntgensymptom wie das der Mikroverkalkungen bedarf der eingehenden Analyse. Es bedarf der statistisch auswertbaren Anzahl der Mikrokalkfälle, um Schlüsse ziehen zu können.

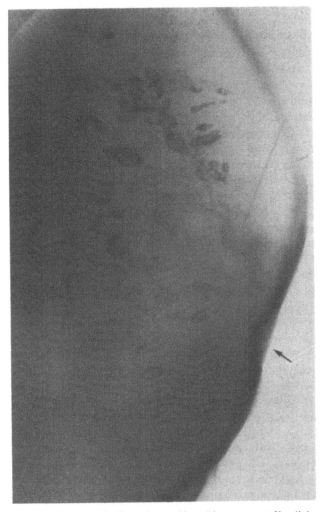

**Abb. 1.1.** Der erste in deutschsprachiger Literatur veröffentlichte Fall von Mammaverkalkungen neben einem Karzinom. Da die Verkalkungen beidseits zu finden waren, das Karzinom aber nur auf einer Seite *(Pfeil)*, haben FINSTERBUSCH u. GROSS (1934) richtigerweise den Schluß gezogen, daß diese „Kalkablagerungen in den Milch- und Ausführungsgängen" mit dem Karzinom nichts zu tun haben können. Nach unseren heutigen Kenntnissen handelte es sich um eine sog. Plasmazellmastitis

Um die röntgenmorphologischen Eigenschaften der Mikroverkalkungen verschiedener Genese bestimmen zu können, ist es nicht genug, diese allein als „benigne" bzw. „maligne" zu betrachten: sie müssen nach histologischer Spezifikation klassifiziert werden. In dieser Hinsicht ist nicht nur die Unterscheidung zwischen *benignen intrazystischen* und *benignen intraduktalen* Sekretverkalkungen oder zwischen *malignen papillären-cribriformen* und *Komedoverkalkungen* von Bedeutung, sondern auch das Ausklammern der lobulären Neoplasien (der sog. lobulären Carcinome in situ – LCIS). Die aufgrund von Mikroverkalkungen gefundenen lobulären Neopla-

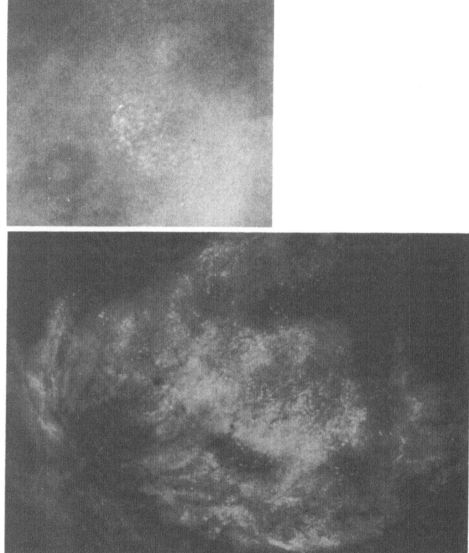

**Abb. 1.2 a, b.** Aufnahmen von historischer Bedeutung: Mikrokalkgruppe bei einem Karzinom von LEBORGNE (1951). **a** Der damaligen Technik entsprechend sind die Mikroverkalkungen flau, ihre Polymorphie ist aber schon gut sichtbar. **b** Präparatradiogramm aus derselben Veröffentlichung

sien (LCIS) werden nämlich häufig histologisch zufällig neben benignen zystischen Verkalkungen entdeckt (s. S. 76). Man kann also nicht erwarten, daß diese par excellence benignen Verkalkungen bei der Suche nach Gesetzmäßigkeiten der malignen Verkalkungsformen uns behilflich sein können.

Wichtig ist auch der histologische Nachweis bzw. die Bestimmung der genauen Lokalisation der röntgenologisch sichtbaren Mikroverkalkungen durch den Pathologen. Es führte zur Konfusion, wenn man versuchte, von der Form zystischer oder liponekrotischer Mikroverkalkungen in der unmittelbaren Umgebung eines klinisch und röntgenologisch okkulten (tubulären) Karzinoms her zu bestimmen, wie die „malignen" Mikroverkalkungen aussehen (s. Abb. 4.37, 6.9).

Unverzichtbar ist ferner eine ausreichende Vergrößerung bei der Betrachtung (mindestens 4fach), da es sich um außerordentlich kleine Veränderungen handelt. Auch die minuziöse und reproduzierbare Analyse aller wichtigen Parameter (wie z. B. Größe, Besiedlung, Form usw.) bei den *verschiedenen* benignen und malignen Prozessen ist notwendig, um differentialdiagnostische Merkmale zu finden. Vergleiche wie „intensiv" oder „flau", „bröcklig" oder „sehr fein" usw. sind subjektiv geprägt und nicht reproduzierbar.

25 zwischen 1951 und 1984 erschienene diesbezügliche Veröffentlichungen (Tabelle 1.1) wurden deswegen nach den folgenden Gesichtspunkten analysiert:

1) War die Zahl der untersuchten Fälle, respektive der Karzinome, hoch genug, um Schlüsse ziehen zu können?

2) Ist die Analyse der Mikroverkalkungen gut- oder bösartiger Genese mit einer reproduzierbaren Methode und mit ausreichender Vergrößerung durchgeführt worden? Sind bei den Definitionen lediglich subjektive Vergleiche (wie z. B. „sandkornähnlich") gebraucht worden oder aber wurden die Mikrokalkformen detailliert beschrieben?

3) Sind die untersuchten malignen und benignen Veränderungen nach histologischer Spezifikation klassifiziert worden (z. B. cribriformes Karzinom bzw. Fibroadenom) oder wurden die Mikroverkalkungen lediglich pauschal als „maligne" oder „benigne" beurteilt? Sind die Mikroverkalkungen bei den sog. lobulären Neoplasien (LCIS) mit den übrigen Karzinomen zusammen oder aber gesondert ausgewertet worden?

**ad 1.** Von den 25 Veröffentlichungen wurde lediglich bei 13 die Zahl der untersuchten Fälle angegeben; davon lag in 8 Arbeiten die Zahl der Fälle zwischen 45 und 100, zwischen 100 und 200 in 2 Arbeiten. In weiteren 2 Arbeiten wurden etwas mehr als 200 Fälle ausgewertet (LeGal et al. 1984; Sigfusson et al. 1983). Die größte Zahl von Mikrokalkfällen (468) ist von Egan et al. (1980) analysiert worden. Insgesamt wurden 666 Karzinome analysiert. Die kleinste Zahl (13) der ausgewerteten Karzinome fand man bei Menges et al. (1973), die größte (115 - 13 LCIS inbegriffen! -) bei Egan et al. (1980). Bis auf LeGal et al. (1984), die 101 Karzinome analysierten (allerdings mit 6 LCIS!), wurden von allen anderen weniger als 100 Karzinome ausgewertet.

Man kann also feststellen, daß von den 25 überprüften Veröffentlichungen 3 (Egan et al. 1980; LeGal et al. 1984; Sigfusson et al. 1983) ausreichendes Material und eine ausreichende Zahl von Karzinomen haben, um eine Aussage machen zu können. Schlußfolgerungen aufgrund der Analyse von 15 (!) Karzinomen und 40 benignen Veränderungen - wie z. B. die von Colbassini et al. (1982): „auch nach sorgfältigster Analyse der gruppierten Mikroverkalkungen ... kann man keinen signifikanten Unterschied zwischen bösartigen und gutartigen Gruppen finden, der dem Kliniker helfen könnte, die Natur der Läsion vorauszusagen" - sind nicht ernstzunehmen.

**ad 2.** Was die ausreichende Vergrößerung und die Reproduzierbarkeit der Analyse betrifft, so ist dieses Kriterium lediglich bei 6 Arbeiten erfüllt; besonders korrekt wurde die Methode von EGAN et al. (1980) beschrieben (Lupenvergrößerung, Projektionsvergrößerung und Papiervergrößerung); neu war das Verfahren von GALKIN et al. (1983), die die Mikroverkalkungen mit einem „optical dissecting" Mikroskop bei 180facher Vergrößerung des Mammogramms betrachtet hatten.

Interessanterweise wurden immer mehrere Merkmale der Mikroverkalkungen untersucht:

1973 haben MENGES et al. lediglich deren *Zahl bei benignen und malignen Prozessen* untersucht und glaubten eine direkte Beziehung zwischen Zahl und Dignität feststellen zu können (i. S.: je mehr Mikroverkalkungen, desto sicherer ist die Diagnose des Karzinoms; überholt! – Anm. d. Verf.). 1976 wurden von MILLIS et al. auch schon die Größe und die räumliche Verteilung der Mikroverkalkungen bewertet und 1980 von EGAN et al. neben Zahl, Größe und räumliche Anordnung (wenn auch nicht ausreichend) die Form, Kontur und Densität. Bis auf 5 Veröffentlichungen begnügten sich alle anderen bei der Beschreibung der karzinomcharakteristischen Mikroverkalkungen mit Vergleichen: Salzkörnchen, Sandkörnchen, Kristallin, mit Hammer zerschlagener Stein, bröcklig, nadelförmig, wie abgebrochene Nadelspitze, bizarr, unregelmäßig, tropfenförmig, spitzenartig, kometartig, rüsselförmig, kaulquappenartig.

Ein besonderes Forschungsziel verfolgten LEGAL et al. (1976, 1984), MOSKOWITZ (1979) sowie SIGFUSSON et al. (1983). Sie haben sich die Frage gestellt: „Welche Formen der gruppierten Mikroverkalkungen gehen mit hohem Risiko einher und welche nicht." Auf diese Frage haben die Autoren die folgenden Antworten gegeben (Tabelle 1.2):

1) Je unregelmäßiger, linien- oder wurmförmiger die Verkalkungen sind, desto höher ist das Risiko eines Karzinoms.
2) Linien- oder astförmige Anordnung der Mikroverkalkungen bedeutet ein hohes Risiko.
3) Ringförmige oder rundliche Verkalkungen mit Sedimentationsphänomen („Teetassenphänomen" s. S.55) sind vollkommen unverdächtig.

Da aber das statistische Risiko für den Einzelfall ohne Bedeutung ist, herrscht in der Mitte der „Risikotreppe" die vollkommene Unsicherheit. In der Diagnosefindung ist es nämlich völlig irrelevant, wenn der Radiologe weiß, daß ein Karzinom in der Risikogruppe „minimal" nur mit 17–22%iger Sicherheit, in der Risikogruppe „mäßig" dagegen mit 37,9–40%iger Sicherheit feststellbar ist. Bis auf die Gruppe „ohne Risiko" muß immer eine Probeexzision durchgeführt werden, wie es auch von Moskowitz empfohlen wird. Das heißt aber gleichzeitig, daß in der Risikogruppe „minimal" über 80%, in der Risikogruppe „mäßig" um 50% der Operationen mit Sicherheit überflüssig sind. Wozu dann aber die Risikobestimmung?

Bis auf den Verfasser, der das „Dreieckprinzip" bei intraduktalen Karzinomen beschrieben hat (1977), *wurde bisher nicht versucht, die Gruppenformation bei gut- oder bösartigen Prozessen exakt zu bestimmen!*

**ad 3.** In keiner einzigen Analyse von den überprüften 25 Veröffentlichungen wurden bei der Suche nach Gesetzmäßigkeiten der Mikroverkalkungen die malignen bzw. benignen Veränderungen weiter unterteilt oder spezifiziert.

**Tabelle 1.1.** Tabellarische Zusammenstellung der Literatur

| Autor | Zahl | | | Vergrößerung | Histologische Lokalisation der Mikroverkalkungen | Feinere Spezifizierung der Artdiagnosen | Zahl der lobulären Neoplasien (LCIS), die zu den Karzinomen gerechnet wurden | Karzinompathognomonisch |
|---|---|---|---|---|---|---|---|---|
| | Mal. | Ben. | Insges. | | | | | |
| BARTH (1977) | Keine Angaben | | | Keine Angaben | Keine Angaben | Keine Angaben | Keine Angaben | Nadelförmig, feinschollige Stippchen, im Verlauf der Milchgänge angeordnet |
| BARTH u. PRECHTEL (1982) | Keine Angaben | | | Keine Angaben | Keine Angaben | Keine Angaben | Keine Angaben | Nadelförmig, feinschollig entlang der Milchgänge angeordnet |
| BJURSTAM (1978) | 86[a] | 52 | 148 | Micrometer eye piece of „Kellner typ" | Ja | Nur bei benignen Veränderungen | 1 | Irregulär, bizarr, verästelt, Gruppenform, Anordnung wurden nicht analysiert |
| COLBASSINI et al. (1982) | 15[b] | 40[b] | 55[b] | Endoscop S 9 mit 0,1 mm Auflösung bzw. 14×. | Ja | Keine Angaben | Keine Angaben | Polymorphie; Formvariabilität ist nicht karzinomcharakteristisch. Die Zahl der Mikroverkalkungen pro Gruppe und pro cm², sowie ihre Densität ist etwas deutlicher bei Karzinomen: Es gibt keinen signifikanten Formunterschied zwischen malignen und benignen Mikroverkalkungsgruppen. Gruppenform, Anordnung wurden nicht analysiert |
| EGAN (1964) | Keine Angaben | | | Keine Angaben | Keine Angaben | Keine Angaben | Keine Angaben | Sandkörnchenartig, bizarr oder heterogen; grob; glatt; spitzenartig und wellig; flau; rundlich. Gruppenform, Anordnung wurden nicht analysiert |
| EGAN (1969) | Keine Angaben | | | Keine Angaben | Keine Angaben | Keine Angaben | Keine Angaben | Fein; zahllos; innerhalb eines in 2 Ebenen definierbaren, begrenzten Bezirkes (nicht diffus!) ohne deutliche geometrische Form. Wenn die Zahl 5–10: ⅓ Karzinome, ⅓ Grenzfall, ⅓ Hyperplasie, Papillomatose, Sclerosing Ade- |

| Autor (Jahr) | | | | Methode | | | | Beschreibung |
|---|---|---|---|---|---|---|---|---|
| EGAN et al. (1980) | 113 | 333 | 408 | Lupenvergrößerung +10· vergr. +60× Mit Projektor + photographische Vergrößerung | Keine Angaben | Keine Angaben | 13 | Gruppierte Mikroverkalkungen mit zunehmender Zahl, mit Variabilität in der Größe (von feinen bis mäßig großen) und in der Intensität von kaum merkbaren bis zu ganz intensiven, sowie die zunehmende Zahl in dem Präparatradiogramm ergeben Hinweise auf ein Karzinom: Wegen der breiten Überlappung der fibrozystischen Krankheit und des Karzinoms ist ein Karzinom bei gruppierten Mikroverkalkungen nie sicher ausschließbar, deswegen PE immer erforderlich |
| FRISCHBIER u. LOHBECK (1977) | Keine Angaben | | | Keine Angaben | Keine Angaben | Keine Angaben | Keine Angaben | Je größer die Zahl der Mikroverkalkungen, desto größer das Malignitätsrisiko; kaum sichtbar fein bis Makroverkalkung; je ausgeprägter der Größenunterschied, um so verdächtiger der Befund; vielfältige Form: je bizarrer und unregelmäßiger, um so wahrscheinlicher ist ein maligner Prozeß. Unregelmäßige Anordnung verdächtig |
| GALKIN et al. (1983) | 42 | 58 | 100[c] | Unitron ZST zoom-stereo Trinocular „Optical dissecting"-Mikroskop | Keine Angaben | Keine Angaben | Keine Angaben | Zum mindesten ein Teil der Verkalkungsformen ist auf bös- oder gutartig spezifisch. Die „malignen" zeigen die Tendenz, bizarr; eckig; linienförmig; unregelmäßig und uneinheitlich zu sein, während die benignen rundlich regelmäßig und uniform sind. Obwohl die meisten benignen Mikroverkalkungen von den malignen zu unterscheiden sind, ist dies nicht immer so. Es ist noch nicht sicher, daß diese Methode auch zur Beurteilung der Mammogramme (und nicht nur der Präparatradiographien) geeignet ist |
| GERSHON-COHEN et al. (1966) | Keine Angaben | | | Keine Angaben | Keine Angaben | Keine Angaben | Keine Angaben | Kristallin; salzkornähnlich; liegen durcheinander in einer unpolarisierten Form |
| GERSHON-COHEN et al. (1966) | Keine Angaben | | | Keine Angaben | Keine Angaben | Bei benignen Veränderungen | Keine Angaben | Winzig; bis 3 mm groß (sehr selten länger); meistens unregelmäßig geformt; spikulaförmig; punktförmig; manche können linienförmig sein; wieder andere krumm; aber ihre Konturen sind nie glatt |
| GROS (1963) | Keine Angaben | | | Keine Angaben | Keine Angaben | Bei benignen Veränderungen | Keine Angaben | Linienförmig; punktförmig; kaum sichtbar; staubartig; unregelmäßig; sehr verschieden (Anarchie). Kettenartig auf die Mamille gerichtet |

**Tabelle 1.1.** (Fortsetzung)

| Autor | Zahl | | | Vergrößerung | Histologische Lokalisation der Mikroverkalkungen | Feinere Spezifizierung der Artdiagnosen | Zahl der lobulären Neoplasien (LCIS), die zu den Karzinomen gerechnet wurden | Karzinompathognomonisch |
|---|---|---|---|---|---|---|---|---|
| | Mal. | Ben. | Insges. | | | | | |
| HOEFFKEN u. LANYI (1973) | Keine Angaben | | | Keine Angaben | Keine Angaben | Bei benignen Veränderungen | Keine Angaben | Schattendicht; Kristallin; feinkörnig; eckig oder bizarr. Sie sehen aus wie mit einem Hammer zerschlagener gesplitterter Stein |
| INGBLEBY u. GERSHON-COHEN (1960) | 64 | Keine Angaben | | Keine Angaben | Ja | Bei benignen Veränderungen | Ausgeschlossen! | Gruppiert, fein, neigt linear zu sein, wie abgebrochene Nadelspitze; größere amorphe Verkalkungen kommen auch vor; diese sind aber nicht spezifisch |
| LANYI (1977) | 60 | 111 | 171 | Lupenvergrößerung | Ja | Keine Angaben | Ausgeschlossen | Größe, Zahl, Ausdehnung, Intensität, Konturverhältnisse sind in der Diagnosefindung nicht ausschlaggebend. Die Mikroverkalkungen sind vorwiegend polymorph (Punkt, Linie, Tropfen; amorph-bröcklig), nur selten monoton punktförmig. Sie liegen dicht nebeneinander, meistens innerhalb eines dreieck-, trapez- oder rosettenförmigen Bezirkes. Gruppenformänderung je nach Strahlenrichtung kommt oft vor. |
| LEBORGNE (1951) | Keine Angaben | | | Keine Angaben | Ja | Bei benignen Veränderungen | Keine Angaben | Gruppiert; konvergierend zusammengestellt; zahllos; salzkörnchenartig |
| LEGAL et al. (1976) | 27 | 33 | 60 | Keine Angaben | Keine Angaben | Bei benignen und malignen Fällen aufgezählt, aber bei der Auswertung nicht berücksichtigt | 2 | Risikobestimmung je nach Mikrokalkform: s. Tabelle 1.2. |
| LEGAL et al. (1984) | 101 | 126$^d$ | 227 | Keine Angaben | Ja | Bei benignen Veränderungen und | 6 | Die *punktförmigen und wurmförmigen* sind immer bei Karzinomen zu finden |

| | | | | | | | | |
|---|---|---|---|---|---|---|---|---|
| Levitan et al. (1964) | 23 | 13 | 46 | Keine Angaben | Ja. Auch mikroradiographisch nachgewiesen | Ja | Keine Angaben | Eher fein als grob; unregelmäßig; eher viel als wenig; Psammomartige Mikroverkalkungen sind im Röntgenbild nicht zu sehen, nur im mikroskopischen Bild |
| Menges et al. (1973) | 13 | 54 | 67 | Keine Angaben | Ja | Bei benignen Veränderungen | Keine Angaben | Je mehr Mikrokalk, desto wahrscheinlicher ist ein Karzinom. Mehr als 5 ist Indikation zur PE. Gruppenförmig oder linear angeordnet |
| Millis et al. (1976) | 33 | 27 | 60 | Mikroskop mit Mikrometer | Ja | Bei malignen Prozessen | 1 | Die Form der Mikroverkalkungen maligner oder benigner Genese wurde nicht untersucht, da diese Untersuchung überflüssig gewesen wäre. Maligne Mikroverkalkungen sind von benignen nicht zu unterscheiden. Unter Karzinomen kommen Mikroverkalkungen mehr als 2mal so oft vor wie bei den benignen Veränderungen |
| Moskowitz (1979) | Keine Angaben | | | Keine Angaben | Keine Angaben | Keine Angaben | Keine Angaben | Risikobestimmung je nach Mikrokalkform (s. Tabelle 1.2). Besonders großes Risiko bei linearen und verästelten Mikroverkalkungen |
| Mur et al. (1983) | 17 | 28 | 45 | 3- bis 4fache Lupenvergrößerung | Ja | Keine Angaben | Keine Angaben | Rund + elongiert + bizarr (kometförmig, kaulquappenförmig, halbmondförmig): aber: elongierte und bizarre Verkalkungen kommen öfter bei gutartigen Prozessen vor |
| Sigfusson et al. (1983) | 70 | 143 | 213 | Keine Angaben | Ja | Keine Angaben | 10 | Risikobestimmung je nach Mikrokalkform (s. Tabelle 1.2). Wenn die Mikroverkalkungen nicht rundlich und verschwommen sind und keine Sedimentation (,,Teetassenphänomen") zeigen, besteht das Risiko eines Karzinoms |
| Willemin (1972) | Keine Angaben | | | Keine Angaben | Keine Angaben | Keine Angaben | Keine Angaben | 10–1000 µ groß; formvariabel (rundlich oval; stabförmig oder wurmförmig); meistens salzkörnchenförmig; von einigen bis zu mehreren Tausend; gruppiert in einem rundlichen oder bündelartigen Gebiet mit polyzyklischen Konturen |

[a] 15 ohne Tastbefund;  [b] ohne Tastbefund;  [c] Präparatradiographie;  [d] 27 Grenzfälle.

**Tabelle 1.2.** Risiko und Röntgenmorphologie der Mikroverkalkungen in der Literatur

| Risiko | LeGal et al. (1976, 1984) | Moskowitz (1979) | Sigfusson et al. (1983) |
|---|---|---|---|
| Ohne | Ringförmig. Dieser Verkalkungstyp ist ausschließlich bei benignen Veränderungen (Galaktophoritis) gefunden worden | Kleine (150-200 μ), unregelmäßige oder glatte, dichte oder hohle Mikroverkalkungen, 5 oder mehr/cm Ø in einer isolierten Gruppe Risikograd: 1-3; Kontrolle | Rundliche, wolkige Mikroverkalkungen mit Sedimentation; bei 6% der operierten Fälle LCIS, kein Karzinom |
| Minimal | Regelmäßig, größer, punktförmig. Bei diesem Typ wurden in 60% benigne, 18% Grenzfälle, 22% maligne Veränderungen gefunden | Zahllose, unregelmäßige Mikroverkalkungen in einem weniger als 1 cm großen Bezirk, Risikograd: 6-8, Probeexzision | Wie oben und etwas unregelmäßig: in 17% der operierten Fälle Karzinom (mit LCIS: 24%) |
| Mäßig | Fein, punktförmig. Bei diesem Typ waren 50% benigne, 40% maligne Veränderungen | Kleine, punktförmige, eckige Mikroverkalkungen zwischen größeren Risikograd: 7-9, Probeexzision | Unregelmäßig (wenig) evtl. lineare (duktale) Anordnung. In 37,9% der operierten Fälle Karzinom (mit LCIS: 41%) |
| Hoch | Punktförmig, unregelmäßig. Bei diesem Typ 66% maligne, 23% benigne, 11% Grenzfälle | Linienförmig, halbdurchsichtig, scharfkonturiert, linienförmig oder astförmig angeordnet. Risikograd: 8-10, Probeexzision | Unregelmäßig (reichlich), eindeutig lineare oder astförmige Anordnung. In 96% der operierten Fälle Karzinom |
| Sicher Karzinom | Wurmartig (100% Karzinom) | | |

Die Ductuskarzinome wurden nicht nach ihren feingeweblichen Mustern (kleinpapillär, cribriform, komedo) analysiert.

Die lobulären Neoplasien (sog. lobuläre Carcinomata in situ) sind immer zu den echten Karzinomen gerechnet worden, wodurch die Ergebnisse schon im vornhinein automatisch verfälscht sind (der Anteil der sog. lobulären in-situ Karzinome macht bei SIGFUSSON et al. 1983: 15%; bei EGAN et al. 1980: 10%; bei LEGAL et al. 1984: 6% aller Karzinome aus). Die benignen Mikroverkalkungen wurden nur bei 9 Veröffentlichungen mehr oder weniger spezifiziert, ansonsten gleichfalls nicht nach ihrer Lokalisation geordnet, obwohl die Mikroverkalkungen bei einem *benignen lobulären* Prozeß - wie wir es sehen werden - ganz anders aussehen als bei einem *benignen duktalen* Prozeß. Auch dieser Fehler mußte zwangsläufig zur allgemeinen Konfusion führen.

Die Diagnostik und Differentialdiagnostik der Mammaverkalkungen, besonders die der Mikroverkalkungen, stellt ein alltägliches praktisches Problem dar.

Bei 1044 nacheinander folgenden Mammographien im Röntgeninstitut Gummersbach vom 2. Januar bis 31. März 1983 wurden 300 (26,7%) verschiedene Verkalkungen gefunden (Tabelle 1.3), darunter waren 81 (7,7%) gruppiert, aber nur 6 duktale Karzinome (0,5% aller untersuchten Fälle = 7,4% aller gruppierten Mikroverkalkungen). Das heißt: während bei jeder 4.–5. Untersuchung irgendwelche Verkalkungen in der Brust zu finden sind, wird man bei jedem 13. bis 14. Fall gruppierte Mikroverkalkungen finden und damit auch differentialdiagnostische Probleme haben, bzw. nach EGAN et al. (1980) Probeexzisionen empfehlen müssen, um die 6 Karzinome zu finden. Einerseits kommen also oft differentialdiagnostische Probleme vor, andererseits aber ist die „Karzinomausbeute" gemessen an dem Aufwand sehr gering.

Im Röntgeninstitut Gummersbach wurden vom 1. Oktober 1974 bis 30. September 1983 insgesamt 1037 Probeexzisionen wegen klinisch okkulter und nichtokkulter Mammaveränderungen jeder Röntgensymptomatik empfohlen und registriert: fast jede 2. Probeexzision führte zu einem Karzinom. Noch besser war das Ergebnis bei den klinisch nichtokkulten Veränderungen: hier ergaben von 4 Probeexzisionen etwa 3 ein Malignom (Abb. 1.3). Bei den klinisch okkulten Veränderungen (unabhängig von der Röntgensymptomatik) war dagegen das Verhältnis umgekehrt: hier erwies sich lediglich jeder 5. Fall als Karzinom (Abb. 1.4).

Bei den nichtokkulten Veränderungen spielt es keine Rolle, welches Röntgensymptom den Anlaß zur Probeexzision gab: Wie Abb. 1.3 zeigt, ist die Karzinomanzahl bei den wegen Mikroverkalkungen und bei den wegen anderer Symptome operierten Fällen prozentual etwa die gleiche: 75% bzw. 72,8%.

Wenn man aber nun die ausschließlich wegen klinisch okkulter Röntgenveränderungen operierten Fälle analysiert (Abb. 1.4), dann stellt sich heraus, daß die schlechteste Ausbeute mit 6,1% das Röntgensymptom „Kontrastmittelaussparung" bzw. „Lumenamputation" bei der Galaktographie bringt. (Dieses Ergebnis ist mit dem von GREGL 1979 veröffentlichten fast identisch.) Die beste Ausbeute bringen unter den okkulten Veränderungen die Rundschatten und die strahligen Strukturen: hier führt jede 2. bis 3. Probeexzision zu einem Karzinom, dagegen lediglich jede 4. bis 5. Operation, die aufgrund von gruppierten Mikroverkalkungen indiziert war.

**Tabelle 1.3.** Verkalkungen verschiedener Art bei 1044 Mammographien vom 2. Januar bis 31. März 83 im Röntgeninstitut Gummersbach

| | | |
|---|---|---|
| *Verkalkungen lobulären Ursprungs* | | |
| Verkalkte kleinzystische (Blunt-duct-) oder sklerosierende Adenosen (gruppiert) | | 9 |
| Kalkmilchzysten | | |
| Diffus .................... 27 | | |
| Solitär .................... 8 | | |
| Gruppiert ................. 23 | insgesamt | 58 |
| *Verkalkungen intraduktalen Ursprungs* | | |
| Verkalkungen bei Ductuskarzinomen ohne Invasion (gruppiert) | | 6[a] |
| Infiltrierendes Karzinom mit duktalen Verkalkungen | | 1[a] |
| Verkalktes Sekret wie bei der sog. Plasmazellmastitis/Comedo mastitis | | 6 |
| *Verkalkungen außerhalb des milchproduzierenden und ableitenden Systems* | | |
| Verkalkte Fibroadenome | | 19 |
| Verkalkte liponekrotische Zysten | | |
| Makrozysten ............... 5 | | |
| Mikrozysten: | | |
| Diffus .................... 9 | | |
| Solitär .................... 73 | | |
| Gruppiert ................. 7 | insgesamt | 94 |
| Unverdächtige Verkalkungen im Narbenbereich | | 7 |
| Sonstige nicht karzinomverdächtige Mikroverkalkungen unbekannter Genese | | |
| Kontrolle notwendig | | 33 |
| Verkalkte Arterie | | 37 |
| Verkalkte Talgdrüsen | | |
| Diffus .................... 5 | | |
| Solitär .................... 8 | | |
| Gruppiert ................. 15 | | |
| Diffus u. gruppiert ........... 2 | insgesamt | 30 |
| | Insgesamt | 300 |

[a] Histologisch bestätigt.

**Tabelle 1.4.** Mammographische Treffsicherheit

| | | |
|---|---|---|
| 42 Karzinome | richtig-positiv | 41 |
| | falsch-negativ | 1 |
| 255 benigne | richtig-negativ | 187 |
| | falsch-positiv | 68 |
| Sensitivität: | 97,6% | |
| Spezifität: | 73,3% | |

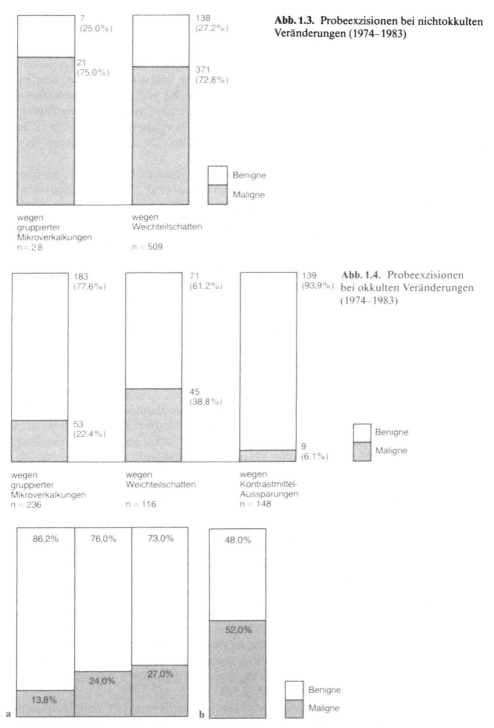

**Abb. 1.3.** Probeexzisionen bei nichtokkulten Veränderungen (1974–1983)

7
(25.0%)

21
(75.0%)

138
(27.2%)

371
(72.8%)

☐ Benigne

▨ Maligne

wegen
gruppierter
Mikroverkalkungen
n = 28

wegen
Weichteilschatten

n = 509

183
(77.6%)

53
(22.4%)

71
(61.2%)

45
(38.8%)

139
(93.9%)

9
(6.1%)

**Abb. 1.4.** Probeexzisionen
bei okkulten Veränderungen
(1974–1983)

☐ Benigne

▨ Maligne

wegen
gruppierter
Mikroverkalkungen
n = 236

wegen
Weichteilschatten

n = 116

wegen
Kontrastmittel-
Aussparungen
n = 148

86,2%    76,0%    73,0%

48,0%

52,0%

24,0%    27,0%

13,8%

☐ Benigne

▨ Maligne

a                                    b

**Abb. 1.5 a, b.** Die Entwicklung der Karzinomausbeute bei der Mikrokalkdiagnostik. **a** Während im Laufe der Lernjahre (vom 1. 10. 74–30. 9. 83 dreijährlich gestaffelt) eine allmähliche Besserung zu sehen ist, wird diese (**b**) sprunghaft nach voller Anwendung des schon abgeschlossenen differential-diagnostischen Systems (vom 1. 1. 83–31. 3. 85)

Zum Vergleich: SCHWARTZ et al. (1984) fanden bei 557 okkulten Veränderungen verschiedener Röntgensymptomatik, von 14 lobulären Neoplasien abgesehen, 161 Malignome (29%), darunter bei 320 allein wegen Mikroverkalkungen operierten Fällen 96 (30%) Karzinome; also auch bei diesem hervorragenden Ergebnis waren 70% der wegen Mikroverkalkungen durchgeführten Operationen überflüssig. (Wegen anderer Röntgensymptome wurden 237 Fälle operiert und dabei 65 (27%) klinisch okkulte Karzinome gefunden, hier waren also 73% der Operationen überflüssig).

Ist aber ein besseres Ergebnis, besonders in der Mikrokalkdiagnostik, zu erreichen? Oder haben die amerikanischen Autoren (EGAN et al. 1980; COLBASSINI et al. 1982; MOSKOWITZ, 1979) recht, wenn sie resignieren?

Der Autor konnte im Laufe der Lernjahre - 1974-83 die Ausbeute der wegen Mikroverkalkungen operierten Fälle von 13,8 auf 27% fast verdoppeln. Nach Abschluß der Ausarbeitung des differentialdiagnostischen Systems von 1983-85 wurden bei *23* ausschließlich wegen gruppierter Mikroverkalkungen operierten Fällen *12* duktale Karzinome gefunden (Abb. 1.5). Dies war das Ergebnis einer konsequenten vergleichenden histologisch-röntgenologischen Analyse der richtig- und der falsch-positiven Fälle.

Es stellt sich aber die Frage, ob dieses Ergebnis nicht mit unentdeckt gebliebenen Karzinomen erkauft wurde. Diese Frage kann beantwortet werden, wenn man annimmt, daß der prozentuale Anteil der allein aufgrund von Mikroverkalkungen entdeckten Karzinome innerhalb *aller* Karzinome in etwa konstant bleibt.

In unserem Falle betrug dieser Anteil während der „Lernjahre" 14,1% (74 von 499) und nach dem Abschluß derselben mit diesem fast identisch 14,3% (12 von 84). Auch die prozentualen Anteile der aufgrund von Mikroverkalkungen entdeckten *okkulten* Karzinome innerhalb aller Karzinome sind fast auf das Komma identisch: zwischen 1974 und 83: 10,6% (53 von 499); zwischen 1983 und 85: 10,7% (9 von 84). Statistisch gesehen ist es also unwahrscheinlich, daß ein Karzinom während der anderthalbjährigen „Anwendungsphase" des Systems deswegen unentdeckt geblieben wäre, weil eine Mikrokalkgruppe nicht als probeexzisionswürdig eingestuft wurde.

Um die Tauglichkeit des so ausgearbeiteten differentialdiagnostischen Systems zu prüfen, wurden vom Autor bei 297 wegen gruppierten Mikroverkalkungen operierten Fällen die präoperativen Mammogramme ohne Kenntnis von Anamnese, klinischen Befunden, Vergleichsaufnahmen und histologischen Ergebnissen ausgewertet (LANYI u. NEUFANG, 1984). Wie Tabelle 1.4 zeigt, können bei Anwendung dieses differentialdiagnostischen Systems 73% der Probeexzisionen erspart werden; von 42 Karzinomen wurde eins fälschlicherweise als benigne diagnostiziert. Dieser Fehler wäre wahrscheinlich nicht begangen worden, wenn bekannt gewesen wäre, daß die Patientin kontralateral wegen eines Karzinoms bereits operiert war und daß die feinen, kaum sichtbaren Mikroverkalkungen vor 6 Monaten mammographisch noch nicht zur Darstellung kamen (Abb. 7.5 d).

Ziel dieses Buches ist es, das vom Verfasser ausgearbeitete differentialdiagnostische System publik zu machen, um, bei gleichzeitiger richtiger Erkennung der Karzinome, die Zahl der nicht notwendigen Probeexzisionen möglichst niedrig halten zu können.

# 2 Die technischen Voraussetzungen der Mikrokalkdiagnostik

Die Frühdiagnostik des Mammakarzinoms beruht auf der Darstellung und Wahrnehmung von Mikrostrukturen im Mammogramm. Hierbei sind, neben den feinsten fibrotischen Strukturen, die Mikroverkalkungen von eminenter Bedeutung. Fast die Hälfte (43–49%) der klinisch okkulten Karzinome wird aufgrund von Mikroverkalkungen entdeckt und 21% dieser sind kleiner als 0,25 mm, häufig nur 0,1 mm (FRIEDRICH 1983; FRISCHBIER u. LOHBECK 1977; LANYI 1977 b). Aber nicht nur die Wahrnehmung dieser feinen Kalkpartikel ist in der Diagnosefindung außerordentlich wichtig, sondern auch ihre möglichst genaue Analyse. Nur durch die sorgfältigste Analyse der Gruppenformation und der Form der einzelnen Verkalkungen ist eine Differenzierung zwischen sicher gutartigen und sicher bösartigen bzw. verdächtigen Mikroverkalkungsgruppen möglich. Sowohl die Diagnostik als auch die Differentialdiagnostik der Mikroverkalkungen setzen also eine optimale Bildqualität voraus.

## 2.1 Faktoren, die die Detailerkennbarkeit beeinflussen

Die Detailerkennbarkeit im Mammogramm wird durch die folgenden Faktoren bestimmt:

### Bildkontrast

Der genügende Kontrast ist wichtig, weil ein Detail, das an und für sich groß genug ist, wegen seines geringen Kontrastunterschiedes gegenüber seiner Umgebung nicht wahrnehmbar ist.
Der Kontrast ist abhängig von
• dem Anodenmaterial der Röntgenröhre bzw. von dem von diesem erzeugten Strahlenspektrum,
• der Filterung der Primärstrahlung,
• dem durch die Größe und Beschaffenheit der Brust hervorgerufenen Streustrahlanteil, und
• der charakteristischen Schwärzungskurve des Films bzw. des Bildaufzeichnungssystems,
• den Entwicklungsbedingungen.

### Zeichenschärfe

Dies ist wichtig, weil auch, wenn ein Detail ausreichend groß und kontrastreich ist, es wegen seiner verschwommenen Konturen nicht wahrgenommen werden kann.

Die Zeichenschärfe ist abhängig von
- der Brennfleckgröße,
- dem Vergrößerungsmaßstab (Focus-Film-Abstand bzw. Objekt-Film-Abstand),
- dem Auflösungsvermögen des Bildaufzeichnungssystems.

## Rauschen

Hier handelt es sich um das Problem des Details, welches sowohl in seinem Kontrast als auch in seiner Größe *an der Grenze der Wahrnehmbarkeit liegt* und durch einen „hohen Rauschanteil" des Abbildungssystems unerkannt bleibt. Das Rauschen ist vorwiegend von der Filmkörnigkeit und – bei der Mammographie weniger – vom Röntgenquantenrauschen abhängig. Speziell bei Film-Folien-Systemen (s. S. 18) tritt ein „verrauschter" Hintergrund auf, durch die unterschiedliche Korngröße und das erhöhte Quanten- und Strukturrauschen der Folie verursacht.

## Empfindlichkeit des Bildaufzeichnungssystems

Unter Empfindlichkeit des Bildaufzeichnungssystems wird die Größe der notwendigen Dosis für die optimale Schwärzung verstanden.

Das beste mammographische Bild ist das mit dem höchsten Bildkontrast, der maximalen Auflösung und dem minimalsten Rauschen. Ein mammographisches Abbildungssystem kann als optimal angesehen werden, wenn Kontrast, Zeichenschärfe und Rauschen einen *gleichen Einfluß* auf die Bildqualität haben, wobei durch Größe und Beschaffenheit der Brust entstandene Schwankungen in der Qualität immer wieder merkbar sind (jedenfalls z. Z. noch). Nicht zu vernachlässigen ist aber die mit dem mammographischen Abbildungssystem verbundene Strahlenbelastung, deren Verminderung neben der Qualitätsverbesserung gleichfalls im Vordergrund stehen muß. Optimale Bildqualität und vertretbare Strahlenbelastung sind nicht Gegensätze; ein vernünftiger Kompromiß ist möglich.

Die Diagnosefindung wird noch, was die technischen Voraussetzungen betrifft, von den Entwicklungsbedingungen (Art, Verbrauchszustand und Temperatur des Entwicklers, Entwicklungszeit) sowie von der Lichtstärke des Schaukastens und von dem Vergrößerungsmaßstab der Lupe beeinflußt. Im folgenden werden, kurz zusammengefaßt, die neuesten Kenntnisse und Empfehlungen zur Optimierung des filmmammographischen Abbildungssystems erörtert; gesondert wird das Problem der Vergrößerungsmammographie besprochen. Diese Zusammenfassung basiert im wesentlichen auf den Arbeiten von FRIEDRICH (1975–1984), der in den letzten 10 Jahren zum besseren Verständnis der technischen Probleme der Mammographie richtungweisend beigetragen hat und der mit der Ausarbeitung der physikalischen und technischen Voraussetzungen zur Verwirklichung der früher für unmöglich gehaltenen Rastermammographie eine bahnbrechende Arbeit geleistet hat.

## 2.2 Optimierung der Bildqualität bei gleichzeitiger Dosisreduzierung

### Röhre und Filter

Die Einführung der Molybdänröhre durch GROS (1966) anläßlich des ersten Europäischen Mammasymposiums in Straßburg, war was die Verbesserung der Bildqualität betrifft eine revolutionäre Tat. Aber schon 2 Jahre später erkannte man, daß die selektiv gefilterte Molybdänstrahlung unter dem Aspekt von Kontrast/Dosisverhältnis nur für dünne und fettreiche Brüste optimal ist (MIKA u. REISS 1968).

Bei dicken und drüsen-/bindegewebsreichen Brüsten wird soviel des kontrastgebenden weicheren Strahlenanteils absorbiert, daß auf den Film eine dosisungünstige Energieverteilung mit schlechterem Kontrast kommt. Deswegen ist – oder wäre – es notwendig, bei dicken drüsenreichen Brüsten statt des Molybdänfilters einen 0,5 mm Aluminiumfilter zur Ausfilterung der nicht bildwirksamen, aber dosisbelastenden Strahlenanteile zu benutzen. Die andere Alternative wäre die Rückkehr zur Wolframröhre. Wie Untersuchungen von JENNINGS u. FEWELL (1979) zeigten, wird die Energieverteilung im Falle einer mit Rhodium – oder Palladiumfilter versehenen Wolframröhre bei dicken Objekten kontrast- und gleichzeitig dosisgünstiger als bei der Molybdänröhre. Allerdings wird bei diesem Konzept im Falle eines *dünnen* Objekts der Kontrast etwas schlechter als bei der Molybdänröhre.

### Die Rastertechnik

Die Rastermammographie trägt gleichzeitig sowohl zur Qualitätsverbesserung des Mammogramms als auch zur deutlichen Dosisreduzierung bei.

Die Aufgabe des Rasters besteht darin, die hohe (bis zu 50%) Streustrahlung zu mindern. Der relative Streustrahlanteil ist sowohl von der Schichtdicke der Brust als auch von dem Querschnitt des Nutzstrahlbündels abhängig. Nach Untersuchungen von Friedrich kommt man zu dem Schluß, daß eine deutliche Einschränkung des Streustrahlanteils durch einen „Zieltubus" (d. h. durch die Verminderung des Querschnitts) nur dann einen Effekt hätte, wenn dieser einen Querschnitt von 1 cm$^2$ hätte; ein so kleiner Zieltubus wäre aber in der Praxis unbrauchbar.

Eine effizientere und bildwirksamere Streustrahlbeseitigung ist nur von einem speziellen Weichstrahlraster zu erwarten. Hier soll das Adjektiv „speziell" betont werden, da man früher (GAJEWSKI, 1973) die Anwendung des Rasters bei Mammographien für nicht möglich hielt, weil

a) Die Aufhärtung und Schwächung der Röntgenstrahlung in dem Raster herkömmlicher Bauart zu hoch ist, und

b) es Schwierigkeiten bei der Abbildung der thoraxnahen Brustbereiche gibt; es sei denn, es stünde ein Raster mit ganz schmalem Rand zur Verfügung;

c) durch das Laufraster der Objekt-Film-Abstand vergrößert und die Bildschärfe verschlechtert werden;

d) Dosismehraufwand durch Raster bei fehlendem dosissparenden Film-Folien-System unvertretbar erschien.

Alle diese Schwierigkeiten sind seit der Entwicklung der Rastermammographie überwunden worden.

Die meisten jetzt lieferbaren Rasterzusätze bestehen aus einer Kohlefaseraufllageplatte und einem aus 16 µ dünnen Bleilamellen bestehenden Raster darunter

(Schachtverhältnis 1:5; 30 Lamellen/cm). Das Film-Folien-System wird entweder in einer Kassette oder in einer Vakuumtasche seitlich oder von hinten eingeführt. Der Objekt-Film-Abstand beträgt lediglich 6–8 mm, so daß mit dem auf 60 cm vergrößerten Fokus-Film-Abstand die Abbildungsgeometrie für die filmferne Mammahälfte besser ist als bei dem 45 cm Fokus-Film-Abstand der konventionellen Mammographie. Die unterhalb des Film-Folien-Systems befindliche Meßkammer muß empfindlicher sein als es die herkömmlichen sind, da wegen der 70%igen Strahlenabsorption der Verstärkerfolie sowie der 7- bis 8fach größeren Empfindlichkeit der Film-Folien-Kombination für die Belichtungsmessung wesentlich weniger Strahlung zur Verfügung steht.

Vorteile der Rastermammographie sind:
a) besserer Kontrast,
b) bessere Erkennbarkeit von Details, Mikrokalk, Bindegewebssepten;
c) eine um den Faktor 2–4 erniedrigte Dosis.

Jedoch: bei Brüsten unter oder um 2 cm Kompressionsdicke scheint sich der Einsatz des Rasters nicht mehr zu lohnen, weil eine Kontrasterhöhung durch Unterdrückung der Streustrahlen nur in den Fällen wirksam ist, bei denen ein nennenswerter Streustrahlanteil überhaupt entsteht, d.h. bei den dicken Brüsten.

Die Vorteile der Rastermammographie sind schon von Seiten des Klinikers (LAUTH et al. 1983) und des Praktikers (LAMMERS u. KUHN 1979; LENDVAI-VIRÀGH et al. 1983) bestätigt worden.

**Die Schlitzblendentechnik**

Bessere Bildqualität durch Verringerung der Streustrahlung bei gleichzeitiger Dosisreduzierung ist, wie Untersuchungen von FRIEDRICH (1984) zeigen, auch mit Hilfe der sog. Schlitzblendentechnik zu erreichen. Hier handelt es sich um eine Einfachschlitzblendenmammographie (SLOT-Mammomat, Siemens), wobei oberhalb der Mamma ein Vorderschlitz, zwischen Brust und Filmfoliensystem ein aus schmalen Schlitzen bestehendes Strahlenschutzrollo eingebaut wird. Mit diesem Gerät kann man bei gleichbleibender Qualität die Dosis auf 50% der konventionellen Rastertechnik reduzieren (Abb. 2.1a, b u. c).

**Filme, Verstärkerfolien, Film-Folien-Systeme**

Eine ausreichende Bildqualität wird, um Details von 0,1 mm Größe scharf darzustellen, mit normalen, folienlosen Röntgenfilmen nicht erreicht; man braucht einen besonders feinkörnigen Röntgenfilm. Der Aufgabenstellung entsprechend soll dieser Film darüber hinaus noch hohe Empfindlichkeit, steile Gradation und großen Schwärzungsumfang haben. Diese Eigenschaften sind bei den Materialprüffilmen vorhanden. Sie haben einen hohen Silbergehalt, eine steile Schwärzungskurve (d.h. daß der *Bildkontrast* mit der *Schwärzung ansteigt*), während bei den herkömmlichen Röntgenfilmen mit den normalen Folien die Schwärzungskurve und der Kontrast bei höheren Schwärzungen sich abflacht.

Die konventionelle Technik (Molybdänanode, Molybdänfilter, 28–41 KV, 45 FFA, Materialprüffilm) liefert die besten Bildergebnisse bei kleinen, leicht komprimierbaren und fettinvolvierten Mammae mit wenig Restdrüsengewebe bei einer angemessenen Dosis. Als dosissparende Alternative zum klassischen Mammographiefilm werden silberreiche *folienlose* Filme mit sensibilisierter Emulsionsschicht angeboten (z. B. Mammoray M4, Kodirex). Die gleichfalls folienlosen, 90 s gängigen Filme (z. B. Duplex von DuPont) werden von den Firmen denjenigen Röntgenologen empfohlen, die keine langsam arbeitende Entwicklungsmaschine haben.

Die Verwendung von Verstärkerfolien mit dem Ziel, die Strahlenbelastung und die Röhrenbelastung zu reduzieren und gleichzeitig den Bildkontrast zu erhöhen, ist immer wieder versucht worden. Die angebotenen Kombinationen bestehen aus einschichtigen, relativ *silber- und kontrastarmen Filmen* mit feinzeichnenden Verstärkerfolien. Untersuchungen von FRIEDRICH (1983) zeigen, daß diese Film-Folien-Kombinationen nicht in der Lage sind, feine Mikroverkalkungen darzustellen. Auch HÜPPE u. SCHNEIDER (1977) kommen zu diesem Ergebnis. Friedrich hat deswegen ein anderes Konzept entwickelt: das des „hochauflösenden" Film-Folien-Systems. Dieses System besteht aus einem beiderseits beschichteten, kontrastreichen, feinkörnigen, lichtempfindlichen Materialprüffilm und aus einer Mammographiefolie. Bei dieser Kombination bleibt im Endeffekt die steile Gradationskurve des Films mit hohem Silbergehalt erhalten, die Zeichenschärfe wird zwar reduziert und die geringe Körnigkeit des Materialprüffilms erhöht, die Empfindlichkeit des Systems aber deutlich gesteigert. Nach Experimenten von Friedrich mit einem aus Brustgewebe hergestellten Phantom eignet sich am besten zur Erkennung der feinsten Strukturen bzw. der kleinsten Mikroverkalkungen der Materialprüffilm CRONEX 75 oder 70 von DuPont mit der MR-50 Folie von Agfa Gevaert bzw. Cawo. Hiermit (z. B. CRONEX 70/MR-50 Kombination) ist gegenüber dem folienlosen Materialprüffilm eine Dosisreduzierung auf etwa ⅓ bis ¼ zu erreichen, und die Erkennbarkeit der Mikroverkalkungen bleibt praktisch dieselbe (Abb. 2.2 a-d).

Die filmmammographischen Bildträger sind heutzutage derart verschieden, daß ihr Vergleich nur unter Einfluß aller Merkmale möglich ist.

Diese Merkmale faßt das Signal-Rausch-Verhältnis (SRV) zusammen, welches einen quantitativen Vergleich ermöglicht. FRIEDRICH u. WESKAMP (1976, 1984 a, b) haben in ihren grundlegenden Arbeiten das SRV als quantitatives Bildgütemaß definiert.

Mit Hilfe der Signal-Rausch-Matrix haben FRIEDRICH u. WESKAMP (1984 b) 18 filmmammographische Systeme verglichen. Aus dem Verhältnis von quantitativem Gütemaß zur dazu benötigten Dosis (Dosiseffizienz) wurde eine Rangliste der derzeitig zur Filmmammographie zu empfehlenden Abbildungssysteme erstellt.

Es stellte sich heraus, daß sowohl von der Dosiseffizienz als auch von der Qualität her die beste Lösung, d. h. der beste Kompromiß, die doppelschichtige silberreiche Materialprüffilm-Folien-Kombination (z. B. CRONEX 70/MR 50) ist. Vergleichbar mit dieser Lösung ist von den einschichtigen handelsüblichen Film-Folien-Systemen nur das Trimax-System. Die einschichtigen, 90 s gängigen Film-Folien-Systeme (MinR, Lo-dose I, Agfa NIF) sind sowohl qualitätsmäßig als auch von ihrer Dosiseffizienz her nicht zu empfehlen. Nicht wesentlich besser sind die doppelschichtigen, 90 s gängigen Filme mit einer Folie (Lo-dose-Plus, Mammoray RP3/MR 50). Die sensibilisierten, doppelschichtigen Filme (Mammoray M4, Kodirex) sind deutlich besser. In jüngster Zeit sind verbesserte einschichtige, 90 s gängige Film-Folien-Systeme (z. B. MinR Folie/OMA Film, Fa. Kodak) auf den Markt gekommen, die den hochauflösenden Film-Folien-Kombinationen, zumindest in einem mittleren Schwärzungsbereich, nur gering nachstehen.

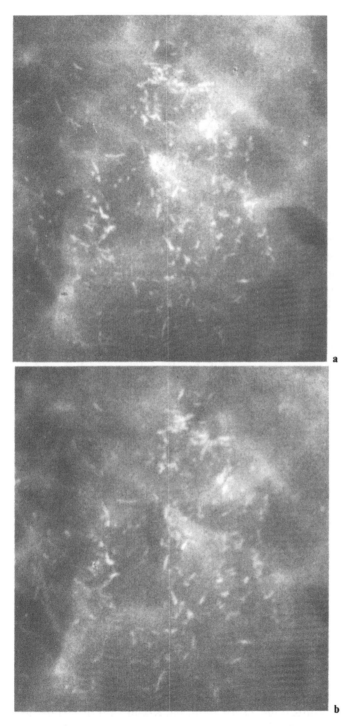

**Abb. 2.1 a–c.** Ausschnittvergrößerungen von Mikrokalk aus einem Mammaphantom: Cronex 75 mit Lo-dose-I-Folie (FRIEDRICH 1984). **a** Diagnost M, **b** Slot Mammomat, **c** normaler Mammomat

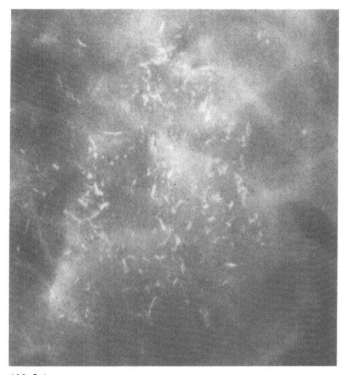

**Abb. 2.1 c**

Optimale Abbildungsgeometrie und richtige Belichtung sind Voraussetzung für gute Qualität. Ein unterbelichteter Materialprüffilm kann schlechter sein als die richtig belichtete Aufnahme eines 90 s gängigen, einschichtigen Film-Folien-Systems. Umgekehrt ist es bei der Überbelichtung.


## 2.3 Vergrößerungsmammographie

Besonders im Falle kleiner Mikroverkalkungsgruppen hat der Radiologe den Wunsch, diese möglichst vergrößert analysieren zu können. Die einfachste (und billigste) Lösung ist die sekundäre Vergrößerung mit Hilfe einer Lupe (mindestens 4fach) wie die Abb. 2.3 zeigt. Wegen des effektiven Bildrauschens ist aber die Analyse manchmal schon bei diesem Vergrößerungsmaßstab schwierig, abgesehen von einer 8fachen Vergrößerung, welche meistens keine weiteren Informationen erbringt. Dies ist nicht der Fall, wenn die primäre Röntgenvergrößerung mit einem Mikrofokus durchgeführt worden ist.

Ein Mikrofokus von der Größe des kleinsten darzustellenden Details ist eine Mindestforderung der Vergrößerungstechnik. In der Mammographie bedeutet dies eine Fokusgröße von 0,1 mm. Der Autor hat bis jetzt nur mit dem Senograph 500

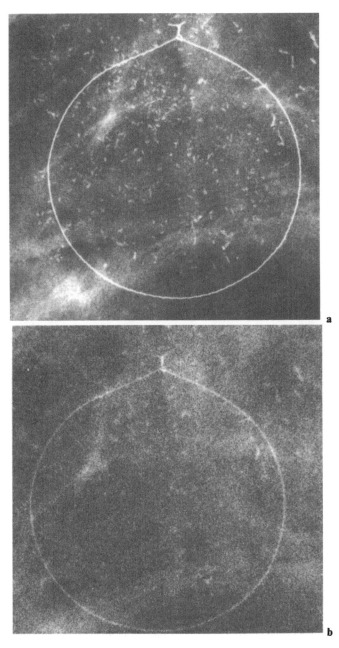

**Abb. 2.2 a–d.** Ausschnittvergrößerungen (5 : 1) desselben Mikrokalkareals eines Mammaphantoms nach Friedrich (80–300 μ große, im Brustgewebe eingebettete Kalziumchloridpartikel). **a** Mammoray T3 ohne Folie. Relativdosis: 1; **b** Lo-dose 1, Relativdosis: 0,13; **c** Film-Folien-Kombination Cronex 75/Min R 50, Relativdosis: 0,13; **d** Film-Folien-Kombination Cronex 70/Min R 50, Relativdosis: 0,23. Während bei Lo-dose 1 die Mikroverkalkungen kaum wahrnehmbar sind, werden diese bei den angegebenen Film-Folien-Kombinationen fast genausogut beurteilbar wie bei dem folienlosen Materialprüffilm, jedoch bei gleich niedriger Dosis.

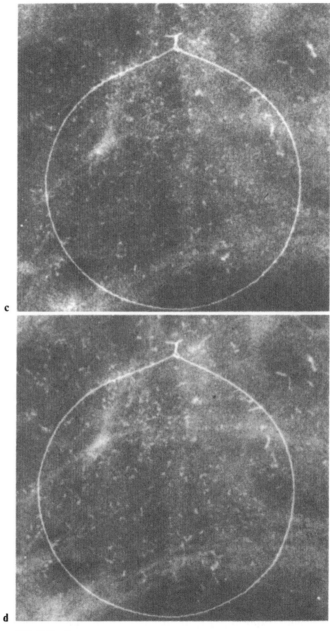

Abb. 2.2 c, d

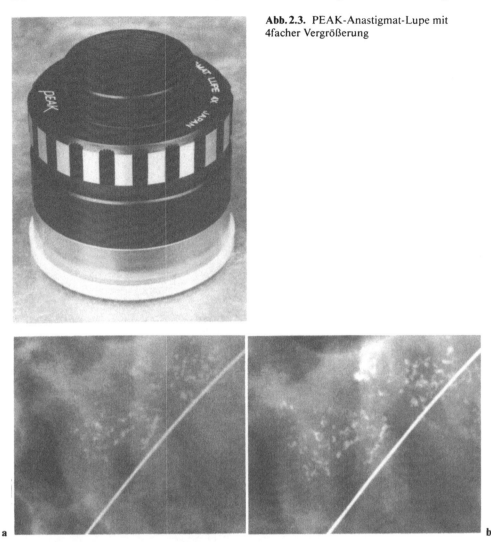

**Abb. 2.3.** PEAK-Anastigmat-Lupe mit
4facher Vergrößerung

**Abb. 2.4a, b.** Vergrößerungsaufnahmen (4:1), Präparatradiogramm mit „Angelhakenmarkie-rung". **a** 0,3 mm Fokus: die Mikroverkalkungen sind etwas verschwommen. **b** 0,1 mm Fokus: die Mikroverkalkungen sind scharf, ihre Form wesentlich besser beurteilbar. (J. H. C. L. HENDRIKS, Katholische Universität Nijmegen, Holland)

aus dem Material der Katholischen Universität Nijmegen/Holland diesbezügliche Erfahrungen, die eindeutig für die Vergrößerungstechnik sprechen (Abb. 2.4 a, b).

Die geometrische Bildgebungsqualität des Mikrofokus wird schon bei einer Fokusgröße von 0,2 mm durch die fast rotationssymmetrische Intensitätsverteilung deutlich besser als sie bei dem bis jetzt üblichen 0,6 mm Fokus ist (Abb. 2.5 a, b). Dazu kommt, daß die geometrische Unschärfe bei einem Objekt-Film-Abstand von 25 cm (2fache Vergrößerung) bei einer gegebenen Film-Folien-Kombination keine Verschlechterung der Zeichenschärfe bewirkt. Die bessere Bildqualität bei der Ver-

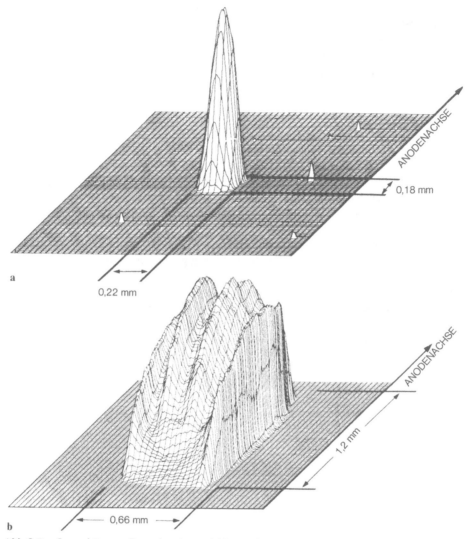

a

0,22 mm

b

0,66 mm

**Abb. 2.5. a** Intensitätsverteilung in einem 0,22 mm · 0,18 mm Mikrofokus des für die Vergrößerungstechnik entwickelten Laborgeräts des Philips Mammo-Diagnost.
**b** Intensitätsverteilung in einem 0,6 mm · 1,2 mm Fokus. Die bessere Bildgebungsqualität des Mikrofokus gegenüber dem Normalfokus wird deutlich. (M. FRIEDRICH, P. WESKAMP)

größerungstechnik ist außerdem auf die Reduzierung der Streustrahlen zurückzuführen. Bei 2facher Vergrößerung werden die Signal-Rausch-Verhältnisse deutlich
besser als sie bei der Kontakttechnik sind. Wenn man nun diese scharfe, kon-
trastreiche Vergrößerungsaufnahme mit 4facher Lupenvergrößerung betrachtet,
wird man eine 8fache Vergrößerung erreichen, die aber im Gegensatz zu der 8fa-
chen Lupenbetrachtung des konventionellen Mammogramms eine wesentlich bessere Analyse erlaubt.

SICKLES (1982) behauptet, daß die feinsten Aluminiumoxidpartikel (0,15 mm)

eines Laborversuches nur bei Xeroradiographievergrößerungen wahrnehmbar
sind, nach WEGENER (1977) ist der Nachweis und die Erkennbarkeit von Mikrokalk
im Xeroradiogramm der Molybdänfilmmammographie bei optimaler Belichtung
gleichwertig, plattenfern gelegene Mikroverkalkungen werden im Xeromammogramm sogar besser erkannt.

*
*   *

Die technische Entwicklung der Mammographie ist absolut noch nicht abgeschlos-
sen. Die neuen Apparate müssen eine schnelle und bequeme Umschaltung vom Raster auf herkömmliche Mammographie und umgekehrt ermöglichen.

Sie müssen eine Röhre mit 2 Fokussen wahlweise für konventionelle und für die
Vergrößerungsmammographie haben. Auch die Auswahl des Filmes bzw. des optimalen Film-Folien-Systems, je nach der Beschaffenheit der Brust, und überhaupt
die Bestimmung der optimalen Bedingungen (welcher Filter? mit Raster? ohne Raster?) sind notwendig.

Die Mammographie muß individualisiert werden: Man sollte die 1. Aufnahme
entwickeln lassen und, von deren Qualität abhängig, evtl. die Aufnahmebedingun-
gen ändern. Im Falle einer Kontrolluntersuchung sollte man anhand der Voraufnahmen die Beschaffenheit der Brust abschätzen und bei Berücksichtigung der
Kompressionsdicke der Mamma die günstigsten Bedingungen auswählen. Auch
die tagtägliche Kontrolle der Entwicklungsparameter mit Teststreifen wäre wichtig,
um die Qualität stets auf demselben Niveau zu halten.

# 3 Pathophysiologische Grundlagen der Genese und Zusammensetzung der Mammaverkalkungen

Die Mammographie hat durch die Darstellung der Verkalkungen verschiedener Genese die Aufmerksamkeit auf dieses Thema gelenkt.

Entstehungsformen (BRANDT u. BÄSSLER 1969, 1972), Morphologie (HAMPERL 1968; STEGNER u. PAPE 1972) sowie Zusammensetzung (HOEFFKEN u. LANYI 1973; GALKIN et al. 1977, 1982) wurden mit experimentellen pathophysiologischen, histologischen und physikalisch-chemischen Methoden untersucht. Nachstehend eine kurze Zusammenfassung der Ergebnisse:

Die Pathogenese der Brustgewebsverkalkungen ist nicht einheitlich; sie können bei entzündlichen, degenerativen, metabolisch-toxischen Prozessen oder aufgrund einer mechanischen Schädigung auftreten. Als Ausgangspunkt des Verkalkungsprozesses (Matrix) dienen entweder das eingedickte Sekret selbst (z. B. bei der Zyste mit Kalkmilch oder beim cribriformen Karzinom) oder aber die geschädigten Zellen (z. B. Komedokarzinom), wobei sich in den Nekroseherden Kalksalze ablagern.

HASSLER (1969) meint aufgrund von mikroradiographischen Untersuchungen, daß

a) die Verkalkungen bei malignen Prozessen charakterischerweise multiple vorkommen; sie sind im Gewebe gleichmäßig verteilt;
b) sie sind körnchenartig und weisen eine niedrigere Intensität auf;
c) sie entstehen innerhalb von erweiterten Milchgängen, die basophilen Zelldetritus im alkalischen Milieu enthalten.

Elektronenmikroskopische Untersuchungen von AHMED (1975) zeigten dagegen, daß Kalziumablagerungen beim Mammakarzinom nicht nur zwischen Krebszellen in drüsenartigen Spalten zu sehen sind, sondern auch innerhalb der Tumorzellen sowie in dem angrenzenden Stroma. Nach diesen Beobachtungen wären die Mikroverkalkungen bei dem Mammakarzinom nicht so sehr das Resultat von Verkalkungen des nekrotischen Detritus, sondern eher das Ergebnis eines aktiven sekretorischen Prozesses der Tumorzellen wie es auch von STEGNER u. PAPE (1972) vermutet wurde. Nach dieser Theorie ist die Permeabilität der Zellmembran für Kalziumionen bei den sekretorisch aktiven, duktalen Karzinomen stark vermehrt, so daß sich ein Kalziumdepot zusammen mit vorhandenem Kasein und Phosphatprotein bei optimalem pH bilden kann.

Die spektrometrische Mikroanalyse der Mikroverkalkungen aus einem Karzinom (Abb.3.1) aus dem Jahre 1968 (MAROS et al., zit. nach HOEFFKEN u. LANYI 1973) hat die folgende Zusammensetzung gezeigt:

| | |
|---|---|
| $Ca_3(PO_4)_2$ | 55,0% |
| $Ca\ Co_3$ | 9,7% |
| $Mg_3(PO_4)_2 \cdot H_2O$ | 13,3% |
| Eiweiß | 22,0% |

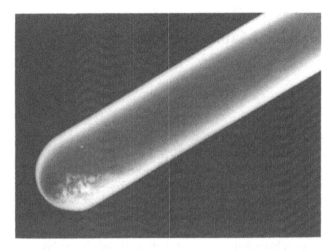

**Abb. 3.1.** Aus einem histologisch gesicherten Komedokarzinom wurden Mikroverkalkungen entnommen und durch spektrometrische Mikroanalyse untersucht (Ärztliches Fortbildungsinstitut Budapest, 1968)

Mittels Elektronenstrahlenanalyse (vom Verfasser veranlaßt, von dem mikroanalytischen Labor/Engelskirchen im Jahre 1975 durchgeführt) konnten in Mikroverkalkungen eines Komedokarzinoms im organischen Grundmaterial (Matrix) eingebettet ca. 5 µm große $Ca_3 (PO_4)_2$ Teilchen und gleichgroße, Si-haltige Teilchen festgestellt werden.

GALKIN et al. (1982) haben durch elektronenmikroskopische und Röntgenstrahlenmikroanalyse von 42 Mikroverkalkungsfällen maligner und benigner Art neben Kalziumphosphor auch mit anderen Elementen (Al, Fe, Mg, Si, Cu, Zu, Cr, Ti, Ni, Pb, An, Ag, Mo, Cl) kombinierte Kalziumpartikelchen gefunden. Bei 16 von den 42 untersuchten Fällen konnte man jedoch kein Kalzium, lediglich die oben erwähnten anderen Elemente alleine oder miteinander kombiniert finden. Eine malignomspezifische Zusammensetzung wurde nicht festgestellt; bei Mikroverkalkungen, welcher Genese auch immer, ergaben sich gleiche oder ähnliche Zusammensetzungen bzw. Kombinationen.

Wieder andere Experimente (HASSLER 1969; AHMED 1975; TORELL et al. 1984) haben neben Kalziumphosphat auch Kalziumhydroxilapatit ($Ca_5 (PO_4)_3 OH$) identifiziert.

BOUROPOVLOV et al. (1984) haben keinen Unterschied in der Lokalisation oder Zusammensetzung der Mikroverkalkungen bei Karzinom bzw. bei Mastopathie gefunden.

# 4 Verkalkungen innerhalb des milchproduzierenden und -ableitenden Systems

Die Verkalkungen innerhalb des milchproduzierenden und -ableitenden Systems machen in der täglichen Praxis 26,3% aller Verkalkungen aus (s. Tabelle 1.3); unter den Indikationen zur Probeexzision sind sie im Material des Autors mit 24,5% (281 von 1144 Probeexzisionen) vertreten. Diese Verkalkungen – gleich ob benigner oder maligner Genese – sind fast immer Ausgüsse der Hohlräume, in denen sie sich befinden und markieren somit deren Konfiguration und Anordnung. Nur bei genauer Kenntnis der normalen und pathologischen Anatomie und der Röntgenanatomie ist es möglich, die Lokalisation der Verkalkungen zu bestimmen oder eine Artdiagnose zu stellen.

## 4.1 Normale Anatomie und Röntgenanatomie

### Drüsenläppchen

#### Anatomie

Anatomisch stellen die Lobuli (Drüsenläppchen) die strukturelle Einheit des Drüsenparenchyms dar. Sie produzieren die Milch bzw. das Sekret und stehen unter hormonellen Einflüssen. Ein einzelner Lobulus ist bei der geschlechtsreifen Frau im Durchschnitt etwa 550 µm groß und besteht aus 20–40 Azini (Synonyme: Endsprossen, Endstücke, Drüsenschläuche; während der Laktation: Alveoli) sowie aus dem intralobulären Abschnitt des terminalen Milchgangs. Die Azini sind die sich stummelförmig aufzweigenden Fortsätze des terminalen Milchganges. Sie sind im Längsschnitt röhrchenförmig, im Querschnitt rundlich oder ovalär (Abb. 4.1 u. 4.9), können – auch physiologisch – kleine Sekrettropfen enthalten. Die Endsprossen sind mit Epithel ausgekleidet, dessen äußerste Reihe aus sog. Myoepithelzellen (oder Myothelien) besteht. Hierbei handelt es sich um Epithelzellen, die Filamentbündel von glatter Muskulatur enthalten und die Azini korbartig umfassen. Sie werden daher auch als „Korbzellen" bezeichnet. Ihre Aufgabe ist es, durch Kontraktion die mit Milch gefüllten Alveoli zu entleeren. Durch die Basalmembran werden die Azini vom lockeren *intra*lobulären Bindegewebe abgegrenzt. Dieses im deutschen Schrifttum als „Mantelgewebe" bezeichnete Mesenchym enthält ein dichtes Kapillarnetz. Durch dieses Kapillarnetz gelangen einerseits Hormone aus der Blutbahn in das Epithel, andererseits wird das retinierte Sekret in die Lymphbahn abtransportiert („Epithelial-stromaljunction" nach OZELLO 1970).

Das Mantelgewebe und damit das Läppchen sind nach außen von dichtem, kollagenem Stützgewebe, *inter*lobulärem Stroma begrenzt.

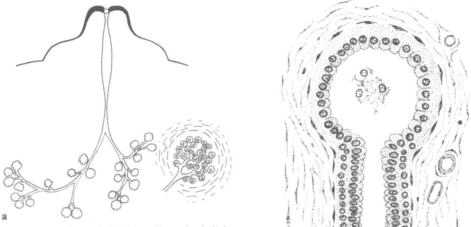

**Abb. 4.1. a** Schematische Darstellung des Milchgang-
systems vom Azinus bis zum Porus excretorius
(nach Bässler 1978). **b** Längsschnitt eines Azinus (nach Gros 1963)

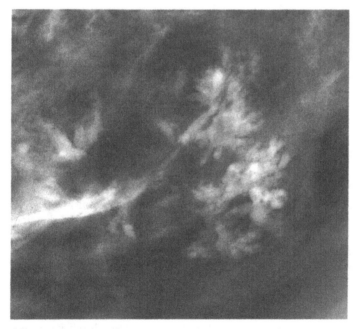

**Abb. 4.2.** Milchgangfüllung mit fingerartig angeordneten, etwas hypertrophischen Endstücken
(Azini) an den Milchgangenden (stark vergrößert)

## Röntgenologie

Röntgenologisch werden die Lobuli ausnahmsweise durch „Überfüllung" bei der
Galaktographie dargestellt: man sieht dann die Azini nebeneinander an den Milchgangenden fingerartig angeordnet, so daß insgesamt ein handschuhähnliches Bild
entsteht (Abb. 4.2).

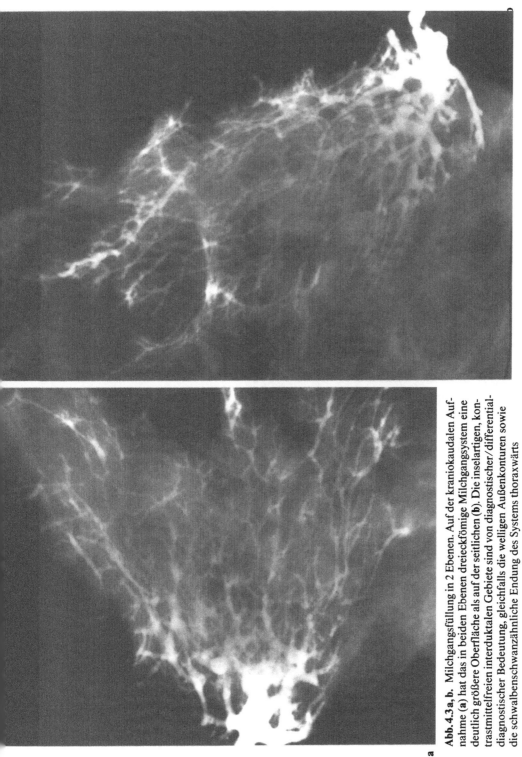

**Abb. 4.3 a, b.** Milchgangsfüllung in 2 Ebenen. Auf der kraniokaudalen Aufnahme (**a**) hat das in beiden Ebenen dreieckfömige Milchgangsystem eine deutlich größere Oberfläche als auf der seitlichen (**b**). Die inselartigen, kontrastmittelfreien interduktalen Gebiete sind von diagnostischer/differential-diagnostischer Bedeutung, gleichfalls die welligen Außenkonturen sowie die schwalbenschwanzähnliche Endung des Systems thoraxwärts

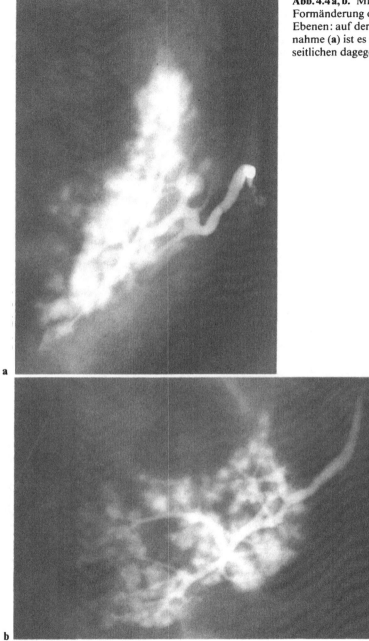

**Abb. 4.4 a, b.** Milchgangfüllung mit Formänderung des Systems je nach Ebenen: auf der kraniokaudalen Aufnahme (**a**) ist es dreieckförmig, auf der seitlichen dagegen (**b**) viereckig

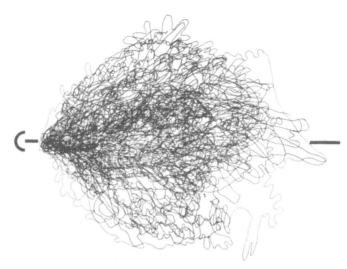

**Abb. 4.5.** Summation von 60 Milchgangfüllungsrandkonturen kraniokaudal. Die Konturen wurden unter Lupenbetrachtung nachgezogen, auf Transparentfolien kopiert und mit Hilfe eines in der Höhe verstellbaren Episkops auf die gleiche Größe gebracht und aufeinander gezeichnet. Dreieckform, wellige Konturen, schwalbenschwanzähnliche Einkerbung thoraxwärts

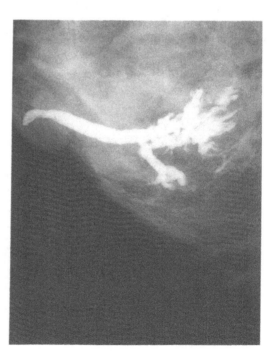

**Abb. 4.6.** Milchgangfüllung: Geweihartige – also nicht dreieckförmige – Verzweigung der zweitrangigen Milchgänge – ein alltägliches Bild bei der Sialographie

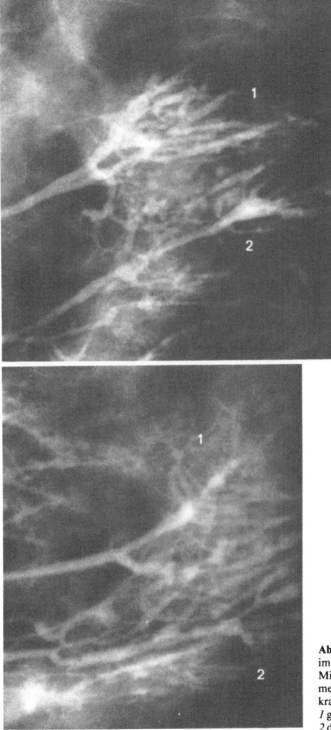

a

b

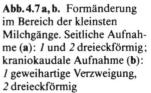

**Abb. 4.7a, b.** Formänderung im Bereich der kleinsten Milchgänge. Seitliche Aufnahme (**a**): *1* und *2* dreieckförmig; kraniokaudale Aufnahme (**b**): *1* geweihartige Verzweigung, *2* dreieckförmig

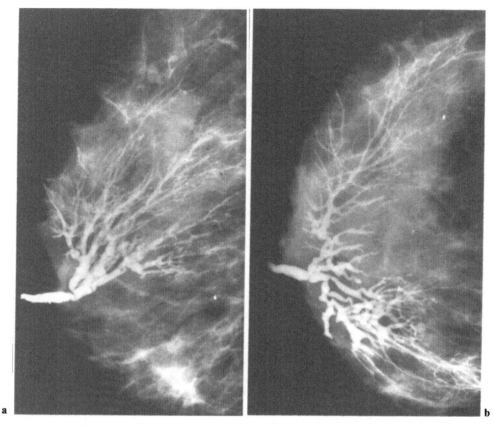

**Abb. 4.8a, b.** Während auf der seitlichen Aufnahme (**a**) ein Milchgangsystem mit dreieckförmiger Konfiguration zur Darstellung kommt, stellt sich auf der kraniokaudalen Aufnahme (**b**) heraus, daß es sich hier um 2 im Bereich des Sinus lactiferi miteinander kommunizierende Milchgangssysteme handelt, die gemeinsam eine propeller-, schmetterling- oder hirschgeweihartige Form aufzeigen

**Milchgänge**

**Anatomie**

Das *intralobuläre* terminale Gangsegment setzt sich in dem extralobulären terminalen Milchgang („Läppchenstiel") fort. Die extralobulären terminalen Milchgänge vereinigen sich zum Ductulus lactifer eines Drüsenläppchens, diese wiederum zu den etwa 15–25 Hauptmilchgängen (Ductus lactifer), die sich retromamillär jeweils zu einer Ampulle (Sinus lactifer) erweitern, um dann im Porus excretorius auf der Oberfläche der Mamille auszutreten. Das Kaliber der Milchgänge nimmt mamillenwärts zu. Insgesamt bilden die Milchgänge ein konzentrisch auf die Mamille hin orientiertes Hohlraumsystem, dessen Aufgabe es ist, die in den Drüsenläppchen produzierte Milch zur Mamille auszuleiten. Der Milchgang ist mit einem zweischichtigen, kubisch-zylindrischen Epithel ausgekleidet, das im Bereich des spindelförmigen Sinus lactifer vom Plattenepithel abgelöst wird und in der trichterförmigen Öffnung (Porus excretorius) in das verhornte Plattenepithel der Epidermis übergeht (s. Abb. 4.1 a).

**Röntgenologie**

Röntgenologisch läßt sich die normale Anatomie der Milchgänge nur nach Kontrastierung (Galaktographie) studieren. Die Milchgänge sind in der Regel in beiden Film-Ebenen in Dreieckform angeordnet, wobei das Dreieck in einer Film-Ebene eine kleinere Fläche als in der anderen Film-Ebene haben kann (Abb. 4.3). Die Spitze des Dreiecks zeigt zur Mamille oder zur sagittalen Achse, die Basis zur Thoraxwand. Nicht selten sind deutliche Formabweichungen zu beobachten, wobei infolge einer abweichenden Lage des Milchganges bzw. durch einen geänderten Strahlengang auf dem Röntgenfilm nicht nur dreieckige, sondern auch viereckige und auch trapezförmige Projektionsfiguren entstehen können (Abb. 4.4, 4.7 und 4.96 b, c).

Durch die zeichnerische Summation von 60 Galaktogrammkonturen in 2 Ebenen konnte aber eindeutig gezeigt werden, daß die Dreieckform die charakteristische Konfiguration ist (Abb. 4.5). Selten sind die Milchgänge geweihartig verzweigt (Abb. 4.6, 4.7 u. 4.96 b) – eine bei der Sialographie gewöhnliche Konfiguration.

Auch die Kommunikation zweier Milchgangsysteme kommt vor (Abb. 4.8). Umrandet man die peripheren Konturen der kontrastierten Milchgänge, so entstehen ausnahmslos wellige Konturen bzw. dorsalwärts einfache („schwalbenschwanzähnliche") oder mehrfache Einkerbungen (s. Abb. 4.5).

## 4.2 Pathologie und Röntgenologie der Verkalkungen lobulären Ursprungs

Verkalkungen können bei den folgenden pathologischen Veränderungen im Läppchenbereich auftreten:

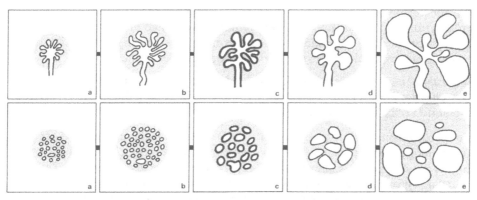

**Abb. 4.9.** Schematische Darstellung der Entwicklung der kleinzystischen Mastopathie. *Obere Reihe:* Längsschnitte, *untere Reihe:* Querschnitte
*a* normales Drüsenläppchen → *b* einfache lobuläre Hypertrophie → *c* Blunt-duct-Adenose → *d* kleinzystische Adenose → *e* kleinzystische Mastopathie

1) im Rahmen der *Mastopathie,*
2) bei der *lobulären Neoplasie* (sog. lobuläres Carcinoma in situ – LCIS oder CLIS – oder lobuläre Präkanzerose),
3) beim *„echten", invasiven, lobulären Karzinom.*
(Verkalkungsähnliche Kontrastmittelansammlungen können im Läppchenbereich nach Lipiodolgalaktographie beobachtet werden.)

## Mastopathische Veränderungen im Lobulusbereich

Vom histologischen Bild her können diese Veränderungen weiter differenziert werden in
1) kleinzystische („blunt duct"-)Adenose und deren Vorstufe: die lobuläre Hyperplasie,
2) sklerosierende Adenose und schließlich
3) kleinzystische Mastopathie mit Kalkmilchzysten.

### Die kleinzystische („blunt duct"-)Adenose und deren Vorstufe: die lobuläre Hyperplasie

#### Pathologie

Das histologische Bild der Mastopathie i. A. wird geprägt von einem Nebeneinander proliferativer und regressiver Veränderungen der epithelialen *und* mesenchymalen Drüsenkörperanteile. Alle Abschnitte des „Drüsenbaumes" von den Azini bis zu den großen Ausführungsgängen und ihrer unmittelbaren Umgebung werden von diesen – wahrscheinlich hormonell bedingten – Veränderungen betroffen.

Zu den proliferativen Veränderungen gehören nicht nur die *Vermehrung des Drüsenepithels,* beginnend mit der einfachen *Epitheliose (Mehrschichtigkeit)* und *Hyperplasie* bis zur *Papillomatose,* sondern auch die *Erweiterung* und *Vermehrung* der zum milchproduzierenden und -ableitenden System gehörenden Gänge jeglicher Größenordnung. Wenn sich diese proliferativen Vorgänge im Lobulusbereich abspielen, spricht man von einer Adenose. Je nach Ausbreitung des proliferativen Prozesses unterscheidet man verschiedene histologische Formen:

*Einfache lobuläre Hypertrophie.* Die Zahl der Azini ist bis zu 4fach erhöht, ihre Lichtungen und ihre Epithelauskleidung sind aber normal (Abb. 4.9 b). Der hypertrophierte Lobulus ist etwa 1 mm groß.

*Blunt-duct-Adenosis* (FOOTE u. STEWART 1945). Hier hat nicht nur die *Zahl der Azini* zugenommen, sondern auch eine *Epithelproliferation* kennzeichnet das Bild; das Epithel der Azini wird *mehrreihig,* die Zellkerne sind leicht vergrößert, das Zellplasma relativ groß und aufgelockert. Die Lichtungen der Azini sind etwas plump (Blunt-duct-adenosis = plumpe Ductusadenosis, wobei „Ductus" nach dem amerikanischen Terminus für den Azinus in unserem Sprachgebrauch steht). Der Lobulus ist im Falle einer „reinen" Blunt-duct-Adenosis etwa 1-2 mm groß (Abb. 4.9 c).

*Kleinzystische Adenose.* Hier sind die Azini bereits zystisch erweitert; sie respektieren aber noch die Läppchengrenzen: der Lobulus kann 3-5 mm groß sein (Abb. 4.9 d).

Das Epithel der kleinen Zysten wird durch den Druck des Zysteninhaltes häufig abgeflacht.

Alle diese Adenoseformen kommen im Rahmen der Mastopathie häufig gleichzeitig nebeneinander oder in Mischformen vor. Die verschiedenen Formen der Adenose können also keineswegs als eigenständige (nosologische) Krankheitsbilder betrachtet werden, vielmehr sind sie Bestandteile oder Ausbildungsformen der Mastopathie und werden als solche von den Histologen im Rahmen mastopathischer Veränderungen verstanden.

## Röntgenologie

Eine klinisch-radiologische Bedeutung kommt der kleinzystischen („blunt duct"-)Adenose zu, wenn die plumpen Azini oder die noch läppchengebundenen kleinen Zysten durch Kalkablagerung im Mammogramm sichtbar werden und dadurch differentialdiagnostische Probleme aufwerfen. Dies war im eigenen Material in 12,3% aller Mikroverkalkungen der Fall (s. Tabelle 1.3). Verkalkungen in kleinzystischen („blunt duct"-)Adenoseherden können vorkommen:
- umschrieben (gruppiert) und
- diffus.

Von den wegen Mikroverkalkungen operierten Fällen im eigenen Material (1974-1983) erwies sich 12% histologisch als kleinzystische („blunt-duct"-)Adenose.

Kleinzystische Adenoseherde werden bei Milchgangfüllungen häufig kontrastiert. Sie imponieren dann als eine rundliche Gruppe am Ende eines terminalen Ductus dicht nebeneinander stehender kleiner Zysten, die einer Himbeere oder Morula ähnelt (Abb. 4.10). Die benachbarten Seiten der Zysten sind etwas abgeflacht („Trennwände"). Dieses Phänomen wird dadurch erklärt, daß die Spannung innerhalb der mit Sekret gefüllten Zysten noch kleiner ist als die entgegengesetzt wirkende Kraft der den Lobulus begrenzenden „Kollagenkapsel".

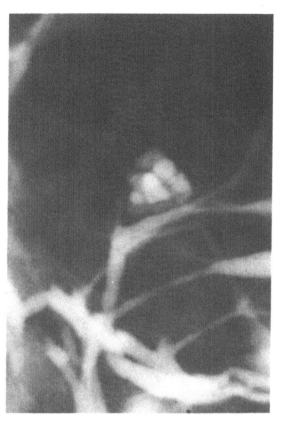

**Abb. 4.10.** Aus etwa 7 kleinen Zysten bestehendes Hohlraumsystem am Ende eines terminalen Milchganges durch Milchgangfüllung dargestellt. Man sieht die Abflachungen der benachbarten Seiten sowie die interzystischen Trennwände: kleinzystische Adenose. Stark vergrößert!

LANYI u. CITOLER (1981) haben aufgrund von vergleichenden radiologischen-histologischen Untersuchungen festgestellt, daß für die Mikrokalkgruppe eines kleinzystischen („blunt duct"-)Adenoseherdes die folgenden röntgenologischen Kriterien charakteristisch sind:
- 2–5 mm große, rundliche oder ovaläre Gruppe (Abb. 4.11 u. 4.12) von
- 0,1–0,3 mm großen,
- gleich flauen oder gleich mittelintensiven
- bis auf Abflachung monomorph punktförmigen Mikroverkalkungen, die
- wenigstens teilweise sehr dicht nebeneinander liegen, so daß sie lediglich durch feine Linien voneinander getrennt sind und daß dadurch ein himbeer- oder morulaartiges Bild entsteht (Abb. 4.13–4.16).

Die gelegentlich vorkommenden dreieckigen oder amorphen Gruppenformationen entstehen wahrscheinlich durch inkomplette Verkalkungen der intralobulären kleinen Zysten (Abb. 4.17). Die über 5 mm großen Gruppen entstehen durch mehrere, dicht nebeneinander liegende kleinzystische (blunt duct-)Adenoseherde mit Verkalkungen (Abb. 4.18).

Noch nicht veröffentlichte eigene Untersuchungen einerseits mit Holland und Hendriks (Katholische Universität Nijmegen) andererseits mit Citoler haben Aufschluß über die Natur der Verkalkungen in den kleinzystischen („blunt duct"-)Ade-

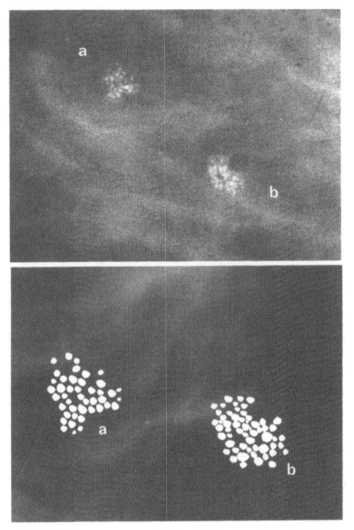

**Abb. 4.11.** Mammogrammausschnitt mit halbschematischer Darstellung: 2 je 4 mm große Mikrokalgruppen bei nebeneinander liegenden, kleinzystischen Adenoseherden (mit beginnender Sklerosierung). Die mit a markierte Gruppe ist amorph oder angedeutet dreieckig, die mit b markierte rundlich – ovalär

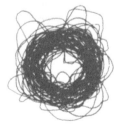

**Abb. 4.12.** Summation von 58 Mikroverkalkungsgruppenkonturen bei kleinzystischen („blunt duct"-) bzw. sclerosierenden Adenosen, kraniokaudal. Unter 4facher Lupenvergrößerung wurden die ganz außen liegenden Mikroverkalkungen miteinander verbunden. Die so entstandenen Gruppenkonfigurationen wurden auf Transparentfolie kopiert und mit Hilfe eines in der Höhe verstellbaren Episkops auf die gleiche Größe gebracht und aufeinander kopiert. Der „Kern" der Summation zeigt hier, daß bei den kleinzystischen („blunt duct") bzw. sclerosierenden Adenosen die charakteristische Gruppenform die der rundlichen ist

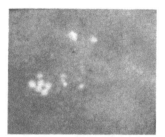

a b

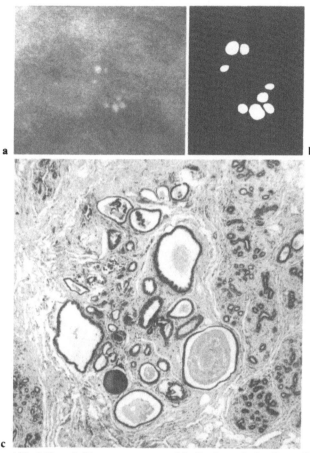

c

**Abb. 4.14.** Mammogramm (Vergr. ca. 16:1): Angedeutet ovaläre Gruppe von 14 etwa gleichgroßen, rundlichen Mikroverkalkungen. Innerhalb der Gruppe liegen 6 Mikroverkalkungen besonders dicht nebeneinander, voneinander durch feine Linien getrennt. Dieses morulaähnliche Bild erlaubte die exakte präoperative Diagnose der kleinzystischen („blunt-duct") Adenose

**Abb. 4.13. a, b** Mammogramm und halbschematische Darstellung: 4 mm große, ovaläre Gruppe von insgesamt 8 rundlichen ovalären, teils etwas „facettierten" Mikroverkalkungen. Hin und wieder feine Trennwände zwischen den Abflachungen der benachbarten Mikroverkalkungen. **c** Histologie: Kleinzystische Adenose mit kleineren – größeren Psammomkörnchen und Sekret in den kleinen Zysten. Die im Mammogramm sichtbaren „Trennwände" entsprechen interzystischem Bindegewebe (Vergr.: ca. 30:1)

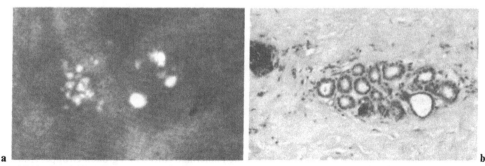

a b

**Abb. 4.15. a** Mammogrammausschnitt (Vergr. 4,5:1) Ovaläre, 4 mm große Gruppe von etwa 20 kleineren – größeren, rundlichen – bei den dicht nebeneinander liegenden „facettierten" - Mikroverkalkungen. **b** Histologie: kleinzystische („blunt duct"-) Adenose (Vergr.: ca. 50:1)

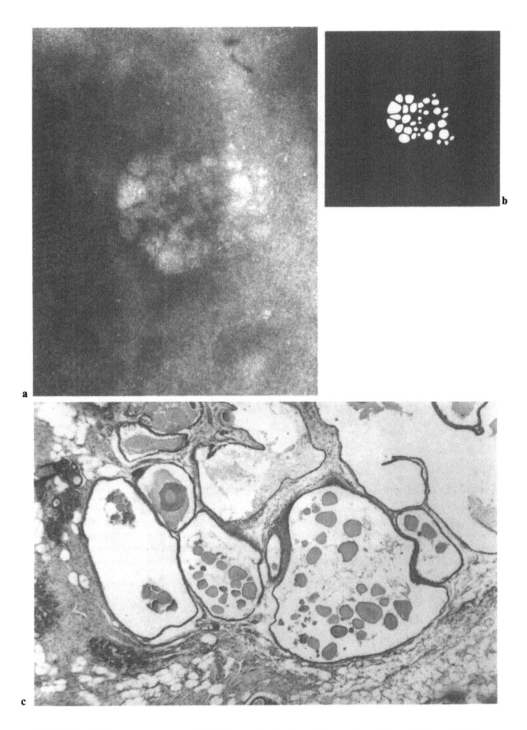

**Abb. 4.16. a, b** Mammogramm und halbschematische Darstellung: etwa 30 rundliche, teils facettierte, flaue Mikroverkalkungen mit feinen Trennlinien innerhalb einer 5 mm großen Gruppe. Himbeer- oder morulaartiges Bild. **c** Histologie: Ausschnitt des zystischen Adenoseherdes. Zahlreiche Psammomverkalkungen innerhalb der Zysten. Abgeflachtes Epithel. Die schmalen Spalten zwischen den Zysten korrelieren mit den Trennwänden im Mammogramm (Vergr.: ca. 30:1)

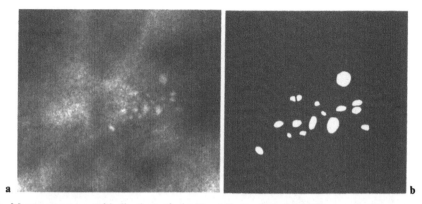

**Abb. 4.17 a, b.** Mammogramm und halbschematische Darstellung: dreieckige 3 mm große Gruppe von flauen, vorwiegend punktförmigen Mikroverkalkungen. An 2 Stellen Trennwände mit Abflachung der benachbarten Verkalkungen („Facettierung"), so daß ein diplokokkusähnliches Bild entsteht. Diese Symptome sowie der kleine Durchmesser lassen an eine kleinzystische Adenose denken, wobei die Dreieckform der Gruppe durch die unvollständige Verkalkung des ansonsten ballonförmigen Adenoseherdes zu erklären ist. Trotzdem wurde wegen Unsicherheit eine Probeexzision veranlaßt. Histologie: kleinzystische („blunt duct-") Adenose

noseherden gegeben. Es stellte sich heraus, daß es sich hier ausnahmslos um Psammomverkalkungen handelt, sie „schweben" einzeln oder multipel in den kalkmilchhaltigen Zysten und entstehen wahrscheinlich nach einem ähnlichen Mechanismus wie die Perlen in der Muschel. Man sieht im Mammogramm die winzigen Psammomkörnchen eigentlich nicht, sondern die die Zysten ausfüllende, histologisch nicht wahrnehmbare Kalkmilch; deswegen kann man auch die Zystenkonturen mit ihren eventuellen Abflachungen und, durch die Kalkmilch quasi „kontrastiert", die interzystischen Trennwände beobachten (Abb. 4.19). Allerdings sind manchmal große, eine ganze Zyste ausfüllende Psammomverkalkungen zu beobachten (Abb. 4.13 c).

*Die diffusen Verkalkungen bei der kleinzystischen („blunt duct"-)Adenose* entstehen nach dem gleichen Muster. Jedoch ist hier der Verkalkungsprozeß nicht auf einen Lobulus oder auf wenige dicht nebeneinander liegende Lobuli beschränkt, sondern er findet innerhalb eines ganzen Lappens oder mehrerer Lappen ein- oder beidseitig statt. Bei solchen Fällen ist nicht nur die Monomorphie der punktförmigen Mikroverkalkungen auffällig, sondern auch, daß die Verkalkungen fast ausschließlich gleich groß sind. Bei den hin und wieder auffindbaren kleineren Gruppen, besonders aber in den von Mikroverkalkungen dichter besiedelten Bezirken, sieht man eindeutig die Seitenabflachungen der Zysten und die interzystischen Trennwände (Abb. 4.20).

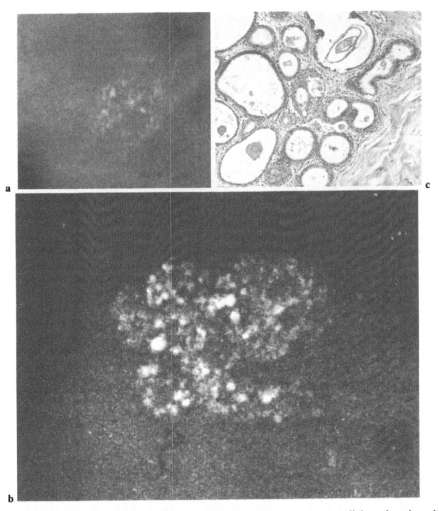

**Abb. 4.18. a** Mammogramm: 6–7 mm große, rundliche Gruppe von dicht nebeneinander liegenden, flauen Mikroverkalkungen. **b** Präparatradiogramm: Die Gruppe ist rosettenförmig, scheinbar aus mehreren kleineren Gruppen zusammengestellt, zwischen größeren Verkalkungen „Trennwände." **c** Histologie-Ausschnitt: kleinzystische Adenose, 2–3 Läppchen betreffend mit Verkalkungen innerhalb der kleinen Zysten. Geringe papilläre Epithelproliferationen. Obwohl durch Fixierung geschrumpft, ist die vollständige Übereinstimmung mit der Röntgensymptomatik gut erkennbar. Zu beachten sind die Trennwände zwischen den benachbarten Zysten

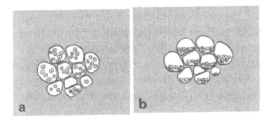

**Abb. 4.19 a, b.** Schematische Darstellung eines kleinzystischen Adenoseherdes. Kalkmilch und Psammomkörnchen in den Zysten markieren im Mammogramm die interzystischen Trennwände. **a** kraniokaudal, **b** seitlich

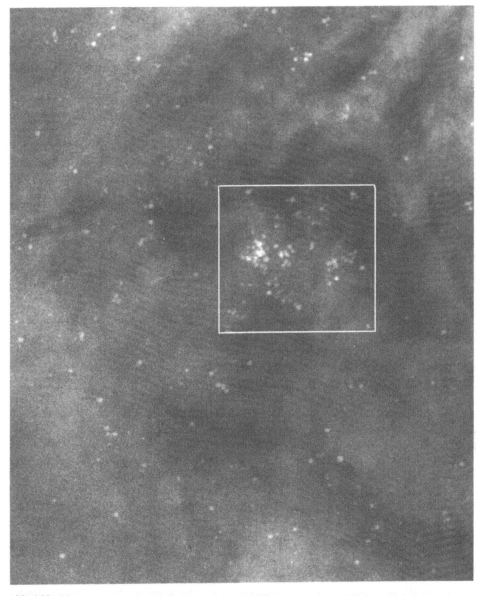

**Abb. 4.20.** Mammogrammausschnitt (Vergr. 5:1) Diffus verstreute, *auffällig gleichgroße,* mono-
morphe, rundliche, punktförmige Mikroverkalkungen beidseitig. In dem mit □ markierten Bezirk
kommen die Mikroverkalkungen gehäuft vor. Früher sprach man von „Gruppierungstendenz" und
empfahl wegen Karzinomverdacht eine Probeexzision. Die genaue Analyse dieser gruppierten Mikroverkalkungen zeigt jedoch, daß es sich auch hier lediglich um Verkalkungen in kleinzystischen
Adenoseherden handelt mit „Facettierungen" und Trennwänden. Nirgendwo Polymorphie wie bei
einem Karzinom! Histologie: kleinzystische („blunt duct"-) Adenose

## Die sklerosierende, fibrosierende Adenose

### Pathologie

Eine besondere Form der Adenose stellt die sklerosierende (fibrosierende) Adenose dar (FOOTE u. STEWART 1945; HAMPERL 1939; INGLEBY u. GERSHON-COHEN 1960; URBAN u. ADAIR 1949). Hier führt die Wucherung der die Azini umgebenden Myoepithelien (Korbzellen) und des Bindegewebes zu einer entsprechend mehr oder weniger starken Kompression bzw. Deformierung der Läppchenlichtungen (Abb. 4.21). Diese auch als „Korbzellenwucherung" oder „myoid sclerosis" bezeichnete Veränderung kommt bei vielen Formen der Mastopathie als Teilbefund vor, kann aber auch in der Umgebung von Karzinomen, und zwar von diesen vollkommen unabhängig, beobachtet werden.

Bei 1144 von Oktober 1974 bis September 1983 histologisch untersuchten Fällen aus dem Röntgeninstitut Gummersbach war die Umgebung der Hauptbefunde in 762 Fällen zuverlässig beschrieben. Hierbei wurde 143mal (18,7%) eine sklerosierende Adenose erwähnt (und zwar bei 12,7% der Karzinome und bei 23% der benignen Veränderungen) (Tabellen 4.1–4.3). Zum Vergleich aus der Literatur: Die Häufigkeit dieser lobulären Veränderung in der Population beträgt nach SANDISON (1958) 7%, nach FOOTE u. STEWART (1945) 12,5% der benignen Erkrankungen und 7% der Karzinome, nach HOFMANN u. BOSBACH (1970) 2,8% aller Brusterkrankungen. Bei den wegen *gruppierter* Kalkmilchzysten operierten eigenen Fällen (n = 52) wurden 15 sklerosierende Adenosen als Satellitbefunde beschrieben (28,8%), bei den wegen *diffuser* Kalkmilchzysten (mit oder ohne „Gruppierungstendenz") operierten 38 Fällen 19 (50%).

Wahrscheinlich hatte gerade dieses auffällig gehäufte Vorkommen von sklerosierenden Adenosen neben Kalkmilchzysten den falschen Eindruck erweckt, daß die Kalkmilchzysten für die sklerosierende Adenose charakteristische Verkalkungen wären (GERSHON-COHEN et al. 1966; HOEFFKEN u. LANYI 1973).

Dieser ubiquitäre Befund der sklerosierenden Adenose ist ohne klinische Bedeutung, solange der sklerosierende Prozeß, d. h. die Wucherung der Myoepithelzellen und des Bindegewebes die Läppchengrenzen nicht überschreitet und durch Pseudoinfiltration einen tastbaren Knoten verursacht. Diese tumorförmigen sklerosierenden Adenosen sind diagnostisch besonders heimtückisch, da ihr mikroskopisches Bild vor allem im Schnellschnitt ein Karzinom vortäuschen kann.

### Röntgenologie

Mikroverkalkungen und strahlige Strukturen bzw. die Kombination dieser Befunde bilden die Röntgensymptomatik der sklerosierenden Adenose (Abb. 4.22 u. 4.23). Die Mikroverkalkungen der sklerosierenden Adenose sind gegenüber den monoton punktförmigen Verkalkungen der kleinzystischen („blunt duct"-)Adenose mehr oder weniger ausgeprägt polymorph. Diese Polymorphie entsteht dadurch, daß die mit Kalkmilch gefüllten und Psammomkörnchen enthaltenden Läppchenzysten durch die Myothel-Bindegewebe-Wucherung „verzogen", also deformiert werden (Abb. 4.22 u. 4.23). Wie eigene neuere, noch unveröffentlichte Untersuchungen einerseits mit Citoler, andererseits mit Holland und Hendriks zeigen, entstehen diese Deformierungen fast immer in der unmittelbaren Umgebung bzw. an der Peripherie

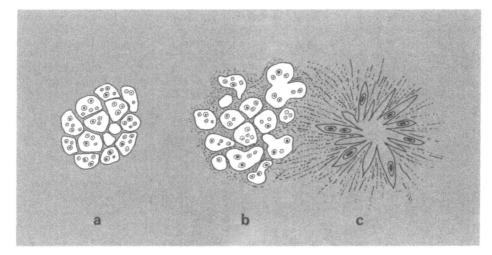

**Abb. 4.21 a–c.** Schematische Darstellung der Entstehung polymorpher Mikroverkalkungen neben der sklerosierenden Adenose. **a** Kleinzystische („blunt duct"-) Adenose. **b** In der Umgebung des Herdes Myothelbindegewebswucherung, die mit Kalkmilch gefüllten und Psammomkörnchen enthaltenen Läppchenzysten werden deformiert. **c** Daneben vollkommen sklerosiertes Läppchen mit verschmälerten Azini, die hin und wieder Mikroverkalkungen aufzeigen; diese sind jedoch röntgenologisch meistens nicht sichtbar

**Tabelle 4.1.** Histologische Nebenbefunde bei 762 Fällen, wobei die Umgebung der Hauptbefunde von den Pathologen ausführlich oder zumindest ausreichend beschrieben wurde: die proliferierenden Prozesse von sog. Mastopathie II bis sog. lobuläre Neoplasien sind bei bös- oder gutartigen Prozessen mit 36,3 bzw. 36,5% erstaunlich gleichmäßig verteilt. Die sog. lobulären Neoplasien kamen in dem Material unabhängig von der Art der Hauptbefunde regelmäßig vor. In fast 13% der Fälle hat man in der Umgebung der Karzinome sklerosierende Adenosen gefunden.

| | Maligne 315[a] (499)[b] | | Benigne 447[a] (645)[b] | |
|---|---|---|---|---|
| Sklerosierende Adenose | | 12,7% | | 23% |
| Mastopathie II | | 1,6% | | 13% |
| Papillomatose ohne Atypien | | 16,2% | | 13% |
| Papillomatose mit Atypien | | 7,9% | | 1,8% |
| Mastopathie III | | 0,6% | | 2,2% |
| Lobuläre Neoplasie (LCIS) | | 10,5% | | 7% |

[a] Zahl der Fälle mit histologisch genau beschriebener Umgebung.
[b] Zahl der insgesamt untersuchten Fälle.

der sklerosierten Adenose in einem benachbarten, kleinzystischen Adenoseherd oder dann, wenn ein größerer kleinzystischer Adenoseherd selbst teilweise sklerosiert ist.

Im Falle eines vollkommen sklerosierten Lobulus sind die Lichtungen der Azini meistens so verschmälert, daß sie, auch wenn sie Mikroverkalkungen enthalten, für den Röntgenologen nicht sichtbar sind. Man darf nicht vergessen: röntgenologisch

**Tabelle 4.2.** Die malignen Veränderungen (s. Tabelle 4.1) wurden nach Röntgensymptomatik (Weichteilschatten, Weichteilschatten + Mikroverkalkungen, ausschließlich Mikroverkalkungen) aufgeschlüsselt. Die proliferativen Prozesse sind in den ersten 2 Gruppen regelmäßig verteilt (34,9 bzw. 33,8%); auffällig viele sog. lobuläre Neoplasien sind bei den ausschließlich wegen Mikroverkalkungen operierten Fällen gefunden worden. Auch die Zahl der hier gefundenen sklerosierenden Adenosen ist mit über 26% auffällig hoch. Wahrscheinlich wurde die Umgebung der ausschließlich wegen Mikroverkalkungen operierten Fälle sorgfältiger untersucht.

|  | $194^a$ $(316)^b$ | $59^a$ $(109)^b$ | $62^a$ $(74)^b$ |
| --- | --- | --- | --- |
| Sklerosierende Adenose | 9,8% | 6,8% | 26,6% |
| Mastopathie II | 2,0% | 0% | 1,5% |
| Papillomatose ohne Atypien | 15,5% | 20,3% | 14,0% |
| Papillomatose mit Atypien | 8,2% | 5,0% | 9,0% |
| Mastopathie III | 0% | 0% | 3,0% |
| Lobuläre Neoplasie (LCIS) | 9,3% | 8,5% | 16,1% |

[a] Zahl der Fälle mit histologisch genau beschriebener Umgebung.
[b] Zahl der insgesamt untersuchten Fälle.

**Tabelle 4.3.** Die benignen Veränderungen (s. Tabelle 4.1) wurden nach Röntgensymptomatik aufgeschlüsselt. Von links nach rechts: Weichteilschatten, gruppierte Kalkmilchzysten, diffuse Kalkmilchzysten, kleinzystische (blunt duct) und aufgrund von Mikroverkalkungen entdeckte sklerosierende Adenosen, verkalkte Fibroadenome, Sekretverkalkungen und liponekrotische Mikrozysten. Die proliferativen Prozesse sind in den ersten 6 Gruppen unabhängig von der Röntgensymptomatik ziemlich gleichmäßig verteilt (von 33–47%). Die sog. lobulären Neoplasien wurden neben Sekretverkalkungen in dem gleichen Prozentsatz gefunden wie bei den gruppierten Kalkmilchzysten und in einem wesentlich höheren als bei den diffusen Kalkmilchzysten oder bei den kleinzystischen (Blunt-duct-) oder sklerosierenden Adenosen. Sklerosierende Adenosen wurden bis auf liponekrotische Mikrozysten bei allen gutartigen Veränderungen gefunden, jedoch auffällig oft bei gruppierten und diffusen Kalkmilchzysten (28,8 bzw. 50%); das bedeutet aber gleichzeitig, daß in etwa ⅔ der gruppierten und bei der Hälfte der diffusen Kalkmilchzysten keine sklerosierenden Adenosen vorliegen

|  | $237^a$ $(402)^b$ | $52^a$ $(68)^b$ | $38^a$ $(44)^b$ | $70^a$ | $20^a$ $(28)^b$ | $23^a$ $(25)^b$ | $7^a$ $(8)^b$ |
| --- | --- | --- | --- | --- | --- | --- | --- |
| Sklerosierende Adenose | 19,4% | 28,8% | 50,0% | 27,1% | 5,0% | 17,3% | 0% |
| Mastopathie II | 10,1% | 17,3% | 15,8% | 17,1% | 15,0% | 8,6% | 14,2% |
| Papillomatose ohne Atypien | 10,5% | 15,4% | 21,0% | 12,9% | 10,0% | 26% | 0% |
| Papillomatose mit Atypien | 2,9% | 0% | 0% | 1,4% | 0% | 0% | 0% |
| Mastopathie III | 3,4% | 0% | 2,6% | 1,4% | 0% | 0% | 0% |
| Lobuläre Neoplasie (LCIS) | 5,5% | 13,5% | 7,9% | 4,3% | 5,0% | 13% | 0% |

[a] Zahl der Fälle mit histologisch genau beschriebener Umgebung.
[b] Zahl der insgesamt untersuchten Fälle.

kommen nicht die einzelnen Psammomkörnchen zur Darstellung, sondern die *mit Kalkmilch und Psammomkörnchen* gefüllten Hohlräume Mit Citoler haben wir bei sorgfältigster histologischer Untersuchung von 26 sklerosierenden Adenosen festgestellt, daß, obwohl bei diesen Veränderungen die Röntgendiagnose wegen gruppierter Mikroverkalkungen gestellt worden war, dennoch lediglich bei einem Fall

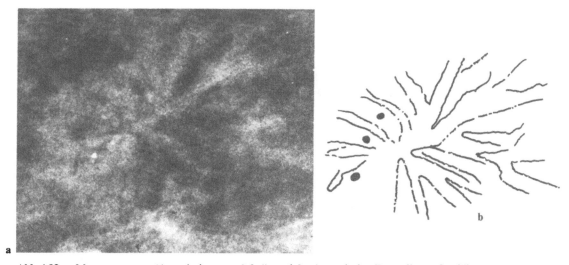

Abb. 4.22. a Mammogramm (Ausschnittvergr. 3,5:1) und b schematische Darstellung. Strahlige Struktur mit 3 Mikroverkalkungen. Obwohl die strahlige Struktur nicht karzinomcharakteristisch ist, ist ein kleiner, auf der Basis eines Komedokarzinoms entstandener Szirrhus nicht ausschließbar. Histologisch: Sklerosierende Adenose mit Wucherung der Myothelzellen und des Bindegewebes

Mikroverkalkungen innerhalb der verschmälerten, komprimierten Azini in einer Größe histologisch nachgewiesen werden konnten, die auch röntgenologisch sichtbar sein konnte. Dagegen haben wir immer das gleiche Bild gesehen: mehr oder weniger deformierte kleine Zysten der kleinzystischen Adenoseherde in der Nachbarschaft bzw. in der Peripherie einer Sklerosierung (Abb. 4.21 u. 4.23). Die mit Kalkmilch gefüllten, deformierten kleinen Zysten können im Röntgenbild linienförmig, bohnenförmig oder v-förmig konfiguriert sein und so die Verkalkungsformen des intraduktalen Karzinoms (s. S. 112) nachahmen (MACERLEAN et al. 1972). Hieraus ergibt sich für den Radiologen die Gefahr der Fehlinterpretation. Glücklicherweise bleiben aber fast immer auch nichtdeformierte kleine Zysten mit Abflachungen der benachbarten Seiten und negativer Darstellung der Trennwände zurück, genug, um die richtige Diagnose stellen zu können. Ein solches „diplococcusähnliches" Bild gibt es beim intraduktalen Karzinom praktisch nie! Die Formvariationen der Mikroverkalkungen bei den sklerosierenden Adenosen sind erheblich groß, wenn die Gruppe jedoch rundlich oder rosettenförmig ist, wird die richtige mammographische Diagnose erleichtert. Die Gruppe kann von 3 mm bis 6-8 mm Größe reichen. Nur selten wird eine so ausgedehnte, diffuse sklerosierende Adenose wie in Abb. 4.24 beobachtet.

Neben den histologisch untersuchten kleinzystischen (blunt duct) oder sklerosierenden Adenosen im eigenen Material, bei denen die Umgebung der Hauptbefunde vom dem Pathologen korrekt beschrieben wurde, fand man 12 Mastopathie II (17,1%), 1 Mastopathie III (1,4%), 9 Papillomatose ohne Atypien (12,9%), 1 Papillomatose mit Atypien (1,4%) und 3 lobuläre Neoplasien (LCIS) (4,3%). Bei 44 Fällen wurde keinerlei Proliferation in der Umgebung dieser Mikroverkalkungen lobulären Ursprungs festgestellt (Tabelle 4.3).

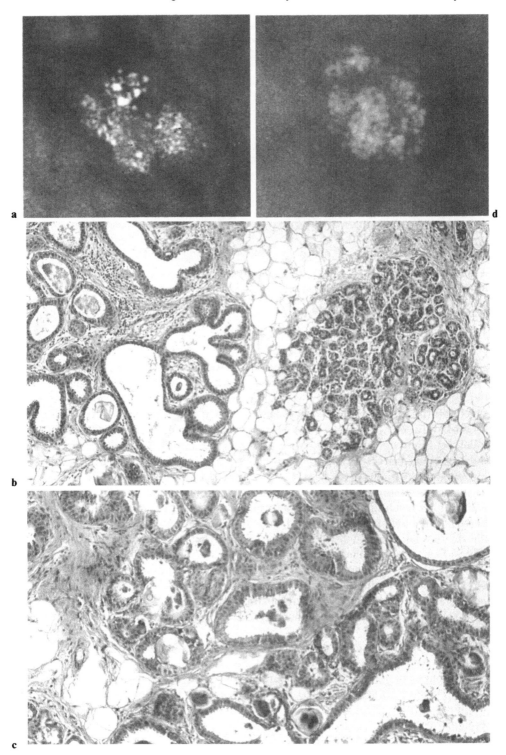

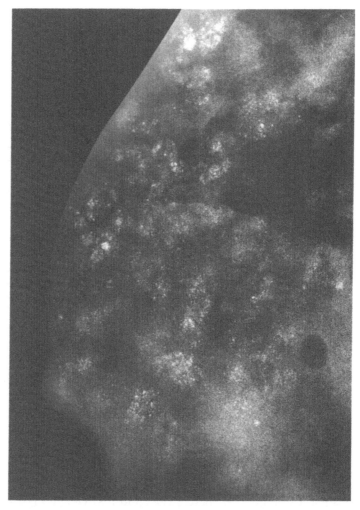

**Abb. 4.24.** Mammogramm, Ausschnitt (Vergr. 4:1) zahlreiche, rundliche - ovaläre-amorphe, teils konfluierende Gruppen von vorwiegend rundlichen, punktförmigen, hin und wieder etwas polymorphen Mikroverkalkungen. Ähnliche, wenn auch nicht so ausgeprägte Veränderungen in der anderen Brust. Histologie: Ausgedehnte, sklerosierende Adenose

◁ **Abb. 4.23 a–d.** 2 Fälle von sklerosierenden Adenosen wegen gruppierter Mikroverkalkungen exploriert. **a** Präparatradiogramm, etwa 5fach vergrößert. Rundlich-ovaläre, rosettenförmige Gruppe von zahlreichen, dicht nebeneinander stehenden punkt-, komma- und v-förmigen, also polymorphen Mikroverkalkungen. Die nähere Analyse zeigt, daß es sich hier wahrscheinlich um eine aus 4 oder 5 kleineren Gruppen zusammengesetzte Gruppe handelt. **b** Histologie: Lobulus mit fibrotischen Wucherungen. Der größte Teil der ursprünglich rundlichen lobulären Zysten ist elongiert, deformiert. (Vergr.: ca. 80:1) **c** Ausschnitt von einem benachbarten, gleichfalls fibrosierten Lobulus: man sieht die deformierten, zystischen Hohlräume mit Psammomkörnchen. Es ist verständlich, daß, wenn diese Hohlräume mit Kalkmilch gefüllt röntgenologisch sichtbar werden, das Röntgenbild wie in 4.23 a entsteht. (Vergr.: ca. 150:1) Fall der Katholischen Universität Nijmegen/Niederlande (Dr. HOLLAND, Dr. HENDRIKS). **d** Mammogramm, Ausschnitt, etwa 5fach vergrößert. Fast identisches Bild wie **a** aus dem Röntgeninstitut Gummersbach. Histologie: Sclerosierende Adenose (Prof. CITOLER, Köln)

## Die kleinzystische Mastopathie mit der/den Kalkmilchzyste(n)

### Pathologie

Die Geburtsstätte der mastopathischen Zyste ist der Lobulus. Nach dem in den vorherigen Abschnitten skizzierten Entwicklungsprozeß (lobuläre Hyperplasie → plumpe Azini → „blunt duct"-Adenose → kleinzystische Adenose) stellt man sich vor, daß die Zysten die Läppchengrenzen überschreiten (Abb. 4.9 u. 4.25), wenn der Druck des intrazystischen Sekrets größer ist als der Widerstand der das Läppchen begrenzenden Kollagenkapsel. Die mehrkammrigen Zysten haben ihr „Kindergesicht" noch bewahrt: sie sind eigentlich nichts anderes als überdimensionierte Adenosezysten. Wenn sie im Pneumozystogramm noch dazu mit ihrem terminalen Milchgang kommunizieren, ist die Beweisführung perfekt (Abb. 4.26).

Die einfachen - nicht komplizierten - Zysten sind mit flachem, kubischem Epithel ausgekleidet. Wenn das Sekret Kalk enthält, kommt es - wie schon besprochen - zur Entstehung von Psammomkörnchen („Mammalithiasis" nach FRANTZ et al. 1951) (Abb. 4.28 c u. 4.38 c). Eigentlich kann man in Kenntnis des lobulären Ursprungs der Zystenbildung sagen, daß die kalkmilchhaltigen Zysten ihre Psammomkörnchen wahrscheinlich schon „von der Wiege an" haben, lediglich ihre Zahl wird mit der Zystenvergrößerung zunehmen. Nach BÄSSLER (1978) kommen solche Befunde äußerst selten vor. In dem eigenen Material kamen dagegen, histologisch bestätigte, gruppierte oder diffuse Kalkmilchzysten 112mal vor (46,0% aller wegen Mikroverkalkungen operierten Fälle). Diese Zysten enthalten in der Regel Psammomkörnchen, die aber von den Pathologen meistens nicht wahrgenommen werden, da diese in der histologischen Diagnosefindung keine Rolle spielen.

Eine andere Art von Verkalkungen ist die der umschriebenen Zystenwandverkalkung, wobei es sich um abgelagerte Kalksalze in der Bindegewebskapsel handelt.

### Röntgenologie

Die nachstehende mammographische Symptomatik der Kalkmilchzyste wurde erstmals von LANYI 1977 beschrieben und 1981 von SICKLES u. ABELE bestätigt. Diese Verkalkungsform wurde früher (HOEFFKEN u. LANYI 1973, GERSHON-COHEN et al. 1966) als pathognomonisch für die sklerosierende Adenose betrachtet, hat aber mit diesem pathologischen Prozeß selbst nichts zu tun. Es handelt sich vielmehr lediglich um ein zufälliges Zusammentreffen zweier Bestandteile der Mastopathie in 2 völlig verschiedenen Untersuchungsebenen, nämlich die der Kalkmilchzyste im Mammogramm und die der sklerosierenden Adenose im histologischen Schnitt (Tabellen 4.1-4.3). Der Verfasser, der noch immer Konsiliarfälle mit der Bemerkung „grobschollige, rundliche Verkalkungen wie bei der sklerosierenden Adenose" bekommt, kann nur hoffen, daß dieses Mißverständnis, das auch von ihm mitzuverantworten ist, bald überall als solches erkannt wird.

Die Kalkmilchzyste im Mammogramm kommt entweder als 1-2 mm große, in beiden Ebenen vollkommen rundliche, kalkintensive Verschattung zur Darstellung (Abb. 4.36 a) oder zeigt sich auf der kraniokaudalen Aufnahme als ein 2-5 mm großer, rundlicher, meist verschwommen konturierter, mehr oder weniger intensiver - manchmal kaum sichtbarer - Schatten (Abb. 4.28 a), während auf der seitlichen

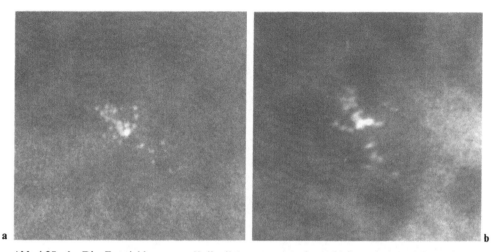

a                                                                         b

**Abb. 4.25 a, b.** Die Entwicklung von Kalkmilchzysten aus einem kleinzystischen Adenoseherd. Seitliche Mammogrammausschnitte (Vergr. 4fach). **a** Amorphe, dreieckförmige Gruppe von dicht nebeneinander stehenden, etwa 30 Mikroverkalkungen, von denen 2 amorph (kommaförmig?) sind, alle anderen punktförmig, teils facettiert, mehrere Trennwände. Röntgendiagnose: Trotz Gruppenkonfiguration und minimaler Polymorphie handelt es sich mit höchster Wahrscheinlichkeit um einen kleinzystischen Adenoseherd, da Facettierung und Trennwände zu sehen sind. Sicherheitskontrolle notwendig. **b** 1 Jahr später: aus den kleinen Zysten sind ausnahmslos größere entstanden: fast alle zeigen Teetassenphänomene auf, hin und wieder noch Trennwände; die frühere, fragliche Polymorphie ist nicht mehr zu finden

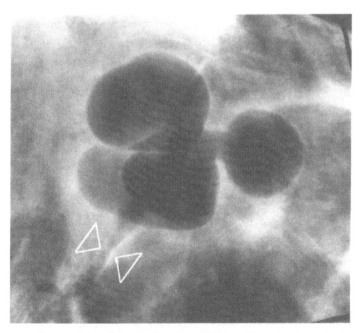

**Abb. 4.26.** Pneumozystogramm: 2 cm große, mehrkammrige Zyste mit Darstellung des dazugehörigen terminalen Milchganges durch Luft *(Pfeile).* Es handelt sich eigentlich um eine überdimensionierte zystische Adenose

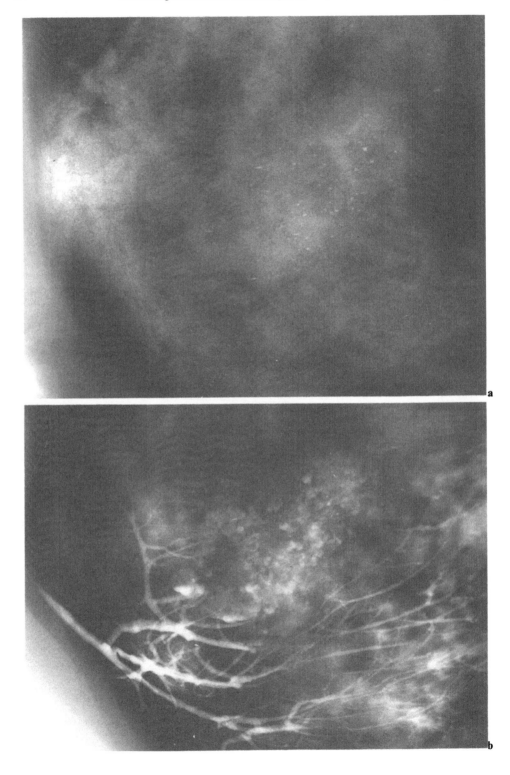

Aufnahme eine kranial abgeplattete, teetassenförmige, kalkintensive Verschattung zu beobachten ist (Abb. 4.27, 4.28 b, 4.37). Die Erklärung dieses Phänomens ist einfach: man sieht in der mediolateralen Strahlenrichtung bei der stehenden Frau die kalkhaltigen Psammomkörnchen mit ihrem höheren spezifischen Gewicht als Bodensatz von den spezifisch leichteren Sekretbestandteilen (Eiweiß und Fett) getrennt sedimentiert, während in der kraniokaudalen Strahlenrichtung diese verschiedenen Schichten nicht wahrnehmbar sind. (Auf den im Liegen angefertigten seitlichen Aufnahmen sah man früher dieses Phänomen nicht.) Ähnlich entstehen manchmal Spiegelbildungen bei durch Milchgangfüllung dargestellten Zysten, wenn sich das Sekret mit dem wasserlöslichen Kontrastmittel nicht durchmischt hat (Abb. 4.30 a, b u. 4.31). Im allgemeinen sieht man auch im histologischen Bild die Psammomkörnchen in der Lichtung der Zyste gesammelt oder verstreut mit Sekret vermischt (Abb. 4.28 c u. 4.38 c). Manchmal sind einige Kalkmilchzysten auf den seitlichen Aufnahmen spindelförmig. Wahrscheinlich entsteht dieses Phänomen durch die auf die Brust ausgeübte Kompression, indem der lockere Bodensatz von Psammomkörnchen hügelförmig zusammengedrückt wird (Abb. 4.29 b). Die Kalkmilchzysten können gruppiert oder diffus auftreten. Die in 2 Ebenen feststellbaren, gruppierten Kalkmilchzysten dürften zu einem einzelnen Milchgang gehören (Abb. 4.30). Die diffusen Kalkmilchzysten gehören dagegen zu einem ganzen Milchgangsystem oder zu mehreren Segmenten (Abb. 4.31). Wenn das Sekret nicht in allen Zysten verkalkt ist, jedoch innerhalb eines größeren Bezirks mehrere Zysten verkalktes Sekret enthalten, so entsteht eine Pseudogruppe. Die Pseudogruppen werden oft nur in einer Ebene dargestellt, weil sie nicht zu demselben terminalen Gang gehören und die „Gruppe" lediglich durch Projektion vorgetäuscht wird (Abb. 4.32).

In der Regel findet man die Kalkmilchzysten bilateral, wenn auch nicht immer in beiderseits gleicher Ausdehnung. Die Formation der Kalkmilchzystengruppen ist amorph oder rundlich (Abb. 4.33 u. 4.34), nur selten annähernd dreieck- oder propellerförmig (Abb. 4.35). Man findet sie neben anderen Röntgensymptomen der Mastopathie als Nebenbefund bei einer großen, tastbaren Zyste oder bei einem verkalkten Fibroadenom. Kalkmilchzysten und kleinzystische (blunt duct-) oder sklerosierende Adenosen treten oft nebeneinander auf.

Bei 90 histologisch untersuchten gruppierten und diffusen Kalkmilchzystenfällen, wo die Umgebung der Hauptveränderung zuverlässig beschrieben wurde, fand man 15 Mastopathie II (16,7%), 1 Mastopathie III (1,1%), 16 Papillomatose ohne Atypien (17,8%) und keine Papillomatose mit Atypien. Lobuläre Neoplasien (LCIS) wurden 10mal beschrieben (11,1%). Man konnte hinsichtlich proliferativer Prozesse keinen nennenswerten Unterschied zwischen gruppierten und diffusen Kalkmilchzysten finden (s. Tabellen 4.1–4.3). Die Kalkmilchzysten haben also, genauso wie die kleinzystischen („blunt duct"-) oder sklerosierenden Adenosen mit den proliferativen Prozessen in ihrer Umgebung nichts zu tun (Abb. 4.36).

---

◁ **Abb. 4.27. a** Mammogramm seitlich: einige punktförmige, in der Mehrzahl linienförmige oder nach kraniocaudal abgeplattete, „teetassenförmige" Verkalkungen. **b** Galaktogramm des betroffenen Segments seitlich: den Mikroverkalkungen entsprechend stellen sich kleine Zysten dar, die hin und wieder gleichfalls teetassenförmig sind, d.h. der Zysteninhalt hat sich mit dem Kontrastmittel nicht richtig vermischt (Vergr. 2:1)

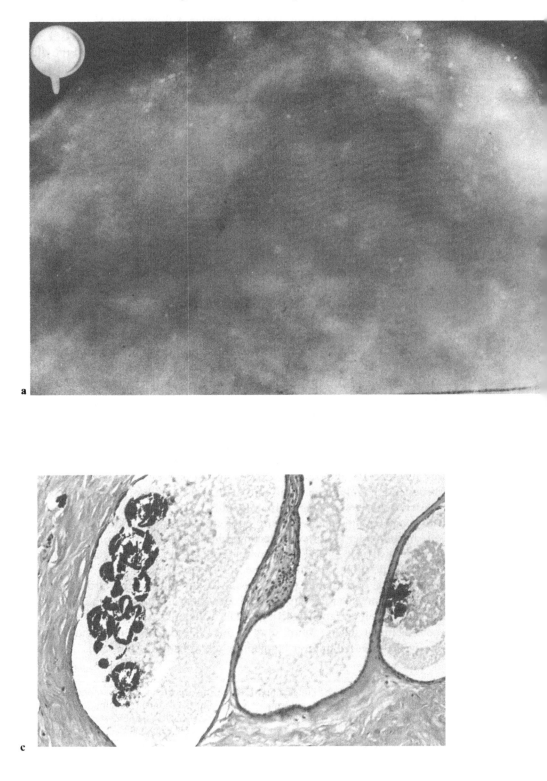

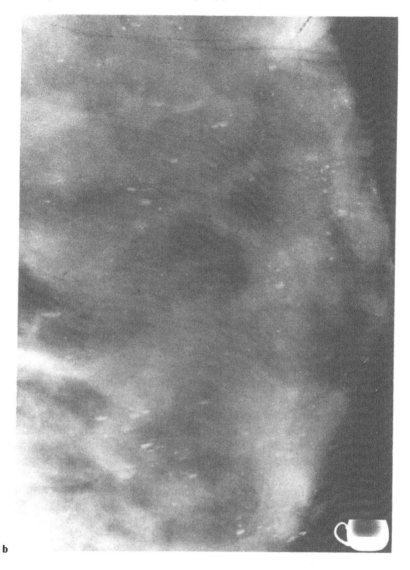

b

**Abb. 4.28 a–c.** Mammogrammausschnitte (Vergr. 3:1). **a** kraniokaudale Aufnahme: zahlreiche, vorwiegend flaue, rundliche Mikroverkalkungen, diffus verteilt. **b** Seitliche Aufnahme: Formänderung der Mikroverkalkungen. Sie sind hier ausnahmslos teetassenförmig mit kranialen Niveaubildungen. Kontralateral identisches Bild. **c** Nach beiderseitiger subkutaner Mastektomie sorgfältige histologische Untersuchung: überall Zysten mit abgeflachtem Epithel und Sekret bzw. mit Psammomperlen, die sich – wie hier – mit Kossa-Färbung als Kalkkörnchen erweisen (Vergr.: ca. 50:1)

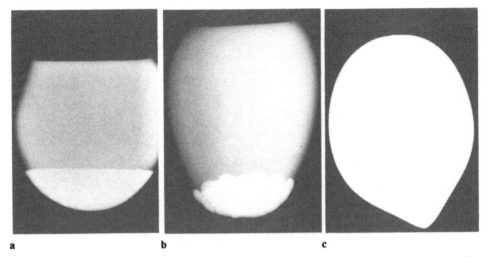

a                 b                       c

**Abb. 4.29 a–c.** Experiment: ein Luftballon wurde mit Unibaryt und mit Kalziumdragees gefüllt und seitliche Aufnahmen ohne Kompression (**a**), mit Kompression (**b**) sowie Aufnahme von oben (**c**) mit Mammomat angefertigt. Während die Kalziumtabletten ohne Kompression (**a**) das Teetassenphänomen aufzeigen, sieht man auf der Aufnahme mit Kompression (**b**) eine Hügelbildung des „Bodensatzes"

Ausgesprochen selten sieht man die Kalkmilchzysten als Nebenbefund bei einem Karzinom. Der Verfasser hat nur 2mal ein solches Zusammentreffen erlebt: einmal handelte es sich um auffallend große, unilaterale Kalkmilchzysten neben einem mammographisch okkulten, klinisch tastbaren Karzinom (Abb. 4.37). Bei einem anderen Fall wurde ein tubuläres Karzinom neben auch histologisch nachgewiesenen, gruppierten Kalkmilchzysten gefunden (Abb. 4.38). Zwischen Karzinom und Kalkmilchzysten bestand kein ursächlicher Zusammenhang; es handelte sich um ein zufälliges Zusammentreffen.

Die Verkalkungen in der Zystenwand sind schalenförmig (Abb. 4.39) oder bestehen aus mehreren punktförmigen, ringförmigen oder amorphen Mikroverkalkungen (Abb. 4.40).

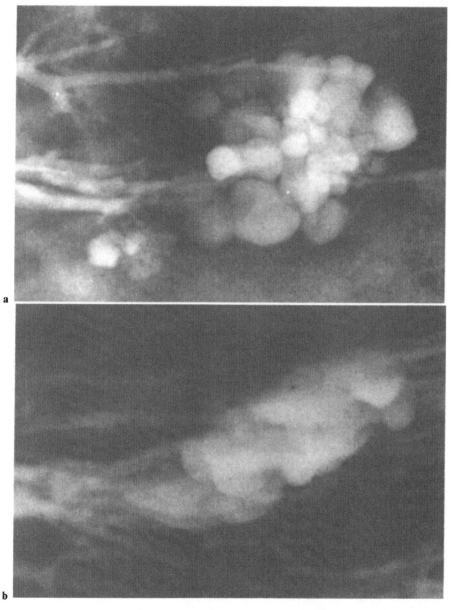

**Abb. 4.30 a, b.** Galaktogramm (Vergr. ca. 4:1). **a** Kraniokaudale Aufnahme: ausgedehnte, rundlich - ovaläre Zystengruppe am Ende eines Milchganges. **b** Dieselbe Zystengruppe ist auf der seitlichen Aufnahme ovalär, einige Zysten zeigen Niveaubildungen ("Teetassen") auf. Wenn solche Zysten Kalkmilch enthalten, entsteht das Bild der gruppierten Kalkmilchzyste

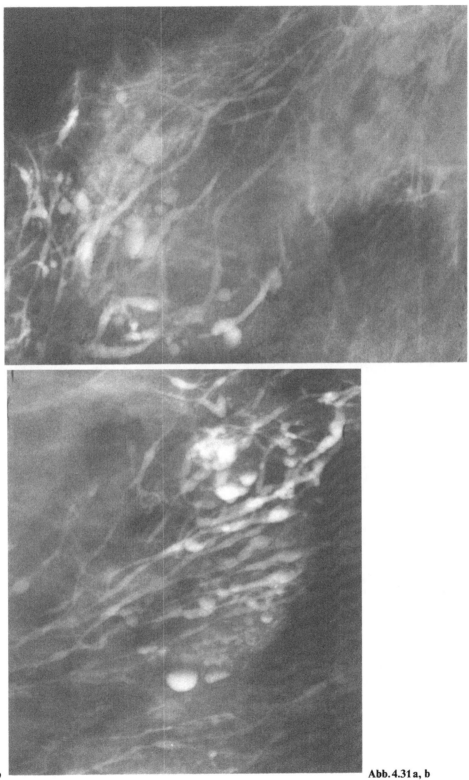

a

b                                                                    Abb. 4.31 a, b

**Abb. 4.32.** Graphische Darstellung zur Erklärung der Entstehung einer „Pseudogruppe" von Kalkmilchzysten *(schwarze Punkte),* die nicht zu demselben Milchgang gehören und lediglich durch Projektion eine gruppenartige Anordnung (*weiße Punkte* auf dem schwarzen Feld) vortäuschen

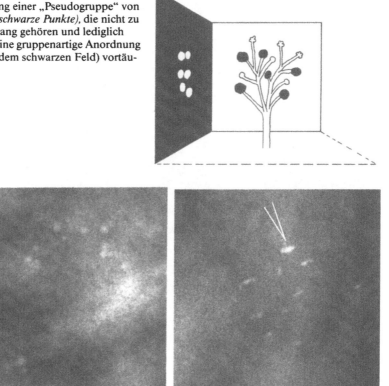

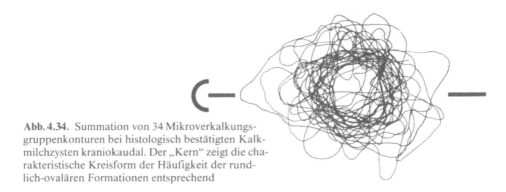

**Abb. 4.33 a, b.** Mammogrammausschnitte (Vergr. 4:1). **a** Kraniokaudale Aufnahme: rundlich-ovaläre Gruppe von etwa 15 flauen, rundlichen Mikroverkalkungen. **b** Die Gruppe ist auch auf der seitlichen Aufnahme rundlich. Die Mikroverkalkungen sind aber strichförmig, einige teetassenförmig, eine, ganz oben, hügelförmig *(Pfeil)*

**Abb. 4.34.** Summation von 34 Mikroverkalkungsgruppenkonturen bei histologisch bestätigten Kalkmilchzysten kraniokaudal. Der „Kern" zeigt die charakteristische Kreisform der Häufigkeit der rundlich-ovalären Formationen entsprechend

◁ **Abb. 4.31 a, b.** Galaktogramm minimal vergrößert. **a** Kraniokaudale Aufnahme: an den Milchgangenden kommen überall Zysten zur Darstellung. **b** Seitliche Aufnahme: ein Teil der Zysten zeigt Niveaubildungen auf.
Wenn in diesen Zysten Kalkmilch wäre, so würde das Bild der diffusen Kalkmilchzysten entstehen

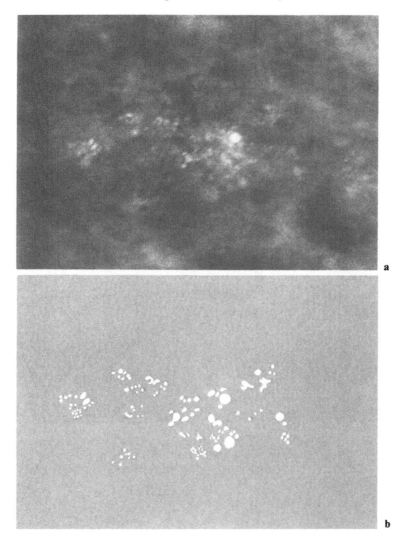

**Abb. 4.35 a, b**

**Abb. 4.35 a–d.** Mammogrammausschnitte und halbschematische Darstellungen, (Vergr. 4:1). **a, b** Kraniokaudal annähernd propellerförmige Gruppe von vorwiegend flauen, rundlichen, hin und wieder komma- oder astförmigen Mikroverkalkungen; auch kleinere Gruppen von für klein-zystische Adenoseherde charakteristische Mikroverkalkungen sind erkennbar. **c, d** Seitlich: Die Gruppenform ist hier annähernd rechteckig. Mehrere Mikroverkalkungen zeigen Teetassenphäno-mene auf. Histologie: Kalkmilchzysten

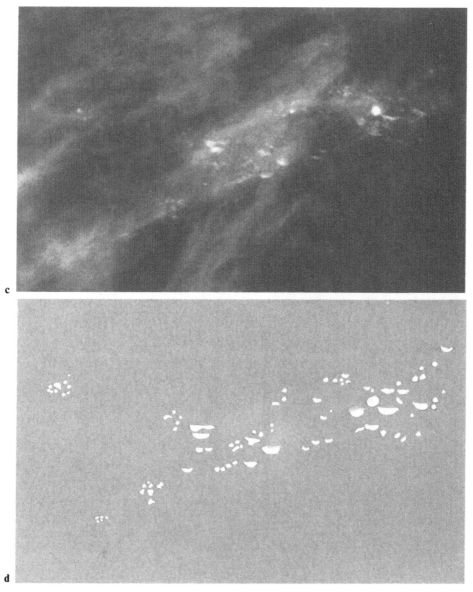

c

d

**Abb. 4.35 c, d**

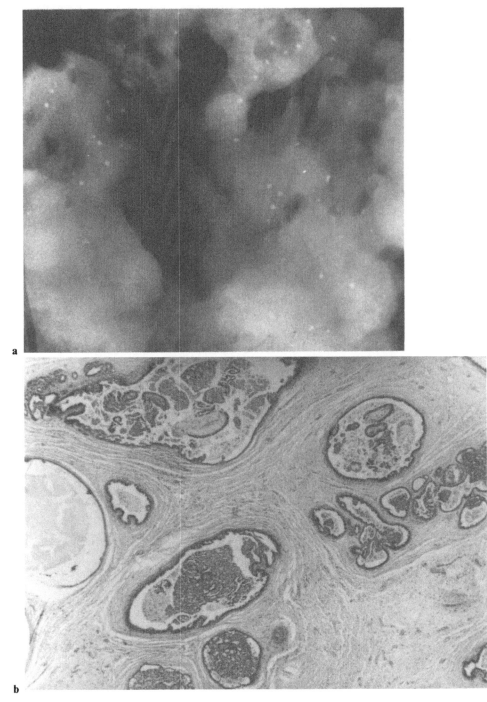

a

b

**Abb. 4.36 a, b**

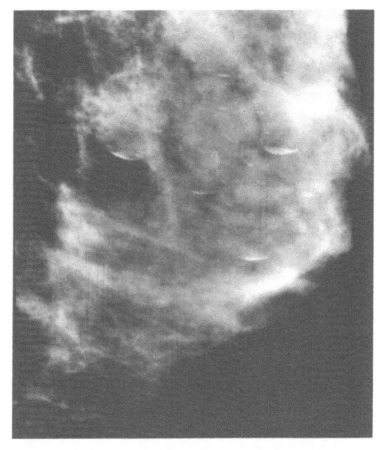

**Abb. 4.37.** Mammogrammausschnitt, seitlich: Originalgröße. Ungewöhnlich große Kalkmilchzysten mit „Teetassenphänomen" innerhalb einer großzystischen Mastopathie. Das retromamillär tastbare, klinisch verdächtige Karzinom ist röntgenologisch occult.

◁ **Abb. 4.36 a, b.** Das Präparatradiogramm (a) zeigt monomorph rundliche gleichgroße Mikroverkalkungen, die bei einer 17jährigen Patientin in einem etwa 2 cm großen Bezirk gefunden wurden. Auf der seitlichen Aufnahme kein Teetassenphänomen. Da Kalkmilchzysten in diesem Alter ungewöhnlich sind, wurde eine Probeexzission empfohlen. Histologie: (Prof. CITOLER): Juvenile Papillomatose stärkerer Ausprägung mit Kalkmilchzysten. Die Verkalkungen liegen innerhalb der Zysten, während die intraduktalen Papillome frei von Verkalkungen waren. Das Histophotogramm (b) zeigt einen typischen Ausschnitt (Vergr. ca. 30:1). Die Patientin steht seit 5 Jahren unter klinischer Kontrolle: keine pathologischen Veränderungen

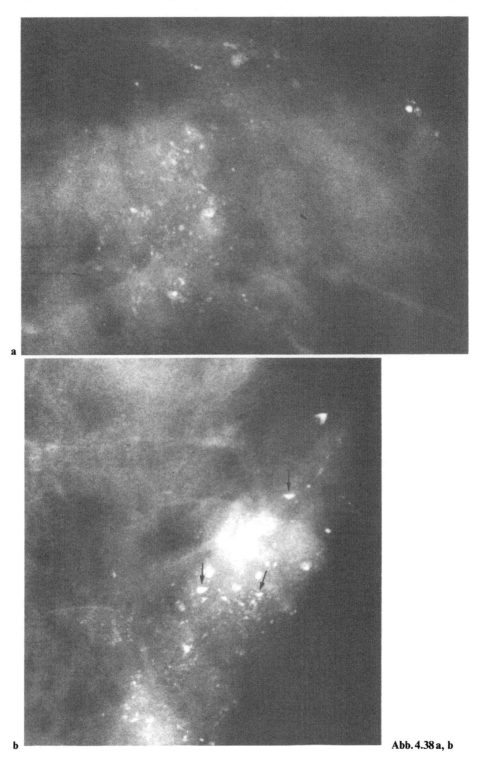

a

b                                                                          **Abb. 4.38 a, b**

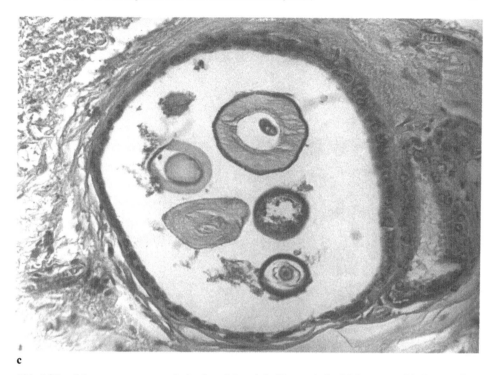

c

**Abb. 4.38. a** Mammogrammausschnitt kraniokaudal (Vergr. 4:1). Neben verschieden großen, rundlichen Verkalkungen auch einige feine linienförmige und in kleineren Gruppen auf kleinzystische („blunt duct"-) Adenose charakteristische Mikroverkalkungen. **b** Die seitliche Aufnahme zeigt in ihrem oberen Anteil einige Teetassen *(Pfeile)*. Histologie (Prof. CITOLER, Köln): Zahlreiche Kalkmilchzysten mit Psammomverkalkungen (Vergr.: ca. 300:1) **(c)**, unabhängig von diesen ein 8 mm großes tubuläres Karzinom

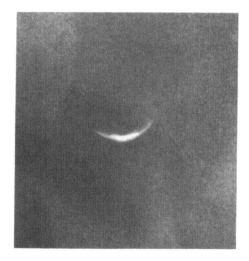

**Abb. 4.39.** Schalenförmige Verkalkung der Zystenwand (Vergr. 4:1)

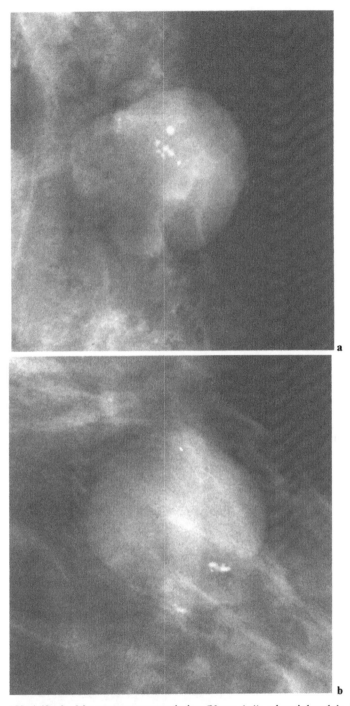

**Abb. 4.40 a, b.** Mammogrammausschnitte (Vergr. 4:1). **a** kraniokaudale Aufnahme: etwas gelapp-ter, glatt konturierter Rundschatten mit einer Gruppe von etwa 9–10 rundlichen Mikroverkalkun-gen, die auf der seitlichen Aufnahme (**b**) im Randgebiet der Veränderung zu sehen sind. Zyste mit Wandverkalkungen

## Die lobuläre Neoplasie oder lobuläre Präkanzerose; das sog. lobuläre Carcinoma in situ (LCIS, LCS, CLIS)

### Pathologie

Das lobuläre Carcinoma in situ stellt das schwierigste, weil widersprüchlichste Kapitel der gegenwärtigen Mammapathologie dar. Die Schwierigkeiten fangen schon bei der Benennung dieser Veränderung an. Der korrekte Name einer Krankheit soll nämlich nicht nur auf deren Ätiologie hinweisen, sondern zugleich auch therapeutische Konsequenzen nahelegen.

Für das lobuläre Carcinoma in situ wurden im Laufe der Zeit mehrere Namen empfohlen:

In chronologischer Reihenfolge sind dies: Acinar Carcinom (CORNIL 1908; MUIR 1941), lobuläres Carcinoma in situ oder LCIS, CLIS bzw. LCS (FOOTE u. STEWART 1941), lobuläre Neoplasie (HAAGENSEN 1962) und lobuläre Präkanzerose (BÄSSLER 1978). In auffallender Weise wurde die Bezeichnung mit der Zeit immer milder: das Wörtchen „sog." vor dem LCIS stellt einen Kompromißversuch dar.

Die Hauptprobleme sind:
1) Das histologische Bild ist uneinheitlich.
2) Die Rolle der lobulären Neoplasie (LCIS) in der Karzinogenese ist unklar.
3) Die therapeutischen Konsequenzen sind umstritten.

### Histologisches Bild der lobulären Neoplasie

Das histologische Bild der lobulären Neoplasie (LCIS) ist uneinheitlich.

Unter „Carcinoma in situ" versteht man im allgemeinen einen *zytomorphologisch eindeutig malignen* Prozeß – mit a) Zellkernpolymorphie, b) Polychromasie, c) Verschiebung des Plasma-Kern-Verhältnisses zugunsten des Kerns und d) mit häufigen Mitosen –, der aber die Basalmembran noch nicht durchbrochen hat, also *präinvasiv* ist.

Dagegen sind bei der lobulären Neoplasie (sog. lobulärem Carcinom) nach HAAGENSEN (1971) 2 Grundformen zu unterscheiden, die auch simultan vorkommen können:

Beim *Typ A* sind die Lichtungen des Lobulus und evtl. des terminalen Milchganges von *gleichförmigen* kleinen Epithelzellen mit hellem Zytoplasma ausgefüllt. Die Kerne sind rund, ohne *Mitosen* und ohne *Hyperchromasie* oder lassen diese zytomorphologischen Merkmale des Karzinoms nur selten erkennen (Abb. 4.41 a).

Beim *Typ B* sind die Zellen im Vergleich zum Typ A größer, unregelmäßiger und die Kerne hyperchromatisch (Abb. 4.41 b), zeigen also zytomorphologisch eine gewisse „Atypie". Je deutlicher diese Atypie ausgeprägt ist, desto größer soll die Gefahr eines echten Karzinoms sein.

Nach FISHER u. FISHER (1977) bzw. nach HAAGENSEN (1971) sind diese Veränderungen sowohl nach „unten" hin von einer harmlosen lobulären Hyperplasie als auch nach „oben" hin von echten Karzinomen nur schwer abzugrenzen.

Auch ROSEN (1984) meint in seiner neuesten Arbeit, daß die minimalen Kriterien der histologischen Diagnose des LCIS nicht festgelegt worden und deswegen die verschiedenen Entartungsstatistiken nicht vergleichbar sind.

Nach CITOLER (1984, persönliche Mitteilung) verliert der Typ A immer mehr von seiner früheren Bedeutung: die nachträgliche Überprüfung von früher als Typ A angesehenen Fällen zeigt immer öfter, daß es sich hierbei lediglich um eine

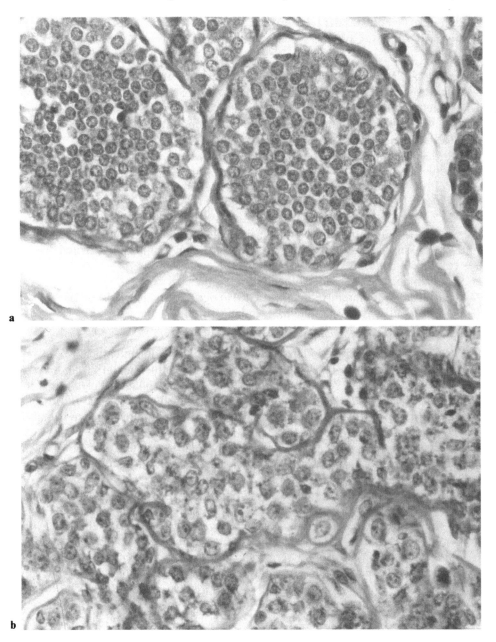

**Abb. 4.41 a, b.** Die histologischen Grundformen der lobulären Neoplasie (LCIS). **a** Typ A nach Haagensen: gleichförmige, kleine Epithelzellen mit hellem Zytoplasma und runden Kernen ohne Mitosen und Hyperchromasie. **b** Typ B nach Haagensen: die Zellen sind größer, unregelmäßiger, die Kerne hyperchromatisch (Vergr.: ca. 400:1) (Prof. Dr. CITOLER, Köln)

einfache lobuläre Hyperplasie handelt. Auch eine bis jetzt noch nicht veröffentlichte Studie des Autors mit Zippel und Neufang zeigte, daß lobuläre Neoplasien (LCIS) in der Umgebung der „echten" Karzinome vorwiegend vom polymorphen Typ (Typ A + B → intermediärer Typ → Typ B) sind, dagegen in der Umgebung von gutartigen Prozessen vorwiegend vom Typ A (Tabelle 4.4). Obschon Zurückhaltung bei der Bewertung dieser Zahlen angebracht erscheint, weisen diese doch darauf hin, daß, während die lobulären Neoplasien (LCIS) *mit Polymorphie* eine Rolle in der Karzinomentstehung spielen *dürften,* die Bedeutung der lobulären Neoplasien vom Typ A hingegen - wohl in der Mehrzahl - mindestens unklar ist. Diese Erkenntnis bedeutet aber, daß die meisten früheren „Risikostatistiken" unbrauchbar geworden sind!

*Lobuläre Neoplasie (LCIS) und Karzinogenese*

Die Rolle der lobulären Neoplasien (LCIS) in der Karzinogenese wird seit fast 80 Jahren diskutiert. *Die Kardinalfrage ist,* ob überhaupt, und wenn ja, wie oft ein echtes Karzinom aus einer lobulären Neoplasie (LCIS) entstehen kann.

Tatsache ist, daß die Entwicklung einer lobulären Neoplasie in ein echtes infiltrierendes lobuläres Karzinom histologisch nur zufällig beobachtet wird. Auch von den durch Follow-up-Untersuchungen später festgestellten Karzinomen sind 50-60% nicht lobulären, sondern intraduktalen Ursprungs (HAAGENSEN 1971; ROSEN et al. 1978). Tatsache ist gleichfalls, daß man in der Umgebung von Karzinomen histologisch in nur 6-20 Prozent der Fälle „LCIS"-Herde finden kann.

In der oben erwähnten Studie mit Zippel und Neufang wurde auch geprüft, ob lobuläre Neoplasien (LCIS) in der Umgebung von Karzinomen signifikant häufiger vorkommen als bei benignen Veränderungen.

Von 1144 *histologischen Berichten* (1. Oktober 1974-30. September 1983 im Röntgeninstitut Gummersbach) wurde die Umgebung der Hauptbefunde 762mal von den Pathologen (vorwiegend Prof. P. Citoler, Prof. K. J. Lennartz) ausreichend beschrieben (s. Tabellen 4.1-4.3).

Hierbei wurden insgesamt 63 lobuläre Neoplasien (LCIS) gefunden, und zwar bei 315 Karzinomen 33 (10,5%), bei den 447 gutartigen Veränderungen 30 (6,7%). Die Häufigkeiten der lobulären Neoplasien (LCIS) waren bei der Irrtumswahrscheinlichkeit von $p = 0,05$ *nicht signifikant verschieden* (s. Tabellen 4.1-4.3). Das heißt, die lobulären Neoplasien (LCIS) kamen in diesem Material von den histologischen Hauptbefunden völlig unabhängig regelmäßig vor.

Um die Rolle der lobulären Neoplasien (LCIS) in der Karzinogenese bzw. deren Entartungsrisiko zu bestimmen, wurden mehrere Follow-up-Studien durchgeführt (ANDERSON 1977; HUTTER u. FOOTE 1969; ROSEN et al. 1978; CITOLER u. ZIPPEL 1975; ZIPPEL et al. 1975).
Diese Studien sind stets nach dem gleichen Schema angelegt:
1) Beim Durchmustern zahlloser alter Schnitte werden einige wenige bis jetzt unbekannte Fälle von LCIS aussortiert.
2) Das Schicksal der so ausgewählten Patientinnen wird verfolgt und überprüft, bei wievielen Fällen innerhalb eines Zeitraumes von 4-28 Jahren *ipsilateral* und/ oder *kontralateral*(?) ein Karzinom entstanden ist.
3) Die Daten werden statistisch ausgewertet und das Risiko im Vergleich zu dem Karzinomrisiko in der allgemeinen Population bestimmt.

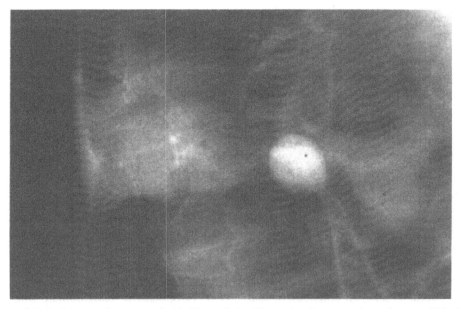

**Abb. 4.42.** Mammogrammausschnitt (Vergr. 2:1). Hinter der Brustwarze, am inneren Pol einer strangartigen Verdichtung, ist ein glatt konturierter Rundschatten zu sehen. Da keine Sekretion, ist eine Milchgangfüllung nicht möglich. Röntgendiagnose: Verdacht auf Papillom. Histologie: Papillom mit Komedomastitis, daneben lobuläre Neoplasie von Typ A

Das Ergebnis: je nach Studie wird das Karzinomrisiko innerhalb von höchstens 31 J. zwischen 14,5–22% ipsilateral und 6–15% kontralateral bestimmt.

Eine kritische Analyse derartiger Veröffentlichungen zeigt aber, daß

a) die Zahl der Fälle zu gering ist: bis auf die Studie von HAAGENSEN et al. (1978) lag sie immer deutlich unter 100,

b) die Zahl der untersuchten Schnitte gering (z. B. geben ROSEN et al. 1978, 1,4 Schnitte/Fall im Durchschnitt an), die Größe der entnommenen Gewebsstücke begrenzt ist, und

c) andere, synchron nachweisbare pathologische Veränderungen, die bekannterweise zur Karzinomentwicklung führen könnten – wie z. B. Papillome, Papillomatosen mit/ohne Atypien –, nicht berücksichtigt wurden.

Gerade aber diese intraduktalen proliferativen Prozesse könnten erklären, warum die neben den lobulären Neoplasien (LCIS) entstandenen infiltrierenden Karzinome verhältnismäßig selten infiltrative lobuläre vielmehr intraduktale Karzinome sind.

Mit ZIPPEL und NEUFANG konnten wir feststellen, daß in 22% der Fälle, bei denen lobuläre Neoplasien (LCIS) zusammen mit gutartigen Veränderungen entstanden sind, Papillomatosen oder aber sog. Mastopathien Typ 3 (7mal) neben den lobulären Neoplasien vorhanden waren. Es drängt sich also der Verdacht auf, daß die eventuell später entstehenden duktalen Karzinome nicht auf dem Boden der meist harmlosen lobulären Neoplasien (LCIS) von Typ A, sondern auf dem dieser intraduktalen proliferativen Prozesse entstehen könnten. Dabei liegt dieser, von uns gefundene Prozentsatz intraduktaler Proliferationen noch unter den von ROSEN et al.

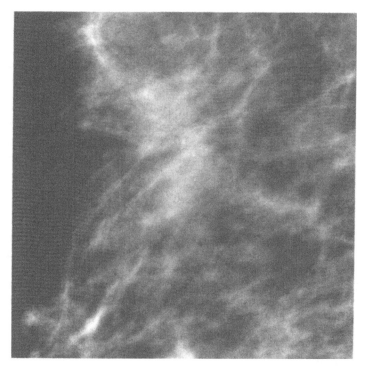

**Abb. 4.43.** Mammogrammausschnitt (Vergr. 2:1). Strahlige Struktur, Szirrhus nicht ausschließbar. Histologie: Fibrose und lobuläre Neoplasie ohne Kernatypien

(1978) mitgeteilten Zahlen: dort wurden in 50% der Fälle gleichzeitig auch Papillomatosen oder atypische Papillomatosen histologisch nachgewiesen. Auch ZIPPEL et al. (1975) haben in 38,1% der Fälle Papillomatosen neben den lobulären Neoplasien gefunden.

Nach BÄSSLER (1978) ist die lobuläre Präkanzerose oder lobuläre Neoplasie (LCIS) eine Läsion, die sich in der prämenopausalen Brust entwickelt, aber in 77–85% der Fälle ohne Konsequenzen bleibt, weil sie sich in der Postmenopause zurückbilden kann. Andererseits sind nach Beobachtungen von CITOLER (1984, persönliche Mitteilung) lobuläre Neoplasie (LCIS)-Herde, die bei Frauen nach dem 60. Lebensjahr gefunden werden, mit einem sehr hohen Karzinomrisiko verbunden.

*Therapeutische Konsequenzen*

Das Spektrum der *Therapievorschläge* reicht von
- der *beiderseitigen* Mastektomie (da Bilateralität unterstellt) über die
- Mastektomie der betroffenen Seite (LEWISON u. FINNEY 1968; FARROW 1968) mit und ohne Ausräumung der Axilla bzw. – als Alternativlösung – subkutane Mastektomie wie von BOHMERT u. BAUMEISTER (1975), GOLDWIN (1977) oder PILGRAM et al. (1980) empfohlen, bis zur
- Quadrantektomie (FISHER u. FISHER 1977, mit Revision der Axilla), bzw. bis zur
- engmaschigen klinischen Überwachung mit Selbstkontrolle (ANDERSEN 1977).

Heute ist eine widersprüchliche, bisweilen sogar groteske Situation entstanden: einerseits versucht man, echte infiltrierende Brustkarzinome bis zu 1 oder sogar 2 cm Durchmesser ausschließlich mit Quadrantektomie und Bestrahlung zu behandeln (sog. „nicht verstümmelnde Therapie"); andererseits führt man bei lobulären Neoplasien wahllos oft beiderseitige Mastektomien oder subkutane Mastektomien – mit nicht selten schlechten kosmetischen Ergebnissen – durch, um evtl. später (meistens nach 20 Jahren) entstehende echte Karzinome zu verhüten. Andererseits ist *bei sehr atypischen* lobulären Neoplasien von Typ B auch nach Haagensen die Mastektomie die Therapie der Wahl (doch muß die Entscheidung, *wie atypisch* eine gegebene lobuläre Neoplasie ist, von einem in dieser Hinsicht erfahrenen Pathologen getroffen werden).

### Röntgenologie

SNYDER (1966) und später HUTTER u. FOOTE (1969) aus dem Memorial Hospital, New York, haben als erste versucht, die Nützlichkeit der Mammographie für die Entdeckung der lobulären Neoplasien zu beweisen. Sie meinten sinngemäß: obwohl der mammographische Befund von punktförmigen Mikroverkalkungen nicht spezifisch ist, ist er doch oft genug mit lobulären Carcinoma in situ vergesellschaftet, um eine Biopsie zu rechtfertigen.

So sind denn die folgenden Fragen offen:

1) Gibt es eine zur lobulären Neoplasie (LCIS) spezifische Röntgensymptomatik, und
2) welche Rolle, wenn überhaupt, spielen Mikroverkalkungen in der Diagnostik der lobulären Neoplasien (LCIS)?

Zur Beantwortung dieser Fragen wurden in der schon erwähnten Studie mit ZIPPEL u. NEUFANG insgesamt 106 Fälle von lobulären Neoplasien analysiert; und zwar 63 aus dem Material des Röntgeninstituts Gummersbach und 43 aus der Universitäts-Frauenklinik Köln.

In dem Gummersbacher Material führten sowohl *Mikroverkalkungen verschiedener Art* und Ausdehnung (n = 331) als auch *Weichteilschatten* unterschiedlicher Form und Ausprägung (n = 431) zu der Diagnose der 63 lobulären Neoplasien (LCIS). Hierbei wurden Mammogramme und histologische Berichte ausgewertet (Tab. 4.5).

Bei dem Kölner Material wurden außerdem 43 solche lobulären Neoplasien (LCIS) ausgewertet, die ausschließlich anläßlich einer wegen gruppierter Mikroverkalkungen durchgeführten Probeexzision diagnostiziert worden waren und die Präparatradiographien aufzufinden bzw. auswertbar waren. Hier wurde versucht, die Lokalisation der Mikroverkalkungen und ihre Beziehung zu den lobulären Neoplasieherden (LCIS) in den histologischen Schnitten zu bestimmen. Da vor den histologischen Untersuchungen die mikrokalkhaltigen Gewebestücke von den wesentlich größeren Operationspräparaten getrennt und separat eingebettet waren, außerdem aber auch das sog. Restgewebe histologisch untersucht wurde, wollten wir wissen, ob die lobulären Neoplasien in den mikrokalkhaltigen Blöcken oder im Restgewebe (oder in beiden?) gefunden worden sind. Außerdem wollten wir erfahren, ob die *röntgenologisch* festgestellten Mikroverkalkungen histologisch innerhalb oder außerhalb der LCIS-Herde nachweisbar sind (Tab. 4.6).

**Tabelle 4.4.** Vorkommen von lobulären Neoplasietypen neben 63 gut-/bösartigen Veränderungen

| | Maligne | Benigne |
|---|---|---|
| Typ A | 7 | 21 |
| Typ B | 4 | 2 |
| Typ A + B | 2 | 2 |
| Intermediär | 10 | 0 |
| Unbekannt | 9 | 5 |
| In Rückbildung | 1 | 0 |
| Insgesamt | 33 | 30 |

*Gibt es eine für lobuläre Neoplasie (LCIS) spezifische Röntgensymptomatik?* Wie aus den Tabellen 4.5 u. 4.6 ersichtlich ist, scheint die Röntgensymptomatik in der Entdeckung der lobulären Neoplasien (LCIS) in diesem Material keine Rolle zu spielen. Bei einer Irrtumswahrscheinlichkeit von p=0,05 läßt sich kein signifikanter Unterschied in der Häufigkeit der lobulären Neoplasie (LCIS) feststellen.

- Bei *Karzinomen mit Mikrokalk* verglichen mit *Karzinomen ohne Mikrokalk* (12,4% vs. 9,3%).
- Bei *Karzinomen mit Mikrokalk* verglichen mit *kleinzystischen (blunt duct)* Adenosen, *sklerosierenden Adenosen* oder *Kalkmilchzysten mit Mikrokalk* (12,4% vs. 8,1%).
- Bei den verschiedenen histologisch *benignen Erkrankungen ohne Mikrokalk* verglichen mit *gutartigen Erkrankungen des lobulären Systems mit Mikroverkalkungen* (5,5% vs. 8,1%).
- Bei *gutartigen Veränderungen ohne Mikrokalk* verglichen mit *Karzinomen ohne Mikrokalk* (5,5% vs. 9,3%).
- Bei *benignen* und *malignen Erkrankungen ohne Mikroverkalkungen* verglichen mit *malignen Veränderungen mit Mikrokalk und benignen lobulären Veränderungen* mit Mikrokalk (7,25% vs. 10,0%).

Hingegen ist die lobuläre Neoplasie (LCIS) statistisch *signifikant häufiger in der Umgebung von Karzinomen mit Mikroverkalkungen* anzutreffen *als in der Umgebung von benignen Veränderungen ohne Verkalkung* (12,4% vs. 5,5%).

Die wahrscheinlichste Erklärung:

Die Umgebung der *Karzinome mit Mikroverkalkungen* wurde sorgfältiger untersucht als die *von benignen Veränderungen ohne Mikroverkalkungen*. Diese Erklärung ist denkbar, da der Pathologe Prof. Citoler, der die überwiegende Zahl der Fälle in diesem Material ursprünglich untersuchte, gewöhnlich mehr Schnitte („stufenartige Aufarbeitung") bei den aufgrund von Mikroverkalkungen entdeckten intraduktalen Karzinomen anfertigen ließ als bei den belanglosen Fibroadenomen, Zysten, mastopathischen Fibrosen oder Mastitiden. Sorgfältigere histologische Untersuchung bedeutet aber häufiger lobuläre Neoplasie (LCIS)-Diagnosen (FARROW 1968).

Vier lobuläre Neoplasien (LCIS), die neben 50 wegen Mikroverkalkungen nicht lobulären Ursprungs (20 Fibroadenome, 17 intraduktale Proliferationen, 6 Plasmazellmastitis, 5 Narbenverkalkungen, 2 Liponekrosen) diagnostiziert waren, wurden wegen der geringen Zahl pro histologische Diagnosen nicht weiter ausgewertet; die Tatsache aber, daß auch bei diesen Hauptdiagnosen lobuläre Neoplasien (LCIS) vorkommen, zeigt den ubiquitären Charakter dieser Veränderung.

**Tabelle 4.5.** Analyse von 762 Fällen mit verschiedenen Röntgensymptomen wobei 63 LCIS gefunden wurden. (Röntgeninstitut Gummersbach). Eine spezifische Röntgensymptomatik der lobulären Neoplasie konnte nicht festgestellt werden.

| Röntgensymptome und histologische Diagnosen | Zahl der Fälle | | Lobuläre Neoplasie (LCIS) | | | | |
|---|---|---|---|---|---|---|---|
| | Zahl | % | Typ A | Typ B | Inter-mediär | Typ A + B | Unbe-kannt |
| *Benigne Veränderungen mit Verkalkungen* | **210** | | **11** | **1** | – | – | **5** |
| Spezifiziert: | | | | | | | |
| Kalkmilchzysten — diffus | 38 | | | | | | |
| — gruppiert | 52 | 8,1% | 7 | 1 | – | – | 5 |
| Kleinzystische – (blunt-duct-) und/oder sklerosierende Adenose (gruppiert oder diffus) | 70 | | | | | | |
| Fibroadenom | 20 | 5% | 1 | – | – | – | – |
| Intraduktale Mikroverkalkungen mit Proliferationen verschiedenen Grades | 17 | 11,7% | 2 | – | – | – | – |
| Plasmazellmastitis | 6 | 16,6% | 1 | – | – | – | – |
| Sonstige | 7 | – | – | – | – | – | – |
| *Benigne Veränderungen ohne Verkalkungen* | **237** | 5,5% | **10** | **1** | – | **2** | – |
| Spezifiziert: | | | | | | | |
| Papillome | 91 | 3,3% | 3 | – | – | – | – |
| Papillomatose | 3 | | | | | | |
| Papillomähnliche intraduktale Einstülpungen | | | | | | | |
| Galaktophoritis (Komedomastitis) | 25 | 4% | – | – | – | 1 | – |
| Mastopathie | 68 | 8,8% | 4 | 1 | – | 1 | – |
| Sonstige (z. B. Fibroadenom, zunehmende Sternfigur) | 53 | 5,6% | 3 | – | – | – | – |
| *Karzinome ohne Mikroverkalkungen* | **194** | 9,3% | **3** | **3** | **5** | – | **7[a]** |
| *Karzinome mit Mikroverkalkungen* | **121** | 12,4% | **4** | **1** | **5** | **2** | **3** |
| Spezifiziert: | | | | | | | |
| Weichteilschatten und Mikroverkalkungen | 59 | 8,5% | 1 | – | 2 | – | 2 |
| Weichteilschatten ohne Mikroverkalkungen | 62 | 16,1% | 3 | 1 | 3 | 2 | 1 |

[a] 1 in Rückbildung.

**Tabelle 4.6.** Analyse der räumlichen Beziehung zwischen gruppierten Mikroverkalkungen und lobulärer Neoplasie sowie die der Typenverteilung (Universitätsfrauenklinik Köln).

| Röntgendiagnosen | Zahl der Fälle | Lobuläre Neoplasie (LCIS) | | | Histologisch nachweisbare Mikroverkalkungen | | | | Typ A | Typ B | Typ A+B | Intermediär |
|---|---|---|---|---|---|---|---|---|---|---|---|---|
| | | Im mikrokalk-haltigen Bereich des Präparats | Im mikrokalk-haltigen Bereich und im Rest | nur im Rest | im Bereich der lobulären Neoplasie (LCIS) und Umgebung | nur im Bereich der lobulären Neoplasie | nur in der Umgebung der LCIS | weder im Bereich der LCIS noch in der Umgebung | | | | |
| Mikroverkalkungen lobulären Ursprungs (kleinzystische, Blunt-duct-Adenose, sklerosierende Adenose, Kalkmilchzysten) | 31 | 9 | 19 | 3 | 14 | 0 | 14 | 3 | 22ª | 3 | 4 | 2 |
| Mikroverkalkungen lobulären Ursprungs und intraduktalen Ursprungs, duktales Karzinom nicht ausschließbar | 5 | 3 | 2 | 0 | 2 | 1 | 2 | 0 | 4 | 0 | 0 | 1 |
| Ductuskarzinom und Mikroverkalkungen lobulären Ursprungs | 1 | 0 | 1 (!) | 0 | 1 | 0 | 0 | 0 | 0 | 0 | 1 (!) | 0 |
| Ductuskarzinom | 1 | 0 | 0 | 1 (!) | 0 | 0 | 1 | 0 | 0 | 1 (!) | 0 | 0 |
| Uncharakteristisch | 5 | 2 | 1 | 2 | 2 | 1 | 1 | 1 | 2 | 2 | 0 | 1 |
| Insgesamt | 43 | 14 | 23 | 6 | 19 | 2 | 18 | 4 | 28 | 6 | 5 | 4 |

ª 1 LCIS in Rückbildung.

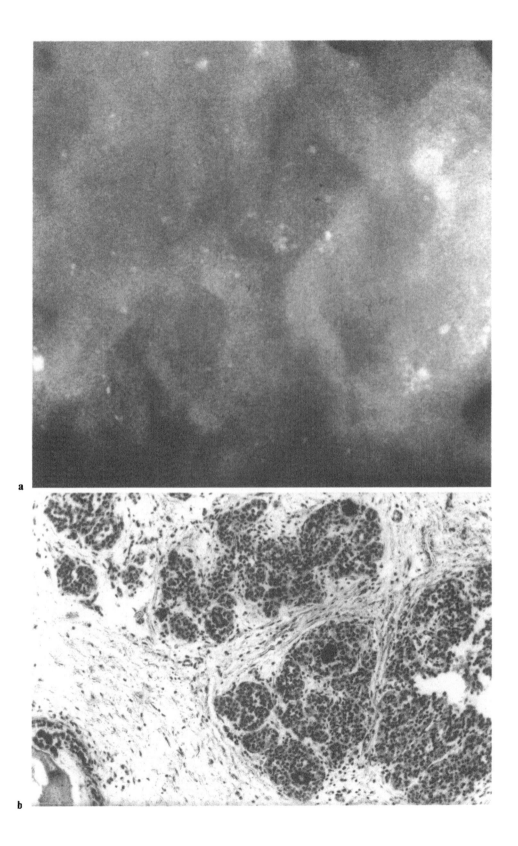

a

b

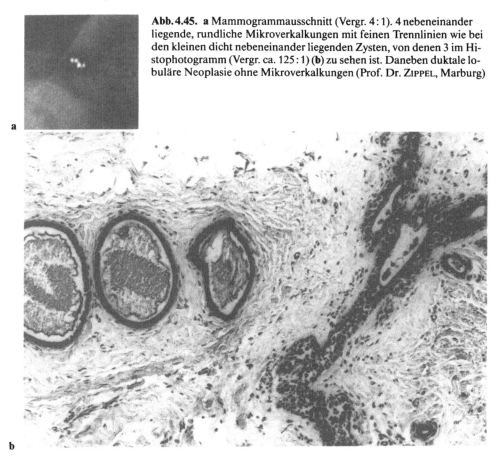

**Abb. 4.45. a** Mammogrammausschnitt (Vergr. 4:1). 4 nebeneinander liegende, rundliche Mikroverkalkungen mit feinen Trennlinien wie bei den kleinen dicht nebeneinander liegenden Zysten, von denen 3 im Histophotogramm (Vergr. ca. 125:1) (**b**) zu sehen ist. Daneben duktale lobuläre Neoplasie ohne Mikroverkalkungen (Prof. Dr. ZIPPEL, Marburg)

◁ **Abb. 4.44. a** Präparatradiogramm (Vergr. 4:1): teils gruppierte, teils verstreute, etwa gleichgroße, rundliche Mikroverkalkungen wie bei der kleinzystischen („blunt duct"-) Adenose; hin und wieder einige größere, rundliche Verkalkungen: Kalkmilchzysten. Histologie: multizentrische lobuläre Neoplasie (Typ A). **b** Histophotogramm (Vergr. ca. 100:1). Innerhalb der LCIS-Herde sind nekrobiotische Kalkeinschlüsse zu finden. Diese sind aber viel zu klein, um mammographisch dargestellt werden zu können (Prof. Dr. ZIPPEL, Marburg)

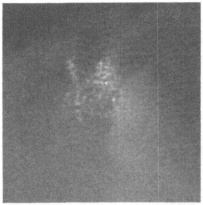

**Abb. 4.46. a** Mammogrammausschnitt (Vergr. 4:1): rundliche, etwas rosettenförmige Gruppe von dicht nebeneinander liegenden, polymorphen Mikroverkalkungen wie bei der sklerosierenden Adenose (s. auch Abb. 4.23). **b** Histophotogramm (Vergr. ca. 125:1). *Unten:* ein Teil der röntgenologisch dargestellten sklerosierenden Adenose – deformierte Zysten mit Psammomkörnchen, daneben *(oben)* Ausläufer der lobulären Neoplasie. Mikroverkalkungen innerhalb der lobulären Neoplasie (LCIS) waren nicht zu finden (Prof. Dr. ZIPPEL, Marburg)

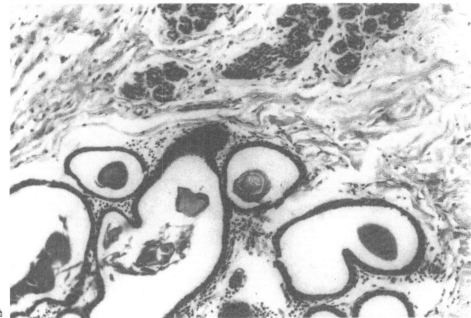

*Welche Rolle spielen die Mikroverkalkungen in der Diagnostik der lobulären Neoplasien (LCIS)?* Abgesehen von den mit intraduktalen Mikroverkalkungen einhergehenden Karzinome, in deren Umgebung lobuläre Neoplasien (LCIS) als Nebenbefund beschrieben wurden (10,4% im Gummersbacher Material, 2 von 43 im Kölner Material), spielen die Mikroverkalkungen in der Entdeckung der lobulären Neoplasien keine wesentliche Rolle als andere Röntgensymptome (Abb. 4.42 u. 4.43, Tabelle 4.5).

a) Von den 30 lobulären Neoplasien (LCIS), die in Gummersbach neben gutartigen Veränderungen gefunden wurden, waren nur 17 wegen Mikroverkalkungen operiert; wegen lobulären Ursprungs sogar nur 13!

b) Von den 43 lobulären Neoplasien (LCIS) aus dem Kölner Material (Tabelle 4.6) waren 6 außerhalb des mikrokalkhaltigen Gewebes, also im Restgewebe von dem Kalkherd 2–3 cm entfernt, festgestellt, 23 sowohl innerhalb des kalkhaltigen Gewebsstückes als auch außerhalb.

Also: in 29 Fällen wurden lobuläre Neoplasieherde (LCIS) ausschließlich oder auch außerhalb der zur PE-führenden Mikroverkalkungsgruppen gesichtet.

c) Nur bei 21 der 43 lobulären Neoplasiefälle aus Köln wurden innerhalb der lobulären Neoplasieherde Mikroverkalkungen histologisch verifiziert: alle waren zu klein, um röntgenologisch erkennbar zu werden (Tabelle 4.6, Abb. 4.44). In 18 Fällen waren Mikroverkalkungen ausschließlich außerhalb der lobulären Neoplasie (LCIS)-Herde histologisch nachweisbar (Abb. 4.45 u. 4.46, Tabelle 4.6).

Zum Vergleich: CITOLER (1978) fand Mikroverkalkungen histologisch von 30 LCIS-Fällen nur bei 10 innerhalb der LCIS-Herde.

Von den 43 lobulären Neoplasien (LCIS) im Kölner Material wurden 7 ausschließlich aufgrund von intraduktalen, 31 ausschließlich aufgrund von lobulären Verkalkungen entdeckt, bei weiteren 5 Fällen wurden sowohl lobuläre als auch intraduktale Mikroverkalkungen gefunden. Insofern scheint die Aussage von SNYDER (1966) bzw. HUTTER u. FOOTE (1969), daß die Mikroverkalkungen lobulären Ursprungs in der Diagnosefindung der lobulären Neoplasien (LCIS) eine große Rolle spielen, zuzutreffen.

Bringt man jedoch die Zahl der durch lobuläre Mikroverkalkungen entdeckten lobulären Neoplasien (LCIS) mit der der aus diesem Grund durchgeführten Probeexzisionen in Beziehung, so wird deutlich, daß es sich hier dennoch nicht um echte Diagnostik, sondern um Zufall handelt. Bei 182 Probeexzisionen (Gummersbach) wegen röntgenologisch erkennbarer Mikroverkalkungen lobulären Ursprungs wurden ganze 13 lobuläre Neoplasien (LCIS) gefunden (7%)! Eine solche „Ausbeute" verbietet die Indikation zur Probeexzision bei Mikroverkalkungen mit sicherem lobulären Ursprung! So kann niemand mehr sagen: „man muß diese Verkalkungen histologisch klären, da eine lobuläre Neoplasie (LCIS) daneben vorkommen kann oder diese nicht auszuschließen ist." Man kann nicht 93 Frauen überflüssig operieren lassen, um bei 7 eine lobuläre Neoplasie (LCIS) – vorwiegend vom Typ A – zu finden!

Zusammenfassend: Die Diagnosestellung der lobulären Neoplasie (LCIS) ist nicht die Aufgabe des Röntgenologen. Auch heute gilt die Meinung von FARROW (1968): „Die Zahl der LCIS hat deswegen zugenommen, weil die Pathologen sorgfältiger arbeiten und mehrere Schnitte anfertigen, die Zahl der Probeexzisionen zugenommen hat und in einigen wenigen Fällen auch die Mammographie zu der Diagnosefindung beigetragen hat." Wie auch ROSEN (1984) festgestellt hatte: „Die Mammographie kann fähig sein, gutartige Veränderungen wie die sklerosierende Adenose zu identifizieren, welche mit LCIS einhergehen kann, sie kann aber nicht selbst das LCIS finden."

Der Autor stimmt mit Lewison (1964) vollkommen überein, der gesagt hat: „Manche enthusiastische Radiologen sagen, daß das (lobuläre) Carcinoma in situ durch Mammographie erkennbar ist. Meiner Meinung nach ist das ‚der Sieg der Hoffnung über die Erfahrung' ".

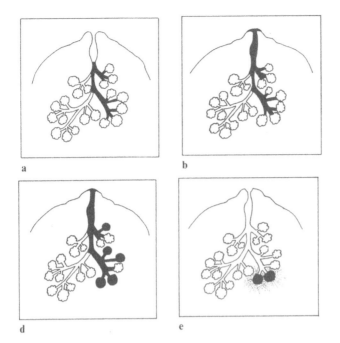

a

b

c

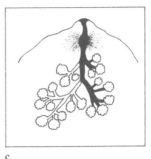

**Abb. 4.47 a–e.** Schematische Darstellung der Ausbreitungsrichtungen duktaler und lobulärer Karzinome (mod. nach BÄSSLER). **a** Duktales Karzinom ohne Invasion. **b** Paget-Karzinom. **c** Duktales Karzinom mit Invasion. **d** Duktales Karzinom mit Ausbreitung in die Lobuli. **e** „Echtes" Lobuläres Karzinom mit Invasion

d

e

## Das „echte" invasive, lobuläre Karzinom

### Pathologie

Invasive lobuläre Karzinome können entweder *primär* vom Epithel der Drüsenläppchen ausgehend, oder aber *sekundär* als zentripetale Fortsetzung eines duktalen/duktulären Karzinoms entstehen (Abb. 4.47). Histologisch zytomorphologisch handelt es sich bei dem primär lobulären invasiven Karzinom um ein *uniform kleinzelliges* Karzinom mit charakteristischer zirkulärer bzw. gänsemarschartiger Anordnung der Karzinomzellen um ein Läppchen (sog. „target pattern" und „indian file pattern"). Bei dem sekundären, fortgeleiteten, in das Läppchen „hereingewachsenen" Karzinom werden dagegen dem Bild des duktalen Karzinoms entsprechend neben soliden Formationen auch papilläre/cribriforme beobachtet, und zytomorphologisch sieht man eine pleomorphe großzellige Hyperplasie mit Anisomorphie und Hyperchromasie der Kerne. Das betroffene Läppchen wird bei dieser Form von den Zellen des duktalen Karzinoms „ausgestopft", so daß dessen ursprüngliche baumartige Struktur verschwindet und ballonförmig wird. Die Frequenz der primär lobulären kleinzelligen invasiven Karzinome wird unter allen Mammakarzinomen mit 3,7–5,8% angegeben (BÄSSLER 1978).

### Röntgenologie

Zwischen dem 1. Oktober 1974 und 30. September 1983 wurden im Röntgeninstitut Gummersbach 10 kleinzellige invasive lobuläre und 10 duktale Karzinome mit lobulärer Ausbreitung, also je 3% aller Karzinome, gefunden. Ein röntgenologisch charakteristisches Bild konnte bei keiner der 2 Varianten festgestellt werden (Abb. 4.48, Abb. 4.62 a u. b).

Von den 10 kleinzelligen invasiven lobulären Karzinomen zeigte lediglich 1 röntgenologisch das Symptom Mikroverkalkung auf. Bei einem weiteren Fall wurden *Mikroverkalkungen und Infiltrationen* nebeneinander gefunden.

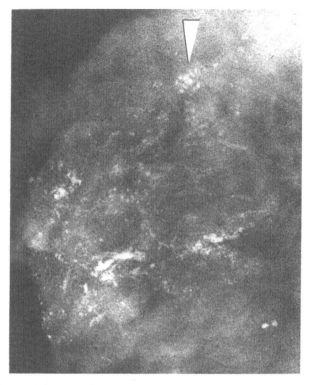

**Abb. 4.48.** Mammogrammausschnitt (Vergr. 4,5:1). Polymorphe Mikroverkalkungen in duktaler Anordnung. An einer Stelle rundliche Gruppe mit punktförmigen, etwas facettierten Mikroverkalkungen mit Trennwänden wie bei den lobulären Verkalkungen *(Pfeil)*. Außerdem sind noch an anderen Stellen punktförmige Verkalkungen peripher zu sehen. Histologie: duktales und lobuläres Karzinom. Ob die „lobulären Mikroverkalkungen" in Verbindung mit dem lobulären Karzinom entstanden sind, kann man nicht beurteilen

## 4.3 Pathologie und Röntgenologie der Verkalkungen intraduktalen Ursprungs

Verkalkungen in den Milchgängen können bei den folgenden Prozessen auftreten:
1) Duktale Karzinome verschiedenen histologischen Musters, maligne entartetes Papillom, entartete Papillomatose.
2) Sekretstau ohne und mit Epithelproliferation verschiedenen Grades bzw. mit Galaktophoritis (sog. Plasmazellmastitis).
3) Intraduktales, hyalinisiertes – sklerosiertes Papillom bzw. Fibroadenom.

### Duktale Karzinome verschiedenen histologischen Musters; maligne entartetes Papillom, entartete Papillomatose

#### Pathologie

Etwa 95% aller Brustkrebserkrankungen entstehen aus dem Epithel von Milchgängen jeglicher Größenordnung.

Die duktalen Karzinome (Syn. Milchgangskarzinom, intraduktales Karzinom, Ductuskarzinom) können nach ihrer Histologie als *a.* solide (Komedo), *b.* papilläre oder *c.* cribriforme differenziert werden. Als besondere Entität wird das *d.* maligne entartete Papillom besprochen.

### a) Duktales Karzinom von solidem Aufbau (Komedokarzinom)

Pathologisch-anatomisch sind die befallenen Milchgänge mit soliden atypischen epithelialen Zellverbänden *dicht* ausgefüllt, die eine deutlich ausgeprägte Zell- und Kernpolymorphie aufweisen. Im *Zentrum* des Milchganges komt es zur *Nekrose* des Tumorgewebes, später kann die nekrotisierte Tumormasse verkalken. Diese Art von Verkalkungen liegt also *im Zentrum* der röhrenartigen bzw. sich astförmig verzweigenden Milchgänge (Abb. 4.49 u. 4.50). Sie lassen sich auf Druck von einer Schnittfläche aus den durchgetrennten Milchgängen mitesser-(Komedo)artig herausdrücken, daher der anschauliche Name „Komedo-Karzinom" (BLOODGOOD 1934) (Abb. 4.51).

### b) Duktales Karzinom von papillärem Aufbau: das papilläre, intraduktale Karzinom

Diese Karzinomform zeigt meistens (abgesehen von dem später zur Besprechung kommenden, ursprünglich gutartigen, entarteten Papillom) eine typische verästelte und verzweigte papilläre Struktur (Abb. 4.52 a), oder es finden sich multiple, kleine, flach erhabene Papillen, die an der Milchgangswand aufgereiht ein rasenartiges Bild hervorrufen (BÄSSLER 1978) und die zytologischen Merkmale eines Karzinoms aufweisen (Abb. 4.52 b).

### c) Duktales Karzinom von cribriformem Aufbau

Dieser histologische Typ ist im strengen Sinne die Reinform eines voll ausgebildeten, kleinpapillären Karzinoms, bei dem die feinen papillären Strukturen so ausgedehnt sind, daß sie miteinander fusionieren (HAAGENSEN 1971; Abb. 4.52 c Pfeil).

Die so entstehende, räumlich gesehen *schwammartige Struktur* des Karzinomgewebes imponiert im zweidimensionalen histologischen Schnittbild wie ein Sieb, was dieser Form auch den Namen gegeben hat (cribrum = das Sieb) (Abb. 4.52 c). Gegenüber den soliden Komedokarzinomen zeigen die papillären und cribriformen Karzinome meist eine nur geringe Zellpolymorphie. Die Hohlräume der cribriformen Karzinome (also die Poren des Schwammes) sind mit eiweißhaltigem, eosinophilem und PAS-positivem Sekret ausgefüllt. „Viskositätsänderungen in diesem sekretorischen ‚Totwasser' bieten Voraussetzungen für die Ausfüllung von Kalksalzen. So können die siebartigen Lichtungen mehr oder weniger von runden Konkrementen ausgefüllt werden und damit das Bild eines Carcinoma cribrosum et psammosum hervorrufen" (BÄSSLER 1978). Die Verkalkungen liegen hier also *in den Hohlräumen* der schwammartigen Struktur (Abb. 4.50b, 4.80b, c u. 4.86d). Zwischen den Psammomkörnchen des cribriformen Karzinoms und denen der kleinzystischen oder sklerosierenden Adenosen bzw. der Kalkmilchzysten besteht kein Unterschied (HOLLAND 1982; HOLLAND et al., persönliche Mitteilung) (Abb. 4.38 c u. 4.80 b, c).

Die erörterten Milchgangskarzinomformen kommen selten selbständig vor. Je größer das Karzinom ist und je mehr histologische Schnitte untersucht werden, de-

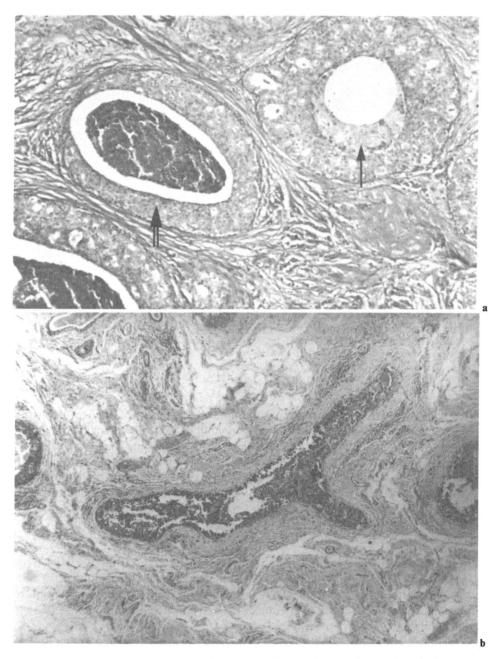

**Abb.4.49. a** Histologisches Bild eines intraduktalen Mammakarzinoms vom Komedotyp (Vergr. ca. 125:1). Die mit soliden atypischen Verbänden dicht ausgefüllten Milchgänge sind im Schnitt quer getroffen. In einem Milchgang beginnende *(Pfeil)*, in dem anderen vollständige *(Doppelpfeil)* zentrale Nekrose mit Verkalkung (Prof. LENNARTZ, Düsseldorf). **b** Histologisches Bild eines intraduktalen Mammakarzinoms vom Komedotyp (Vergr. ca. 40:1). Der Milchgang ist hier längs getroffen und zeigt eine Astform auf. Zentrale Verkalkungen (Prof. CITOLER, Köln)

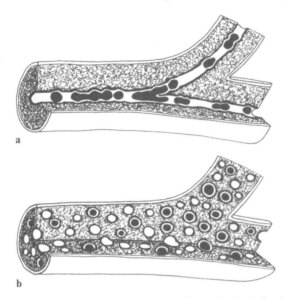

a

b

**Abb. 4.50 a, b.** Schematische Darstellung der Lokalisation der Mikroverkalkungen bei den verschiedenen histologischen Grundtypen des duktalen Karzinoms. **a** Solides (Komedo-) Karzinom: die Verkalkungen liegen im Zentrum des karzinomatös befallenen Milchganges. **b** Die Psammomverkalkungen liegen in den Hohlräumen des schwammartigen Tumorgewebes bei dem sog. cribriformen Karzinom

sto bunter wird das Bild der je nach Fall in unterschiedlichen Zahlenverhältnissen nebeneinander vorkommenden soliden-feinpapillären-cribriformen Formationen.

Der M. Paget wird an dieser Stelle nicht als eigenständige Krankheit besprochen, da es sich hierbei um ein intraduktales Karzinom mit einer intraepidermalen Ausbreitung im Bereich der Mamille bzw. des Warzenhofes handelt. Die radiologischen Symptome dieser Variante sind mit denen des intraduktalen Karzinoms völlig identisch.

### d) Das maligne entartete solitäre Papillom, die entartete Papillomatose

Dieses Krankheitsbild kommt verhältnismäßig selten vor. Eher besteht nach HAAGENSEN (1971) die Möglichkeit einer malignen Entartung der multiplen Papillome und der Papillomatose, die ein eigenes Krankheitsbild mit eigener Prognose darstellen sollten. Verkalkungen kommen bei den entarteten Papillomatosen - wie auch bei den nicht entarteten - nur selten vor.

### Röntgenologie des intraduktalen soliden (Komedo) und des feinpapillären – cribriformen Karzinoms

Im Röntgeninstitut Gummersbach waren von 501 histologisch verifizierten Karzinomen nur in 181 (36%) Fällen röntgenologisch intraduktale Mikroverkalkungen nachweisbar; 74 Fälle (14,7%) waren allein aufgrund der Mikroverkalkungen entdeckt.

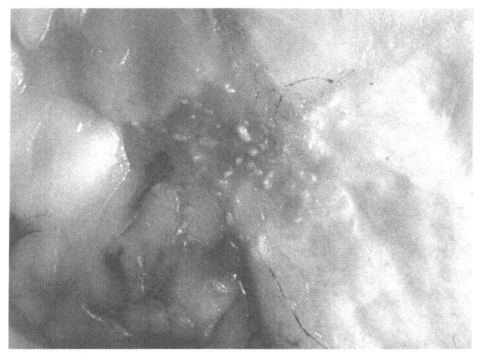

**Abb. 4.51.** Die Schnittfläche eines Komedokarzinoms. Aus den durchtrennten Milchgängen lassen sich die mit nekrotischem Material vermischten Verkalkungen mitesserartig ausdrücken (Prof. LENNARTZ, Düsseldorf)

Bei der Analyse von Mikroverkalkungen sind 3 diagnosewichtige Merkmale recht genau objektivierbar, und zwar
1) die Formation der Mikroverkalkungs*gruppe,*
2) die Form der einzelnen Mikroverkalkungen und
3) die Zahl der Mikroverkalkungen.
Das 4. mögliche Merkmal – nämlich die Intensität der Verkalkungen – ist in praxi nicht hinreichend objektivierbar, da eine Mikrodensitometrie nicht durchführbar ist. Außerdem ist die Intensität der Verkalkungen sowohl von der Röntgentechnik (Exposition, Film, Entwicklungstemperatur) als auch von der Beschaffenheit der Brust als Streukörper (Fettinvolution? Dichtes Drüsenparenchym?) abhängig und somit für allgemein gültige Schlußfolgerungen nicht geeignet. Ausdrücke wie kalkintensiv, mittelintensiv, mäßig intensiv, flau usw. sagen wenig aus und sind subjektiv gefärbt.

**1) Die Formation der Mikroverkalkungsgruppen.** Man sollte die Gruppenformationsanalyse immer durch das Verbinden der die Gruppe außen begrenzenden Verkalkungen unter Lupenbetrachtung durchführen (ein angespitzter Bleistift ist geeigneter als ein Fettstift!). Die Gruppenformation muß in 2 Filmebenen bestimmt werden. Die grobe Einschätzung der Gruppenformation mit dem bloßen Auge kann irreführend sein!

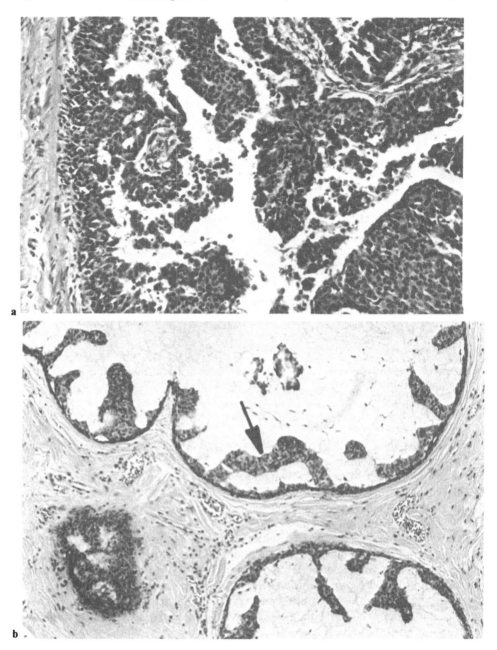

**Abb.4.52a–c.** Histophotogramme (Vergr. ca. 150–150–90:1): **a** Intraduktales, papilläres Karzinom mit charakteristischer Verästelung der atypischen Zellverbände (Prof. CITOLER, Köln). **b** Intraduktal wachsendes, kleinpapilläres Karzinom. In der Mitte sind 2 papilläre Karzinomverbände miteinander verwachsen, so daß ein Hohlraum, als Vorläufer einer siebartigen (cribriformen) Struktur entsteht (Dr. HOLLAND, Nijmegen). **c** Intraduktal wachsendes, vorwiegend cribriformes Karzinom der Mamma mit Bildung zahlreicher Hohlräume, die sich im Querschnitt wie ein Sieb darstellen. Innerhalb der Hohlräume Sekret mit feinen rundlichen Verkalkungen. Mit *Pfeil* markiert papilläre Strukturen mit beginnendem, cribriformem Muster (Prof. CITOLER, Köln)

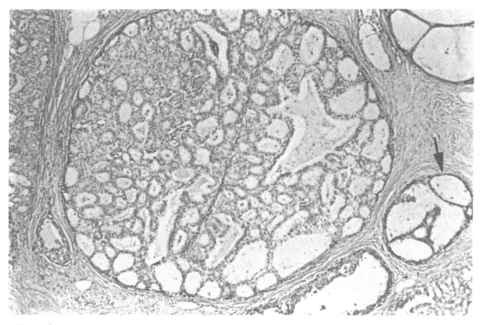

**Abb. 4.52 c**

Bei Karzinomen ist mit 97%iger Sicherheit eine der folgenden Gruppenformationen in mindestens einer Ebene nachweisbar:
1) Dreieck-/Trapezform (Abb. 4.53–4.56, Abb. 4.58 a, Abb. 4.62 a, Abb. 4.69, Abb. 4.70 a).
2) Quadrat-/Rechteckform, evtl. mit spitzer Endung (Abb. 4.57, 4.58 b, 4.70 b).
3) Flaschen-/Keulenform (Abb. 4.59, 4.92 c).
4) Propeller-Schmetterlingform (Abb. 4.60, 4.61 a, b u. 4.65 b, 4.70 b).
5) Rhombus- oder Drachenform (Abb. 4.57 a, 4.62 b).
6) Linien-/Astform (Abb. 4.63 u. 4.64).
Bei einer Formanalyse von 153 Mikroverkalkungsgruppen maligner Genese (LANYI 1982 a) *konnte keine rundliche/ovaläre Gruppe gefunden werden,* nur in 3% der untersuchten Fälle waren die „malignen" Mikroverkalkungsgruppen keiner der oben aufgeführten Formationen zuzuordnen (Abb. 4.65 a). Die Erfahrung lehrt, daß bei den kleinsten Gruppen die Bestimmung der Gruppenformation manchmal sehr schwierig, manchmal auch unmöglich sein kann. Die Längsachsen der Gruppenformationen 1, 3, 5 und 6 sind immer entweder auf die Brustwarze oder aber auf die sagittale Brustachse ausgerichtet, was bei den übrigen Gruppenformationen nicht immer zutrifft. Die prozentuale Verteilung der gefundenen Gruppenformationen zeigt Abb. 4.66.

Die Abb. 4.67 zeigt die Verteilung der einzelnen Formationen je nach Ebene. Die Auswertung der Kombination verschiedener Gruppenformationen in 2 Ebenen (Abb. 4.68) zeigt, daß die Dreieck-/Trapezform in mehr als 50% der Fälle in beiden Ebenen zu sehen war (Abb. 4.69), sowie in weiteren 32% in einer Ebene dreieck-/trapezförmige Gruppen auch dann gefunden worden sind, wenn in der ande-

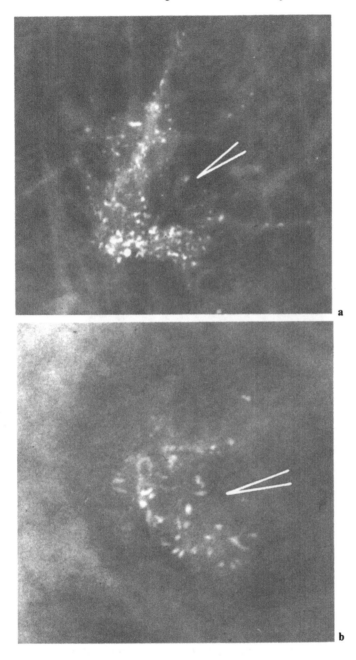

**Abb. 4.53. a** Mammogrammausschnitt (Vergr. 4:1). Dreieckförmige Gruppe von zahlreichen punkt-linien-kommaförmigen und einigen v-förmigen Mikroverkalkungen. Die Spitze des Dreiecks zeigt auf die Mamille, dorsale Einkerbung *(Pfeil)* („Schwalbenschwanzphänomen) bei einem duktalen Karzinom von vorwiegend Komedotyp.
**b** Ähnliches Bild a (Vergr. 3:1) bei einem anderen Komedokarzinom. Auch hier ist die Mikrokalkgruppe dreieckförmig, auch hier dorsale Einkerbung *(Pfeil):* man sieht mehr astförmige (v, w,) Verkalkungen.

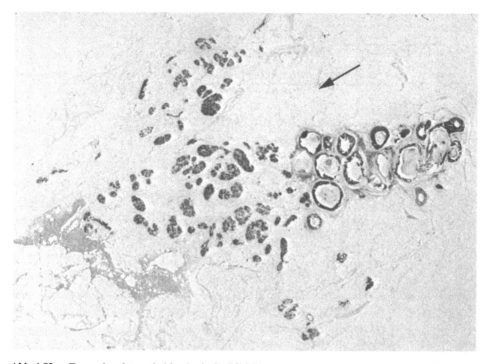

**Abb. 4.53. c** Das zu b gehörende histologische Bild (Vergr. etwa 6:1) zeigt, daß sowohl die Dreieckform als auch das „Schwalbenschwanzphänomen" *(Pfeil)* feingeweblich nachzuweisen sind (Prof.
CITOLER, Köln) (Vergr.: ca. 25:1)

ren Ebene eine andersartige Konfiguration vorhanden war („Dreieckprinzip")
(Abb. 4.58, 4.62, 4.70, 4.92 b, c). Die Abb. 4.71 zeigt das Vorkommen der dreieck-/tra-
pezförmigen Gruppenform in Abhängigkeit von ihrer Größe. Je größer die Gruppe
ist, desto größer ist auch die Wahrscheinlichkeit, daß sie eine dreieck- oder trapezförmige Konfiguration annehmen.

Bei der genaueren Analyse der Randkonturen der Gruppen stellte sich heraus,
daß in über 30% der Fälle die Randkonturen wellig sind (Abb. 4.56), und zwar um
so häufiger, je größer die Gruppe ist. Bei Mikroverkalkungsgruppen unter 100 mm²
Ausdehnung kommen wellige Konturen wie bei Abb. 4.69 a u. b nur selten vor.

An der meistens thoraxwärts liegenden Basislinie der dreieckig konfigurierten
Gruppen findet sich oft eine Einkerbung, die der Gruppe ein „schwalbenschwanz-
ähnliches" Aussehen verleiht (Abb. 4.53, 4.54, 4.56, 4.58 a, 4.61), manchmal sind
auch mehrere solche Einkerbungen zu sehen (Abb. 4.56). Auch dieses Phänomen
kommt bei Mikrokalkgruppen unter 100 mm² Ausdehnung (wie in Abb. 4.69) nur
selten vor.

In Abb. 4.72 ist die Häufigkeit der verschiedenen Gruppenkonfigurationen bei
intraduktalen Karzinomen dargestellt. Die Gruppenkonturen wurden auf Durch-
sichtfolien umgezeichnet und mit Hilfe eines in der Höhe verstellbaren Episkops
auf eine annähernd gemeinsame Größe gebracht und so aufeinander projiziert, daß
die Achsen der einzelnen Figuren sich deckten. Die am häufigsten vorkommende

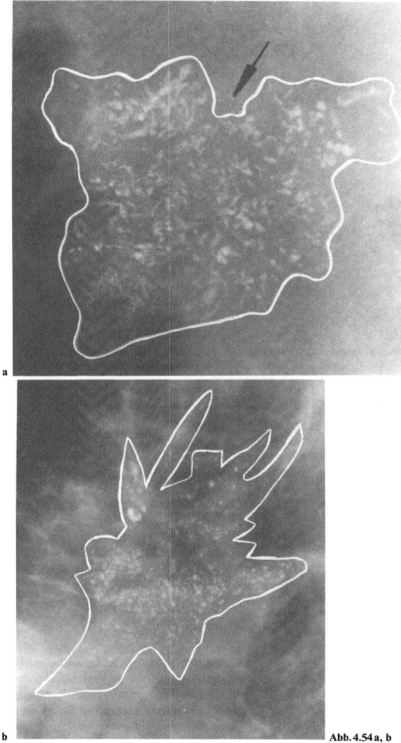

Abb. 4.54 a, b

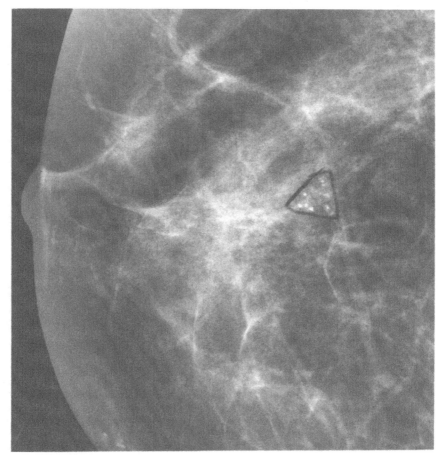

**Abb. 4.55.** Mammogrammausschnitt (Vergr. 1,5 : 1). Dreieckförmige Gruppenformation von 11 vorwiegend punktförmigen Mikroverkalkungen (1 Y-förmige und 1 V-förmige Mikroverkalkung) bei einem kleinen Komdeokarzinom Merke: je kleiner das Komedokarzinom, desto weniger Polymorphie! Jedoch wird die Differentialdiagnose gegenüber einem kleinen, in Verkalkung begriffenen Fibroadenom durch die Dreieckform etwas erleichtert

◁ **Abb. 4.54. a** Dreieckige Gruppenformation von polymorphen jedoch vorwiegend linien- und astförmigen Mikroverkalkungen bei einem Komedokarzinom (Vergr. ca. 5 : 1). Die „lateralen Fortsätze" sind flach, beim Pfeil „Schwalbenschwanzphänomen" (Dr. HENDRIKS, Katholische Universität Nijmegen, Niederlande). **b** Gleichfalls dreieckige Gruppenformation der punkt-, linien-, nur hin und wieder astförmig verzweigten Mikroverkalkungen. Die lateralen Fortsätze sind hier deutlicher als in Abb. 4.54 a., mehrere dorsale Einkerbungen, so daß das Bild eines Sternes entsteht. (Vergr. 4,5 : 1). Histologie: Teils komedo-, teils cribriformes Karzinom

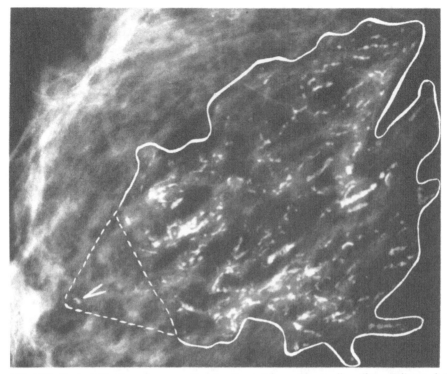

**Abb.4.56.** Dreieckförmige oder trapezförmige (je nachdem, ob man die solitäre Mikroverkalkung mamillennahe *(Pfeil)* zu der Gruppe zählt oder nicht) ausgedehnte Mikrokalkgruppe von vorwiegend linien- und astförmigen (V, Y) Mikroverkalkungen bei einem ausgedehnten Komedokarzinom, wobei scheinbar ein ganzer Drüsenlappen befallen ist (minimal vergrößert). Merke: je ausgedehnter ein Komedokarzinom ist, desto deutlicher die Polymorphie! Die genaue Analyse der Gruppenkonturen zeigt wellige Fortsätze und dorsale Einkerbungen (Prof. Dr. HOEFFKEN, Köln)

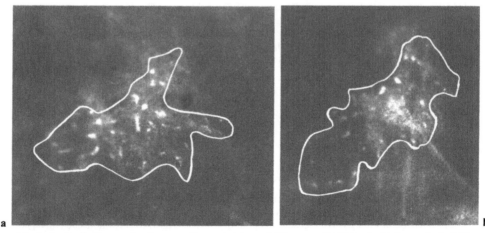

a                                                                                                          b

**Abb.4.58a,b.** Änderung der Gruppenformation je nach Ebene: **a** Seitliche Aufnahme: dreieckförmige Gruppe von etwas polymorphen, vorwiegend jedoch linienförmigen, Mikroverkalkungen mit dorsalen Einkerbungen („Schwalbenschwanzphänomen"). **b** Kraniokaudal: dieselbe Gruppe ist rechteckig mit spitzer Endung (Vergr. 3:1). Histologie: Komedokarzinom

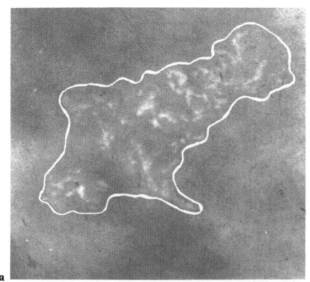

a

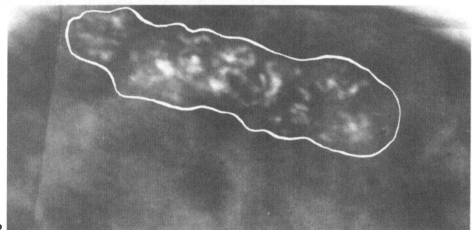

b

**Abb. 4.57 a, b.** Änderung der Gruppenformation je nach Ebene: **a** kraniokaudale Aufnahme: rhombus (drachen-)-förmige Gruppe von polymorphen Mikroverkalkungen bei einem Komedokarzinom. **b** Dieselbe Gruppe zeigt auf der seitlichen Aufnahme eine Rechteckform (Vergr. etwa 3:1)

Gruppenkonfiguration ist in beiden Ebenen – wie der Kern der Randliniensummation zeigt – die des Dreiecks. Die Ähnlichkeit der Gruppenkonfiguration und der Randkonturlinien der Karzinome mit denen der Milchgänge (Abb. 4.5) ist unverkennbar.

Das „Dreieckprinzip", die welligen Konturen und das „Schwalbenschwanzphänomen" sind auf die intraduktale Lokalisation der Mikroverkalkungen zurückzuführen. Gleichfalls spricht für eine intraduktale Lokalisation, wenn sich innerhalb von größeren Mikrokalkgruppen inselartige, mikrokalkfreie Gebiete finden: hier handelt es sich um *inter* duktales, interstitielles Bindegewebe (Fettgewebe) *ohne* Mikroverkalkungen (Abb. 4.73, 4.92 b). Um die Richtigkeit des „Dreieckprinzips" zu überprüfen und die projektionsbedingten Änderungen der Gruppenkonfigurationen zu untersuchen, wurde anhand eines geeigneten Falles ein 3dimensionales Modell gebaut (LANYI u. CITOLER 1981) (Abb. 4.74).

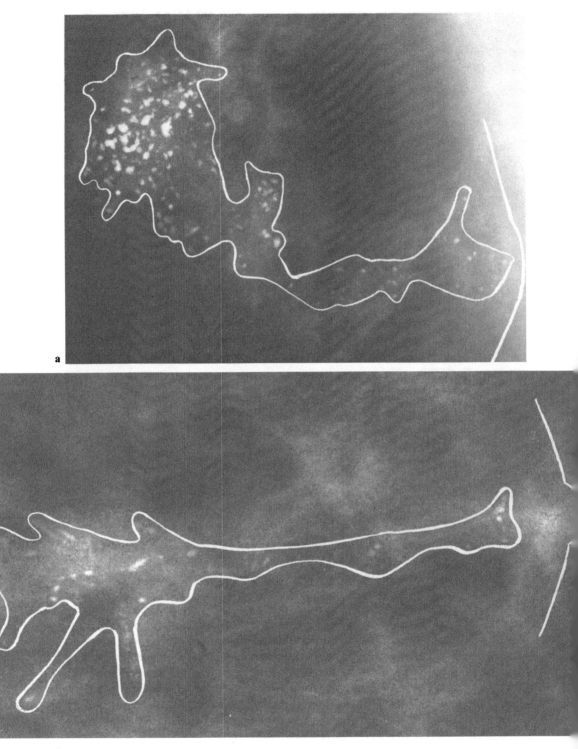

a

b

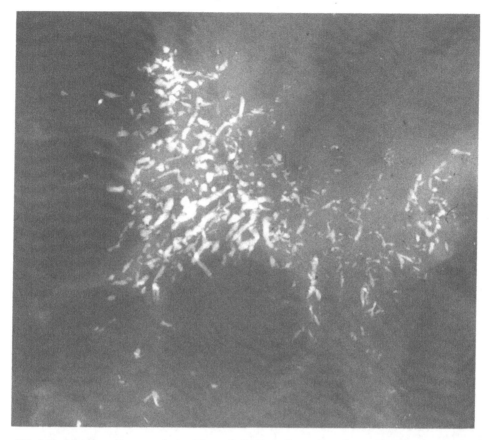

**Abb. 4.60.** Mammogrammausschnitt (Vergr. 5:1). Propeller- oder schmetterlingförmige Gruppe von polymorphen, jedoch dominierend astförmigen Mikroverkalkungen bei einem histologisch verifizierten Komedokarzinom

◁ **Abb. 4.59 a, b.** Mammogrammausschnitte (Vergr. 4,5:1). **a** Keulenförmige Gruppe von polymorphen punkt-, linien-, komma-, ast-(y-)förmigen Mikroverkalkungen. Es handelt sich eigentlich um eine dreieckige Gruppe, die lediglich durch einen mamillenwärts gerichteten Fortsatz verlängert ist, d. h. ein ganzer Drüsenlappen samt Hauptmilchgang ist vom Komedokarzinom befallen (Dr. LEND-VAI/Porz). **b** Keulenförmige Gruppe von im Verhältnis zu der Ausdehnung auffällig wenigen (etwa 30) flauen Mikroverkalkungen bei einem ausgedehnten Komedokarzinom, anscheinend mit wenig Neigung zur Verkalkung

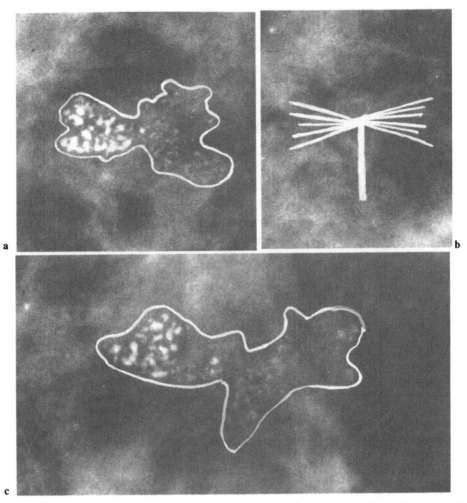

**Abb. 4.61 a–c.** Mammogrammausschnitte (Vergr. 4,5 : 1) und schematische Darstellung. Propeller-förmige Gruppenformation in beiden Filmebenen (**a** kraniokaudal, **b** seitlich). Die Mikroverkal-kungen sind fast ausschließlich v-y-förmig. Histologie: Komedokarzinom. Die Propellerformation ist in diesem Falle nicht – wie üblich – durch Projektion entstanden (s. Abb. 4.68, 4.75 c, 4.76), son-dern dadurch, daß 2 gegenüber liegende dreieckförmige Subsegmente befallen sind (**c**) Beweis: An beiden Enden des Propellers schwalbenschwanzähnliche Einkerbungen (**a**). Im seitlichen Bild ist der Propeller projektionsbedingt etwas elongiert, die Einkerbungen abgeflacht (**b**). In einem von den Subsegmenten sind die Mikroverkalkungen auffällig intensiver (älter?)

Das so entstandene maßstabsgetreue räumliche Modell des Karzinoms wurde in eine um 2 senkrecht zueinanderstehenden Achsen drehbare Vorrichtung einge-spannt. Bei Neigung der einen und Drehung der anderen Achse um räumlich glei-che Winkel wurde das Modell mit Hilfe einer starken Lichtquelle auf eine Lein-wand projiziert, so, als wenn man auf dem Äquator beginnend alle weiteren Brei-tengrade bis zum Pol abläuft und den Erdmittelpunkt betrachtet. Dabei wurden alle Betrachtungsmöglichkeiten erfaßt. Um auftretende Beurteilungsfehler zu verrin-

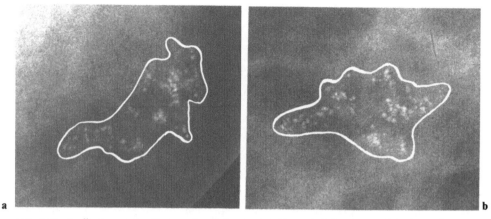

a
b

**Abb. 4.62 a, b.** Änderung der Gruppenformation je nach Ebene bei einem *intraduktalen und intralo-bulären* Karzinom. **a** Seitlich: Dreieckförmige Gruppe von nur minimal polymorphen (vorwiegend punkt-, vereinzelt kommaförmigen) Mikroverkalkungen. **b** Die Gruppe ist rhombus-(drachen-)för-mig

gern, wurde das Modell um 90° gedreht und erneut aus allen Winkeln betrachtet. Die Ergebnisse glichen sich, so daß man in der Summe aller 605 Betrachtungen zu folgendem Resultat kam: mit Hilfe des Experimentes konnte man die Formände-rungen, die einerseits von der Lage der vom Karzinom befallenen Milchgänge in der Brust, andererseits von der Strahlenrichtung abhängig sind, gut studieren. Die meisten empirisch gefundenen Gruppenkonfigurationen konnten mit dem Modell durch Änderung der Projektionsrichtung mühelos dargestellt werden (Abb. 4.75). Wenn man nun die Angaben der ersten, rein empirisch erstellten Tabelle (Abb. 4.66) mit denen der experimentell entstandenen vergleicht (Abb. 4.76), so kann man ver-blüffende Ähnlichkeiten entdecken:

a) Es gibt kaum einen Unterschied, was das Vorkommen der dreieck-/trapezförmi-gen Konfigurationen betrifft (65% bzw. 73,6%).

b) Der Prozentsatz der rautenförmigen Konfigurationen ist fast identisch (5,5% bzw. 6,0%).

c) Der Gesamtprozentsatz der quadratischen und flaschenförmigen Konfiguratio-nen mit 17,5% bzw. 18% sind praktisch identisch.

Diese auffällig ähnlichen Ergebnisse zwischen Empirie und Experiment können nicht zufällig sein, sondern es handelt sich mit großer Wahrscheinlichkeit um eine Gesetzmäßigkeit.

Für die Entstehung der *nicht dreieckigen* Gruppenformationen sind außer den projektionsbedingten Formänderungen des pyramidenförmigen Milchganges (und entsprechend auch des intraduktalen Karzinoms) auch die anatomischen Verhält-nisse bedeutsam (Abb. 4.61) sowie das Ausmaß, in dem das betroffene Milchgang-segment mit Verkalkungen ausgefüllt ist.

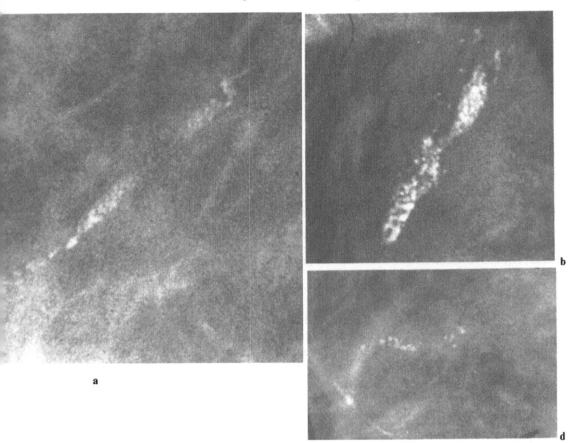

**Abb. 4.63. a** Mammogramm-Ausschnitt (Vergr. 6:1). Ein Milchgang ist mit Mikroverkalkungen vollgestopft. Bei dem so entstandenen, schuppenartigen Bild – erinnernd an eine Schlange – ist die Form der einzelnen Mikroverkalkungen nicht analysierbar. **b** Präparatradiogramm, Ausschnitt (Vergr. 8:1). Auch hier schlangenähnliches Bild bei einem mit Mikroverkalkungen vollgestopften Milchgangabschnitt (Dr. HENDRIKS, Katholische Universität, Nijmegen). **c** Mammogramm (Prof. HOEFFKEN, Köln). Seitliche Aufnahme, Ausschnitt, etwas vergrößert. Hier kommt ein ganzes Milchgangsystem durch die dicht nebeneinander stehenden Mikroverkalkungen zur Darstellung, als ob es sich um eine Milchgangfüllung handelte! Histologisch: alle 3 Fälle Komedokarzinome. **d** Mammogrammausschnitt, (Vergr. 2:1) Linienförmige (flache dreieckförmige) Gruppe von etwa 15 Mikroverkalkungen, von denen 10 so dicht nebeneinander liegen, daß wiederum ein schuppenartiges Bild entsteht. Komedokarzinom. **e** Das entsprechende histologische Bild zeigt genau den betroffenen Milchgang: vollgestopft mit Karzinomzellen und Mikroverkalkungen (Vergr. ca. 40:1) (Prof. CITOLER, Köln)

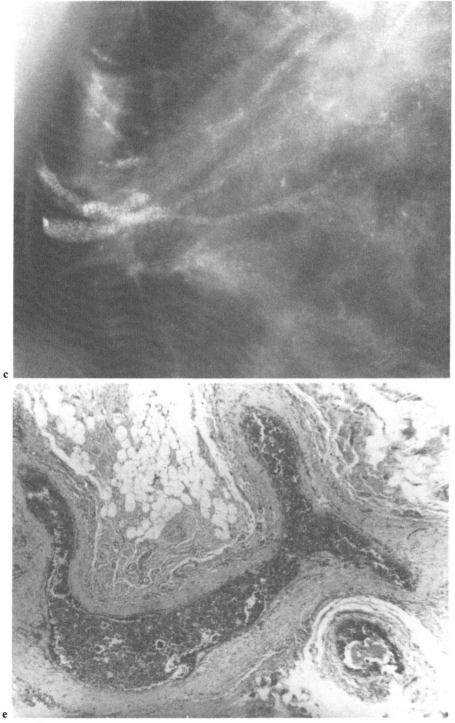

c

e

**Abb. 4.63 c, e**

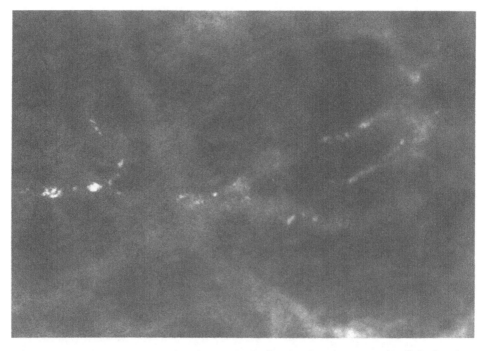

**Abb. 4.64.** Mammogrammausschnitt (Vergr. 5:1). Astförmige Gruppe von punkt-, linienförmigen Mikroverkalkungen bei einem histologisch gesicherten Komedokarzinom

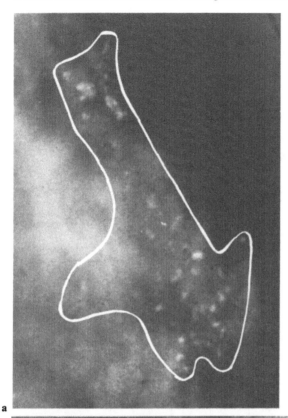

**Abb. 4.65 a, b.** Mammogrammausschnitte (Vergr. 5:1). **a** Seitliche Aufnahme: Flaue Gruppe von polymorphen Mikroverkalkungen. Die Gruppenformation ist nicht mit Sicherheit bestimmbar (Flaschenform? Dreieck?). **b** Derselbe Fall, kraniokaudal: die Gruppe ist propeller- oder schmetterlingförmig

a

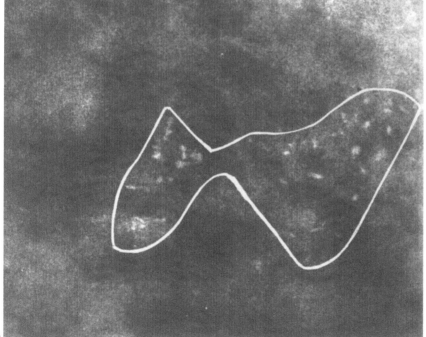

b

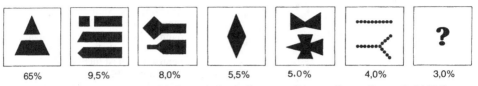

| 65% | 9,5% | 8,0% | 5,5% | 5,0% | 4,0% | 3,0% |

**Abb. 4.66.** Vorkommen der verschiedenen Mikrokalkgruppenform maligner Genese bei 153 Gruppen (137 Gruppen in 2 Ebenen, 16 Gruppen in einer Ebene, insges. 290 Aufnahmen)

|  | ▲ | ≡ | ◄ | ♦ | ⋈ | ⋋ | ? |
|---|---|---|---|---|---|---|---|
| 🍶 | 88 +3 | 13 | 9 | 6 | 9 +1 | 6 | 6 |
| 🔦 | 88 +9 | 14 | 13 +2 | 9 +1 | 4 | 5 | 4 |

**Abb. 4.67.** Verteilung der einzelnen Gruppenformationen je nach Filmebene aufgrund von 137 Gruppen in 2 Ebenen und 16 Gruppen in 1 Ebene. Dreieck- oder trapezförmige Gruppen konnten 91mal auf den kraniokaudalen Aufnahmen und 97mal auf den seitlichen Aufnahmen beobachtet werden. Die übrigen 50 bzw. 52 Gruppen teilten sich unter 5 weiteren gut definierbaren Gruppenformen auf, bzw. waren amorph (mit ? symbolisiert)

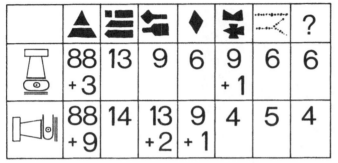

|  | ▲ | ≡ | ◄ | ⋈ | ♦ | ⋋ | ? |
|---|---|---|---|---|---|---|---|
| ▲ | 71 |  |  |  |  |  |  |
| ≡ | 11 | 4 |  |  |  |  |  |
| ◄ | 7 | 2 | 3 |  |  |  |  |
| ⋈ | 5 | 4 | 0 | 0 |  |  |  |
| ♦ | 6 | 2 | 0 | 1 | 3 |  |  |
| ⋋ | 1 | 0 | 0 | 0 | 0 | 5 |  |
| ? | 4 | 0 | 1 | 1 | 0 | 0 | 2 |

**Abb. 4.68.** Gleichzeitiges Vorkommen der verschiedenen Gruppenformationen auf den kraniokaudalen und seitlichen Aufnahmen aufgrund der Analyse von 137 Gruppen. Bei 71 Gruppen wurden in beiden Ebenen Dreieck- oder Trapezformen beobachtet, bei weiteren 34 Gruppen war die Gruppenformation in mindestens einer Ebene dreieck-/trapezförmig (u.a. auch bei 4 Gruppen, die in der 2. Ebene amorph waren!)

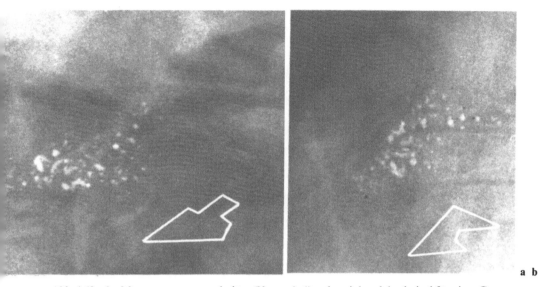

a b

**Abb. 4.69 a, b.** Mammogrammausschnitte (Vergr. 3:1). **a** kraniokaudal: dreieckförmige Gruppe von polymorphen (punkt-, linien-, komma-, astförmigen) Mikroverkalkungen mit flacher dorsaler Einkerbung. **b** Dieselbe Gruppe seitlich: Gruppenform auch hier dreieckförmig, die dorsale Einkerbung fehlt. Feiner zipfelartiger „Fortsatz" auf beiden Aufnahmen. Histologie: Komedokarzinom

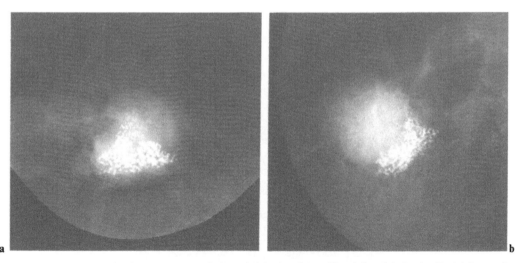

a b

**Abb. 4.70 a, b.** Mammogrammausschnitte (Originalgröße). **a** Kraniokaudal: In der Projektion auf einen teils glatten, teils verschwommen konturierten Rundschatten sieht man eine dreieckförmige Gruppe von zahlreichen, dicht nebeneinander liegenden, gleich außerordentlich intensiven, polymorphen Mikroverkalkungen. An einer Seite feine Eindellung bzw. Einkerbung. **b** Seitlich: Die Mikrokalkgruppe ist rechteckig (angedeutet propellerförmig?). Die Aufnahmen stammen aus dem Jahre 1967 (Ärztliches Fortbildungsinstitut, Budapest). Histologie: medulläres Karzinom und Komedokarzinom

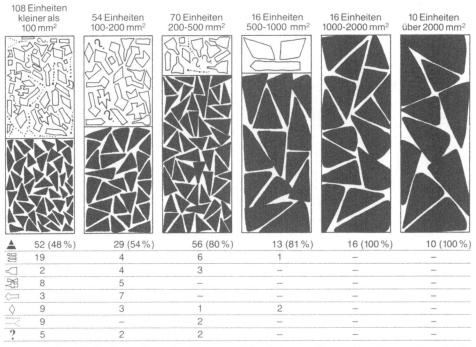

| 108 Einheiten kleiner als 100 mm² | 54 Einheiten 100-200 mm² | 70 Einheiten 200-500 mm² | 16 Einheiten 500-1000 mm² | 16 Einheiten 1000-2000 mm² | 10 Einheiten über 2000 mm² |
|---|---|---|---|---|---|
| 52 (48 %) | 29 (54 %) | 56 (80 %) | 13 (81 %) | 16 (100 %) | 10 (100 %) |
| 19 | 4 | 6 | 1 | – | – |
| 2 | 4 | 3 | – | – | – |
| 8 | 5 | – | – | – | – |
| 3 | 7 | – | – | – | – |
| 9 | 3 | 1 | 2 | – | – |
| 9 | – | 2 | – | – | – |
| 5 | 2 | 2 | – | – | – |

**Abb. 4.71.** Graphische Darstellung des Gruppengrößen/Gruppenformverhältnisses: während bei den ersten 3 Säulen, also unter 500 mm² Gruppengröße, in etwa der Hälfte der Gruppen eine dreieckförmige Konfiguration zu finden ist, sieht man zwischen 500 und 1000 mm² Gruppengröße fast ausschließlich und über 1000 mm² ausschließlich dreieck-/trapezförmige Gruppenformen. Die absoluten Zahlen wurden auf 100 bezogen

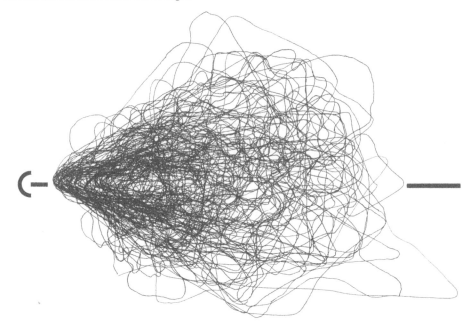

**Abb. 4.72.** Kontursummation von 153 Mikrokalkgruppen maligner Genese seitlich. Die verschieden großen Gruppen wurden auf eine gemeinsame Größe gebracht und aufeinander projiziert. Die am häufigsten vorkommende Gruppenformation ist - wie der Kern der Randliniensummation zeigt - die des Dreiecks

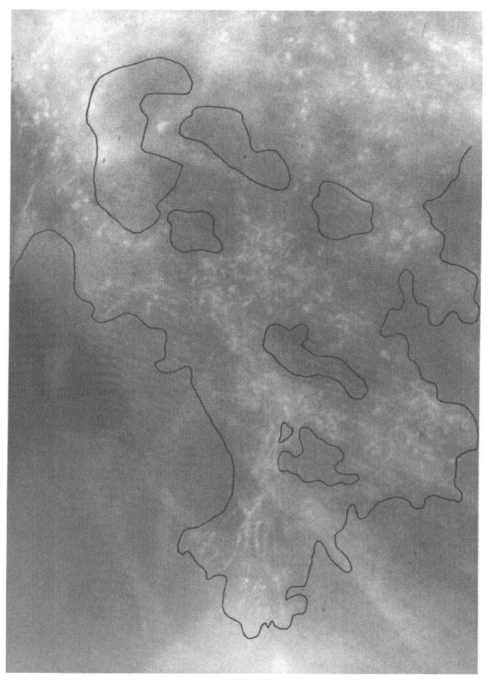

**Abb. 4.73.** Mammogrammausschnitt aus dem Randgebiet einer ausgedehnten Mikrokalkgruppe beim Komedokarzinom (Vergr. 5:1). Zahlreiche, gleichflaue, polymorphe Mikroverkalkungen. Kleinere/größere Konturfortsätze den Milchgangsendungen entsprechend. Innerhalb der Gruppe inselartige mikrokalkfreie Gebiete dem interduktalen, interstitiellen Bindegewebe (Fettgewebe) entsprechend

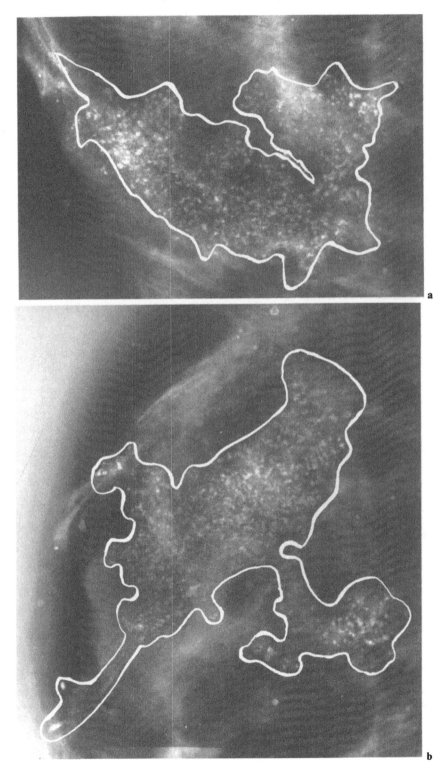

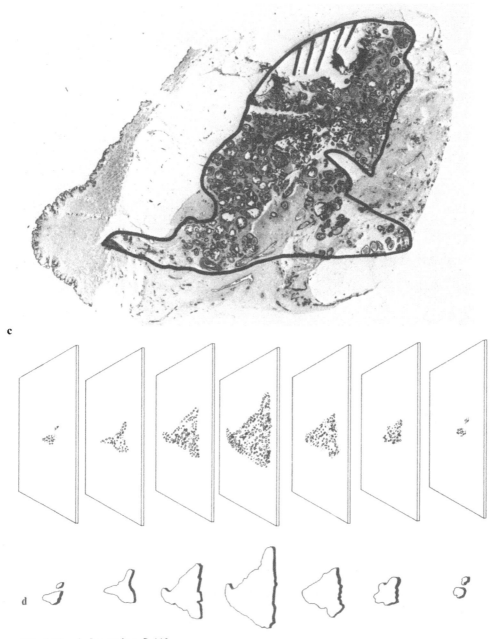

c

d

**Abb. 4.74 a–d.** Legende s. S. 110

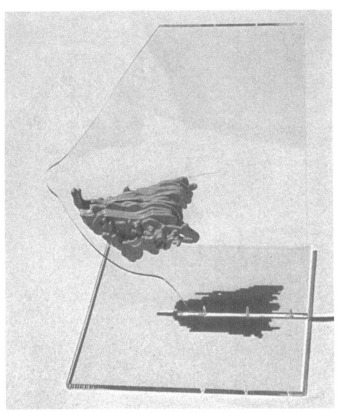

**Abb. 4.74e**

**Abb. 4.74.** **a** Seitliche Aufnahme: Dreieckförmige Gruppe von zahllosen polymorphen Mikroverkalkungen. **b** Kraniokaudal: dreieckförmige (keulenförmige?) Gruppe. Die Gruppenkonturen sind wellig und zeigen kleine Fortsätze auf. „Schwalbenschwanzphänomen" auf der kraniokaudalen Aufnahme. Die schnabelartige, ventrale, auf die Mamille gerichtete Spitze der Gruppe zeigt, daß auch der Hauptmilchgang samt Sinus lactifer befallen ist. Außerhalb der Veränderung Talgdrüsenverkalkungen. **c** Ausgedehntes, vorwiegend intraduktales (Komedo-) Karzinom der Mamma mit zentralen Nekrosen und Verkalkungen. Das fehlende Gewebesstück (schraffiert) wurde zwecks Schnellschnittuntersuchung entnommen. Die Ausdehnung des Karzinoms betrug 3,5 · 2 · 2 cm. Das Karzinom wurde der Längsachse nach in 3 etwa gleichgroße Blöcke geteilt. Je Block wurden 11 Stufenschnitte in Abständen von ca. 600–800 μ angefertigt. **d** Schematische Darstellung des Modellbaus. *Obere Reihe:* Die Schnitte wurden auf 5 mm dicke Holzbretter mit vierfacher Vergrößerung projiziert und die Konturen des vom Karzinom befallenen Bezirks markiert. *Untere Reihe:* Die ausgesägten, insgesamt 33 Holzformen wurden den laufenden Schnittnummern entsprechend sortiert und der Reihe nach zusammengefügt. **e** Das fertige Modell

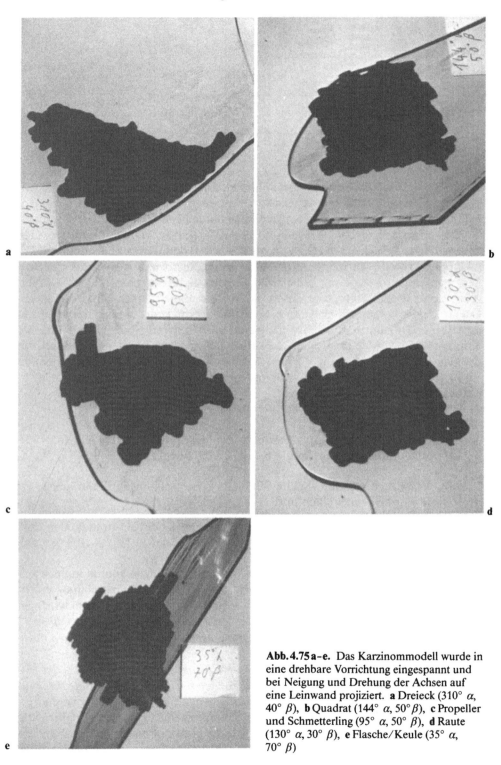

**Abb. 4.75 a–e.** Das Karzinommodell wurde in eine drehbare Vorrichtung eingespannt und bei Neigung und Drehung der Achsen auf eine Leinwand projiziert. **a** Dreieck (310° α, 40° β), **b** Quadrat (144° α, 50° β), **c** Propeller und Schmetterling (95° α, 50° β), **d** Raute (130° α, 30° β), **e** Flasche/Keule (35° α, 70° β)

| | ▲ | 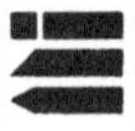 ☰ | 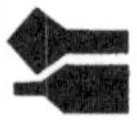 ◀ | ◆ | 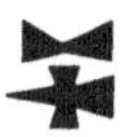 ✳ | ? | Insg. |
|---|---|---|---|---|---|---|---|
| Zahl der Beobachtungen | 445 | 102 | 7 | 36 | 10 | 5 | 605 |
| % | 73,6 | 16,8 | 1,2 | 6 | 1,6 | 0,8 | 100 |

**Abb. 4.76.** Vorkommen der verschiedenen experimentell entstandenen Projektionskonfigurationen des Modells. Vgl. mit Abb. 4.66

**2) Die Form der einzelnen Mikroverkalkungen.** Die Formanalyse der einzelnen Mikroverkalkungen hat mit mindestens 4facher Lupenvergrößerung zu erfolgen, wobei die einzelnen Verkalkungen eingehend zu untersuchen sind.

Die Formanalyse der einzelnen Mikroverkalkungen wurde folgendermaßen durchgeführt: Von den Mikrokalkgruppen wurden dem Original ebenbürtige Direktkopien, von diesen wiederum 6 × 6 cm große Ausschnitte angefertigt (größere Gruppen aufgeteilt) und mit Hilfe eines Projektorspiegelsystems in 20facher Vergrößerung auf ein Reißbrett projiziert. So konnten die einzelnen Mikroverkalkungen auf Papier aufgezeichnet werden. Sich überlagernde oder nicht klar abgrenzbare Mikroverkalkungen wurden nicht markiert. Mikroverkalkungen mit gleicher Konfiguration wurden mit der gleichen Farbe gekennzeichnet, um das Summieren der gleichen Mikroverkalkungsformen zu vereinfachen (Abb. 4.77). Beim Karzinom sind 4 gut definierbare Mikroverkalkungsformen in verschiedener prozentualer Zusammensetzung zu finden, und zwar:
1) Punktform von kleinerem und größerem Ausmaß,
2) Bohnen- oder Kommaform,
3) verschieden lange, wellige (wurmartige) oder linienförmige Verkalkungen,
4) astförmige Verkalkungen wie die letzten Buchstaben des Alphabets (V, W, X, Y, Z).

Es gibt, wenn auch verhältnismäßig selten, Mikroverkalkungen, die in keine von den obigen Formen einzureihen sind.

Die Analyse von 7028 einzelnen Mikroverkalkungen bei 121 intraduktalen Karzinomen (Abb. 4.78), basierend auf früheren Arbeiten (LANYI 1977 u. 1983), ergab folgende Ergebnisse:

Eine *Monomorphie* der punktförmigen Mikroverkalkungen kommt äußerst selten vor (5 Fälle = 4%), und zwar vorwiegend bei den kleinen feinpapillären/cribriformen Karzinomen (Abb. 4.79), in diesem Material nur einmal bei einem winzigen Komedokarzinom (Abb. 4.63 d). *Wenn die Zahl der Mikroverkalkungen über 15 steigt, lassen sich beim duktalen Karzinom nur polymorphe Mikroverkalkungen nachweisen* („Das Prinzip der Polymorphie").

Die Formanalyse der Einzelverkalkungen in Abhängigkeit von der Zahl der Mikroverkalkungen deckt die folgenden Beziehungen auf, die bis auf wenige Ausnahmen bestehen: Je kleiner die Mikroverkalkungsgruppe ist, desto größer ist im Verhältnis dazu die Zahl der punktförmigen Mikroverkalkungen. Mit Zunahme der Zahl der Mikroverkalkungen zeigt der Anteil der punktförmigen Verkalkungen eine abnehmende Tendenz, unabhängig vom histologischen Typ des Karzinoms

**Tabelle 4.7.** Histologische Diagnosen bei 121 duktalen Karzinomen, die allein aufgrund von Mikroverkalkungen ohne Tumorschatten operiert waren

| | |
|---|---|
| Komedokarzinom | 60 |
| Kleinpapilläres/cribriformes Karzinom | 11 |
| Mischformen (Komedo u. cribriform) | 40 |
| Duktales Karzinom, nähere Differenzierung war retrospektiv nicht möglich | 10 |
| Insgesamt: | 121 |

(Abb. 4.78 d). Das Verhältnis des Anteils von punktförmigen und nichtpunktförmigen Mikroverkalkungen beträgt, wenn *alle* untersuchten Fälle zugrunde gelegt werden, 51:49.

Von den 121 untersuchten Fällen (Tab. 4.7) waren 10 histologisch nicht weiter spezifiziert. Bei den übrigen 111 histologisch genau (oder genauer) definierten Fällen, besteht zwischen dem feingeweblichen Typ und der Zahl der Mikroverkalkungen folgender Zusammenhang: Bei den 60 Komedokarzinomen wurden im Mittel 66 Mikroverkalkungen festgestellt. Das Verhältnis des Anteils von punktförmigen und nichtpunktförmigen Mikroverkalkungen beträgt 43:75, d. h. die Polymorphie innerhalb der Mikrokalkgruppe ist ausgeprägter (Abb. 4.78 a).

Bei den 11 feinpapillären/cribriformen Karzinomen wurden im Mittel 42 Mikroverkalkungen festgestellt. Das Verhältnis des Anteils von punktförmigen und nichtpunktförmigen ist mit 73:27 deutlich größer als bei den übrigen Fällen. Bei dieser histologischen Form der Milchgangskarzinome herrscht eindeutig die Punktform der Mikroverkalkungen vor (Abb. 4.78 b). Dieses Phänomen wurde bei den 40 „Mischkarzinomen" (also komedo, kleinpapillär, cribriform nebeneinander) ebenfalls beobachtet (Abb. 4.78 c). Obschon die histologischen Diagnosen bei diesen Mischkarzinomen hinsichtlich der spezifischen Diagnostik nicht immer einheitlich sind (Aussagen wie: vorwiegend komedo, teils papillär; komedo-papillär-cribriform; papillär-cribriform mit Komedoanteilen), wird dennoch deutlich, daß es sich bei diesen Fällen um eine Mischform handelt: das Verhältnis Punktform/übrige Formen ist 55%:45%, also in der Nähe der Proportion dieser Formen bei *allen* Milchgangkarzinomformen: 51,2%:48,8% (Abb. 4.78 d).

Daß man in Kenntnis der Zahl der Mikroverkalkungen sowie der Proportion der Punktformen gegenüber den übrigen Formen tatsächlich auf histologische Muster schließen kann, kann man manchmal erleben (Abb. 4.80 u. 4.81, 4.86). Diese Möglichkeit einer „quasi histologischen" Diagnose ist auf die verschiedenen Aufbauformen des soliden (Komedo-)Karzinoms bzw. des feinpapillären/cribriformen Karzinoms, d. h. auf die verschiedenen Verkalkungsformen bei diesen Karzinomen zurückzuführen.

Bei den Komedokarzinomen liegen die Verkalkungen im Zentrum der Milchganglichtungen (Abb. 4.50 a u. 4.82), wobei die wurm- oder linienförmigen Verkalkungen wahrscheinlich aus zusammengesinterten, punkt- und bohnenförmigen Verkalkungen entstanden sind. Liegen die Verkalkungen dagegen in den Verästelungen, so entsteht eine V- oder Y-Form direkt an der Teilungslinie, eine W-Form, wenn 2 Verästelungen nebeneinander liegen oder eine X- oder Z-Form, wenn sie im Röntgenbild orthograd getroffen werden.

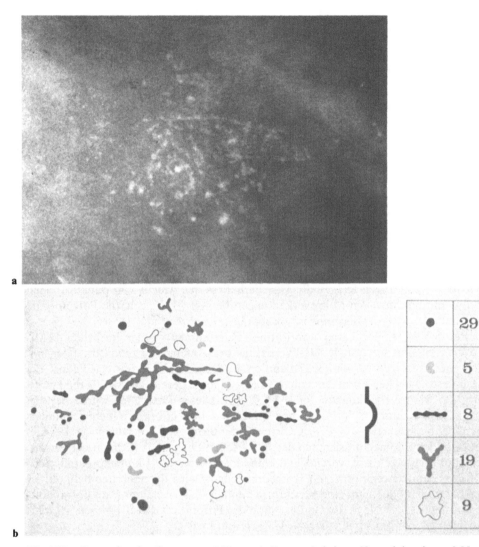

**Abb. 4.77. a** Rautenförmige Gruppe von Mikroverkalkungen bei einem Komedokarzinom **b** Nach 20facher Projektorvergrößerung werden die einzelnen Mikroverkalkungen genau aufgezeichnet: die punktförmigen mit roter, die kommaförmigen mit grüner, die linienförmigen mit schwarzer, die astförmigen mit blauer Farbe (s. auch S. 248). Bei den nicht einzuordnenden Mikroverkalkungen wurde nur deren Kontur markiert. Mit 41:29 dominieren die nicht punktförmigen Mikroverkalkungen

**Abb. 4.78 a–d.** Streudiagramme zur Auswertung 111 histologisch spezifizierter duktaler Karzinome. Es wurde die Frage gestellt, ob ein Zusammenhang zwischen histologischen Feindiagnosen (papilläres? cribriformes? Komedokarzinom?) und dem Verhältnis der punktförmigen Mikroverkalkungen zu den übrigen Formen besteht. Ein einzelner Fall wird jeweils als 1 Punkt dargestellt. **a**: Komedokarzinome **b**: feinpapilläre-cribriforme Karzinome **c**: Mischkarzinome **d**: Gesamtdarstellung aller Fälle, mit ○ sind die nicht näher spezifizierten Fälle markiert. Horizontale Achse: Anzahl der festgestellten Mikroverkalkungen; vertikale Achse: prozentueller Anteil der punktförmigen Mikroverkalkungen. Mit Hilfe des U-Tests (Mann u. Whitney, zit. nach Sachs 1978) lassen sich bei einer Irrtumswahrscheinlichkeit von d = 0,05 folgende Aussagen machen:

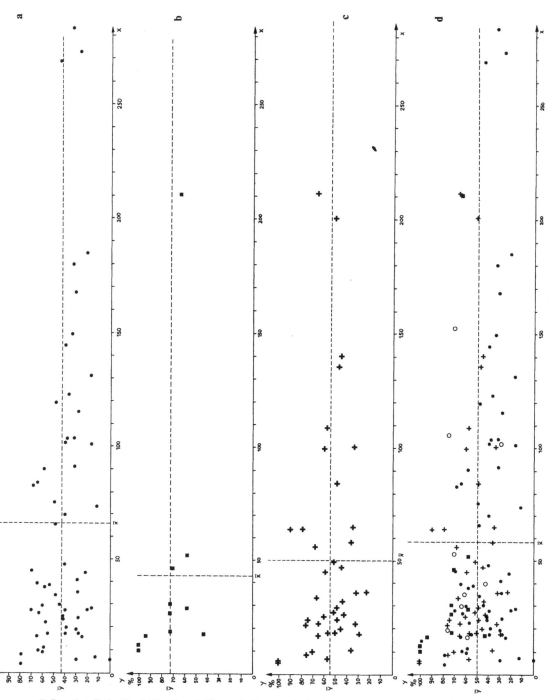

1) Der Anteil der Punktförmigen Mikroverkalkungen ist in der Grundgesamtheit der papillären/
cribriformen Fälle signifikant höher als in der der komedo/papillär/cribriformen Fälle (Testgröße
$\hat{z}=2{,}77$) bzw. in der Grundgesamtheit der Komedofälle (Testgröße $\hat{z}=3{,}93$).
2) Der Anteil der Punktformen ist in der Grundgesamtheit der komedo/papillär/cribriformen Fälle
signifikant höher als in der Grundgesamtheit der Komedofälle (Testgröße $\hat{z}=3{,}05$) (Prof. Dr.
P. Schwanenberg, Technische Hochschule/Gummersbach)

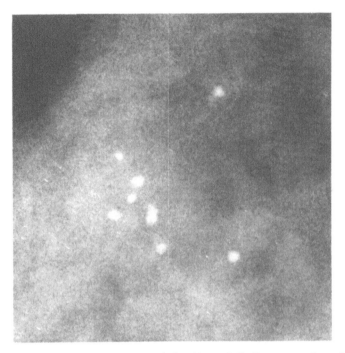

**Abb.4.79.** Mammogrammausschnitt (Vergr. 4:1). 7 monomorph punktförmige Mikroverkalkungen in einer trapezförmigen Gruppe bei einem kleinen papillären/cribriformen Karzinom

**Abb.4.80. a** Mammogrammausschnitt, seitlich (Vergr. 4:1). 13 punktförmige (eine angedeutet li- ▷ nienförmige?) Mikroverkalkungen in einer propellerförmigen Gruppe, anläßlich einer Vorsorgeuntersuchung (Dr. Göring und Dr. Stockhammer, Braunschweig) entdeckt und als Konsiliaruntersuchung mit der Fragestellung zugeschickt, ob eine Probeexzision notwendig wäre. Röntgendiagnose aufgrund der propellerförmigen Gruppenformation und der minimalen Polymorphie: Verdacht auf papilläres/cribriformes Karzinom. Histologie (Prof. Dr. CAESAR, Braunschweig). **b** Kleinpapilläres Karzinom mit Sekret und Psammomverkalkung (Vergr. ca. 80:1). **c** Cribriformes Karzinom mit Verkalkungen in den Lichtungen (Vergr. ca. 40:1)

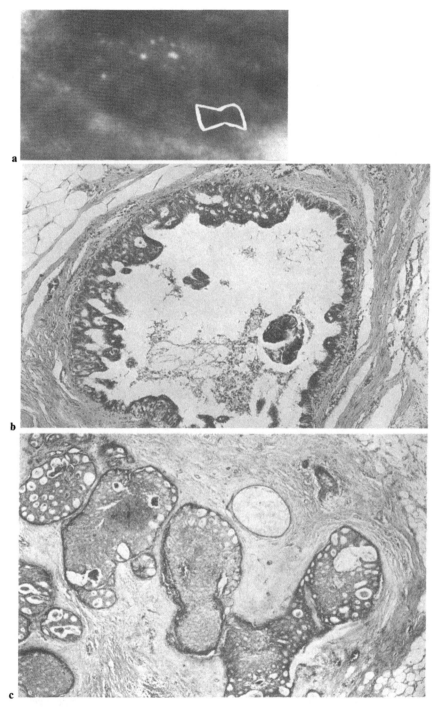

**Abb. 4.80 a–c**

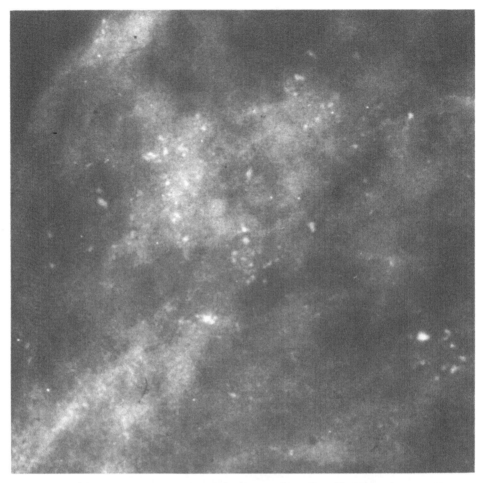

**Abb. 4.81.** Seitliches Mammogramm, Ausschnitt (Vergr. 4,5:1), (Konsiliarfall Prof. VAN DE WEYER, Trier). Fragestellung: Kalkmilchzysten? Neben zahlreichen punktförmigen Mikroverkalkungen verhältnismäßig wenige linie-, komma- und v-förmige Mikroverkalkungen. Nirgends „Teetassenphänomene". Röntgendiagnose: Vorwiegend papilläres/cribriformes, teils Komedokarzinom. Histologisch bestätigt

**Abb. 4.82.** Mammogrammausschnitt (Vergr. 5:1). Zustand nach Milchgangsfüllung mit Lipiodol ▷ (extra muros). Die Kontrastmittelreste zeigen die bei dem Komedokarzinom übliche (linie-, v-, y-, w-förmige) Konfiguration; die Dreieckform und die dorsalen Einkerbungen („Schwalbenschwanzphänomen"). Die punktförmigen Kontrastmittelreste dürften kleine terminale Zysten markieren

**Abb. 4.83 a, b.** Modell zur Erklärung der punktförmigen Mikroverkalkungen beim cribriformen Karzinom. **a** Die Hohlräume einer Schwammscheibe wurden mit Kontrastmittel gefüllt und von dem Modell eine Röntgenaufnahme angefertigt (**b**). Diese zeigt, daß die „Mikroverkalkungen" vorwiegend punktförmig sind, eine kommaförmige ist so entstanden, daß 2 miteinander kommunizierende Hohlräume mit Kontrastmittel gefüllt sind

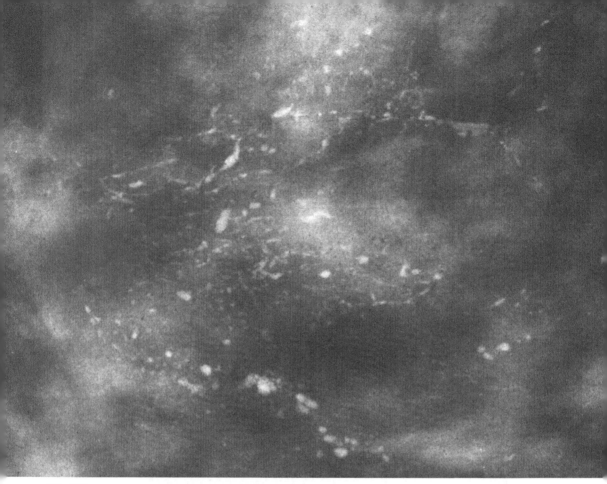

Abb. 4.82

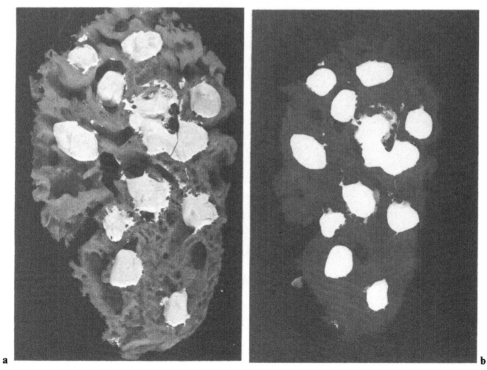

a
b

Abb. 4.83 a, b

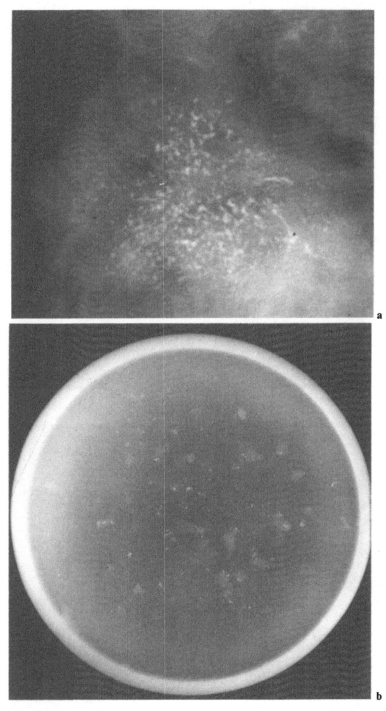

**Abb. 4.84 a, b**

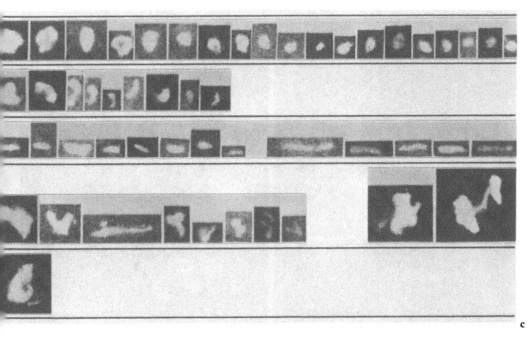

c

**Abb. 4.84. a** Mammogrammausschnitt (Vergr. 4,5:1). Dreieckförmige Gruppe von polymorphen Mikroverkalkungen bei einem duktalen Karzinom, vorwiegend vom Komedotyp. Nach Feststellung der Diagnose wurde das Karzinom lamelliert und die Mikroverkalkungen herausgekratzt. Von diesen wurde eine Röntgenaufnahme angefertigt (**b**), nach deren Papiervergrößerung die einzelnen Mikroverkalkungen ausgeschnitten wurden. **c** Auswahl von über 100 ausgekratzten Mikroverkalkungen. 1. Reihe: Punktform, 2. Reihe: Bohnen- oder Kommaform, 3. Reihe: Linienform, 4. Reihe: Astform. Die letzte Mikroverkalkung unten konnte nicht eingeordnet werden

Bei den feinpapillären-cribriformen Karzinomen dagegen liegen die psammomatösen Verkalkungen nicht zentral, sondern unregelmäßig verteilt, in den Hohlräumen des schwammartigen pathologischen Gewebes, wahrscheinlich – ähnlich wie bei der kleinzystischen Adenose und der Kalkmilchzyste (s. S. 43) – im kalkhaltigen Sekret schwimmend (Abb. 4.50 b u. 4.83).

Die oben beschriebenen Mikrokalkformen existieren real – wie es die ausgekratzten Mikroverkalkungen eines Komedokarzinoms zeigen, sind alle bei dem intraduktalen Karzinom beschriebenen Mikrokalkformen nachweisbar (Abb. 4.84).

Je nach dem Verhältnis der histologischen Grundtypen bei einem Karzinom kommt es zu einer unterschiedlichen prozentualen Verteilung der einzelnen Verkalkungsformen. Offenbar gibt es kein alleiniges Vorkommen eines der histologischen Grundtypen; sie sind wohl eher immer mehr oder weniger gemischt. So sieht man auch bei den kleinsten papillär-cribriformen Karzinomen mit vorwiegend punktförmigen Mikroverkalkungen gelegentlich eine linien- oder astförmige Verkalkung (Abb. 4.85 a u. b).

Diese „minimale Polymorphie" ist neben der Form der Gruppe das Kennzeichen für die intraduktale Lokalisation. Dagegen findet man bei einem Komedokarzinom ähnlicher Größenordnung schon eine deutlich ausgeprägte Polymorphie der einzelnen Verkalkungen (Abb. 4.85 c).

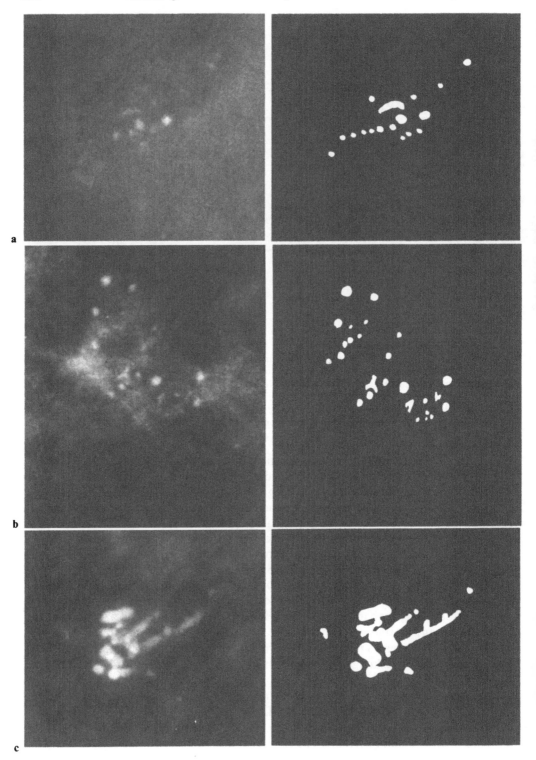

Je größer die Zahl der Mikroverkalkungen ist, desto stärker wird auch die Polymorphie. Daraus könnte man folgern, daß auch bei den histologisch ausschließlich als Komedokarzinom eingestuften Fällen auch ein mehr oder weniger ausgeprägter Anteil von feinpapillären/cribriformen Strukturen vorliegen muß (Abb. 4.86).

Für die meisten Pathologen sind diese Unterschiede unwichtig in der Diagnosestellung (Karzinom: ja/nein? Infiltration: ja/nein?). Für den Radiologen ist diese Differenzierung wichtig wegen ihrer differentialdiagnostischen Bedeutung: die Tatsache, daß - statistisch gesehen - bei mehr als 15 Mikroverkalkungen die Monomorphie der punktförmigen Mikroverkalkungen immer mehr einer Polymorphie Platz macht, hilft dem Radiologen bei der differentialdiagnostischen Beurteilung von Fällen, wo zahlreiche *ausschließlich punktförmige* Mikroverkalkungen in einem großen Areal zu finden sind (Abb. 4.20), gegenüber den Fällen, wo neben punktförmigen Mikroverkalkungen auch Polymorphie zu finden ist (Abb. 4.81).

Die Ausdehnung des von Mikroverkalkungen befallenen Gebietes entspricht nicht unbedingt der des Karzinoms, manchmal ist das intraduktale Karzinom wesentlich größer als dessen Röntgensubstrat und kann dabei noch immer klinisch okkult sein (Abb. 4.87). Auch zwischen Ausdehnung der Verkalkungen und infiltrativem Wachstum besteht kein Zusammenhang. So kann bei einer Mikrokalkgruppe unter 1 cm Größe schon ein invasives Karzinom vorliegen (Abb. 4.88), und zwar ohne Röntgenzeichen einer Infiltration, und umgekehrt kann bei einem ausgedehnten intraduktalen Karzinom trotz sorgfältigster histologischer Untersuchung mit Stufenschnitten an keiner Stelle eine Infiltration feststellbar sein (Abb. 4.89). So findet man gelegentlich eine ausgeprägte Infiltration neben einigen Mikroverkalkungen (Abb. 4.90) aber auch ein räumlich ausgedehntes intraduktales Karzinom mit nur beginnender Infiltration (Abb. 4.91).

Die zahlenmäßige Zunahme der Mikroverkalkungen bei intraduktalen Karzinomen auf den Kontrollaufnahmen als diagnostisches Zeichen wurde von MENGES et al. (1976) beschrieben. Im eigenen Material wurden von 74 allein aufgrund von Mikroverkalkungen entdeckten intraduktalen Karzinomen lediglich 3 (4%) solcher Fälle gefunden, wobei die Zunahme der Mikroverkalkungen zur Probeexzision geführt hat. Die Zunahme der Mikroverkalkungen innerhalb von 3 Jahren ist bei Abb. 4.92a u. b zu beobachten. Man sollte sich aber davor hüten, einer eventuellen Zunahme der Mikroverkalkungen als differentialdiagnostisches Kriterium einen zu großen Wert beizumessen. Die Differentialdiagnose der Mikroverkalkungen sollte möglichst bei der ersten Untersuchung gestellt werden. Die zahlenmäßige Zunahme der Mikroverkalkungen ist keineswegs karzinomcharakteristisch, sondern wird beispielsweise auch bei den Fibroadenomen beobachtet (Abb. 5.11 u. 5.12). Die

---

◁ **Abb. 4.85 a-c.** Etwa gleichgroße duktale Karzinome verschiedenen histologischen Musters. **a** Mammogrammausschnitt (Vergr. ca. 8:1) und schematische Darstellung: minimale Polymorphie bei einem kleinpapillären Karzinom (Dr. LEGAL, Institut Curie, Paris). Flache, rautenförmige Gruppe, neben 16 punktförmigen Mikroverkalkungen eine linienförmige. **b** Mammogrammausschnitt und schematische Darstellung (Vergr. ca. 5:1). Gruppenform nicht eindeutig bestimmbar (Propellerform?) Vorwiegend punktförmige Mikroverkalkungen. 3 y-förmige Mikroverkalkung. Minimale Polymorphie bei einem vorwiegend papillären/cribriformen Karzinom mit Komedoanteilen. **c** Mammogrammausschnitt und schematische Darstellung (Vergr. ca. 5:1). Dreieckförmige Gruppe von polymorphen Mikroverkalkungen, wobei jedoch die Linienform das Bild beherrscht. Histologie: Komedokarzinom

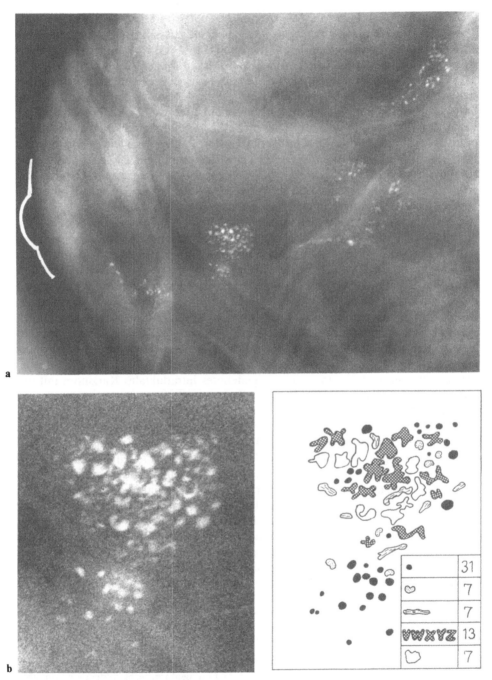

**Abb. 4.86. a** Mammogrammausschnitt, minimal vergrößert. 5 dreieckförmige Gruppen von polymorphen Mikroverkalkungen nebeneinander. **b** Eine Gruppe (Vergr. ca. 8:1) und schematische Darstellung. Polymorphie, aber etwa die Hälfte der Mikroverkalkungen ist punktförmig. Die erste histologische Diagnose eines Komedokarzinoms wurde nach Überprüfung von dem Pathologen als „teils komedo, teils cribriform" korrigiert.

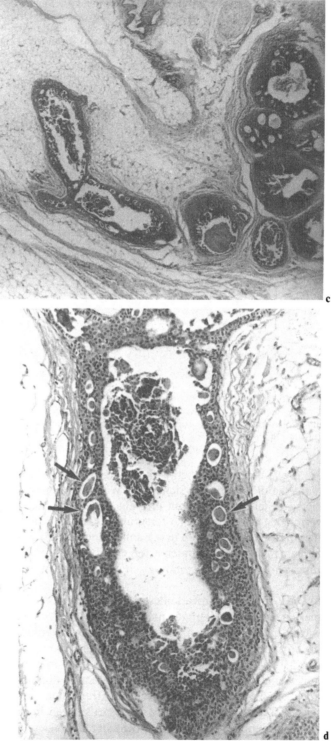

**Abb. 4.86. c** Derselbe Fall (Histologie) (Vergr. ca. 30:1): Karzinom mit teils solidem, teils cribriformem Wachstum. Rechts deutliche cribriforme Strukturen der quer getroffenen Milchgänge mit rundlichen psammomartigen Verkalkungen. Zentral längs getroffener, y-förmiger Milchgang mit zentralen Nekrosen und Verkalkungen. **d** Histologie (Vergr. ca. 100:1). Ausschnitt von dem unteren Schenkel des Ys von c. Neben soliden sieht man auch hier deutliche cribriforme Strukturen, in deren Hohlräumen kleinere und größere Mikroverkalkungen zu sehen sind. *(Pfeile)* die größeren von diesen haben eine Originalgröße von 0,1–0,15 mm und sind somit röntgenologisch sichtbar. (Prof. CITOLER, Köln)

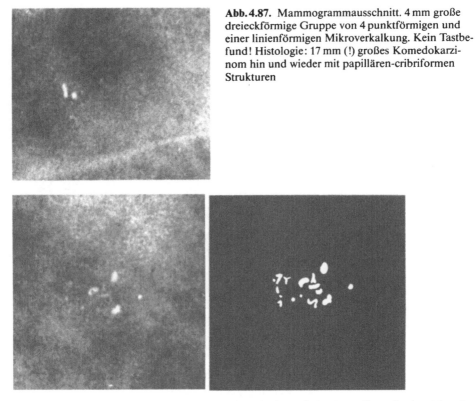

**Abb. 4.87.** Mammogrammausschnitt. 4 mm große dreieckförmige Gruppe von 4 punktförmigen und einer linienförmigen Mikroverkalkung. Kein Tastbefund! Histologie: 17 mm (!) großes Komedokarzinom hin und wieder mit papillären-cribriformen Strukturen

**Abb. 4.88.** Mammogrammausschnitt (Vergr. 4:1) und schematische Darstellung. Rechteckförmige Gruppe mit spitzem Ende) von 10-12 Mikroverkalkungen, wobei neben punktförmigen auch komma-, linien- und y-förmige auffallen. Histologie: 6 mm großes Komedokarzinom mit beginnender Infiltration

Kontrolle einer fraglichen Mikrokalkgruppe in 6 Wochen oder 3 Monaten erhöht nicht die diagnostische Sicherheit. Wenn bei der ersten Untersuchung keine Diagnose gestellt werden kann und aus zu vertretenden Gründen eine Probeexzision vermieden werden sollte (Altersgründe, kardialer Zustand, zahlreiche Probeexzisionen in der Vorgeschichte usw.), sollte eine Kontrolle der gruppierten Mikroverkalkungen nicht vor 6 Monaten erfolgen. Vor dem Ablauf dieser Kontrollzeit ist erfahrungsgemäß keine röntgenologisch wahrnehmbare Änderung zu erwarten.

**3) Die Zahl der Mikroverkalkungen.** Es wird oft die Frage gestellt, ab wieviel gruppierten Mikroverkalkungen man die Möglichkeit eines intraduktalen Karzinoms erwägen muß. Antworten wie z.B.: „unter 5 unverdächtig, zwischen 5 und 10 verdächtig" oder ähnliche sind aus der Luft gegriffen. Auch 5 Mikroverkalkungen können u.U. verdächtig sein, z.B. bei wenn auch minimaler Polymorphie (Abb. 4.87) oder bei einem Zustand nach kontralateraler Ablation, oder wenn vor 6 Monaten noch keine Mikroverkalkungen an der fraglichen Stelle zu finden waren. Andererseits wissen wir, daß 10-15 Mikroverkalkungen in einem kleinzystischen („blunt duct"-) Adenoseherd oder aber bei einer sklerosierenden Adenose bzw. bei einem

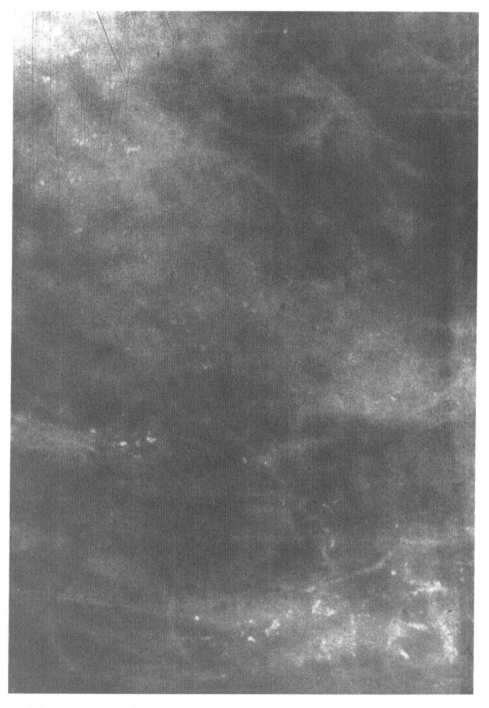

**Abb. 4.89.** Mammogrammausschnitt (Vergr. 4:1). Zahllose flaue, polymorphe Mikroverkalkungen in einem ganzen Quadranten der Brust in milchgangartiger Anordnung (diese ist besonders gut rechts unten zu erkennen). Histologie: ausgedehntes Komedokarzinom ohne Infiltration

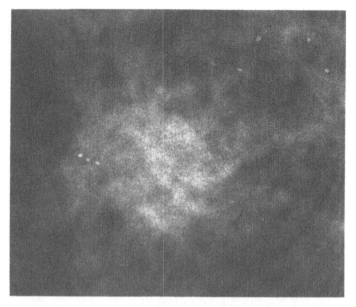

**Abb.4.90.** Mammogrammausschnitt (Vergr. 2:1). 3 linienartig angeordnete punktförmige Mikroverkalkungen bei einem ausgedehnten infiltrativen malignen Prozeß

Fibroadenom keine Seltenheit sind (Abb.4.14, 4.23 a,d u. Abb.5.11). Die Zahl der gruppierten Mikroverkalkungen ist also differentialdiagnostisch irrelevant. Schließlich gibt es intraduktale Karzinome, bei denen – unglücklicherweise – keine Verkalkungen entstehen bzw. zum Zeitpunkt der vorausgegangenen Mammographie *noch* keine Verkalkungen vorhanden waren. Diese Fälle zeigen die Grenzen der Methode.

Wenn das intraduktal wachsende Karzinom die Basalmembran durchbricht und das periduktale Gewebe infiltriert, reagiert der Organismus entweder mit Fibrose (Szirrhus) oder mit der Verflüssigung des pathologischen Gewebes (medulläres oder gelatinöses Karzinom).

In 25% der röntgenologisch infiltrierenden Karzinome sind im eigenen Material intraduktale Mikroverkalkungen maligner Art nachzuweisen.

*Mikrokalzifikationen im männlichen Brustkrebs* werden äußerst selten beobachtet (Rosen et al. 1966, Rocek et al. 1968, Tabàr et al. 1972, Pèntek et al. 1975, Bryant 1981) (Abb.4.93).

„Maligne" Mikroverkalkungen können *nach Bestrahlung*
a) unverändert bleiben,
b) undeutlicher werden, oder
c) vollständig verschwinden. Das Weiterbestehen von Mikroverkalkungen nach Strahlentherapie sagt aber noch nichts über die Tumoraktivität aus (Libshitz et al. 1977).

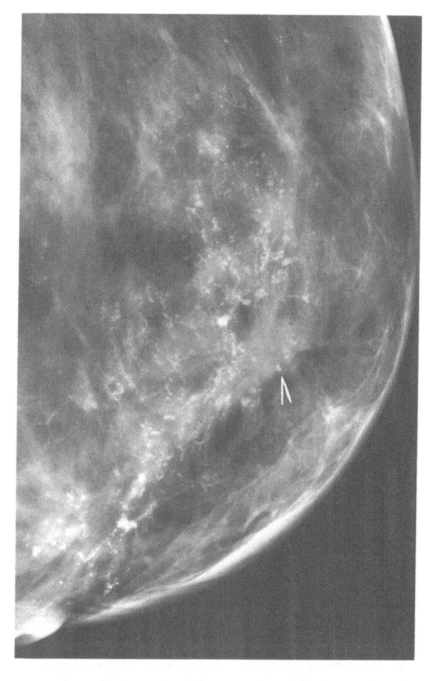

**Abb. 4.91.** Mammogrammausschnitt (Vergr. 1,5 : 1). Ausgedehnte dreieckförmige Gruppe von polymorphen Mikroverkalkungen mit allen röntgenologischen Kriterien des Komedokarzinoms (u. a. inselartige mikrokalkfreie Gebiete innerhalb der Gruppe, „Schwalbenschwanzphänomen"). Sowohl röntgenologisch als auch histologisch war nur an einer Stelle *(Pfeil)* eine Infiltration feststellbar, allerdings auch schon mit Hautverdickung im Sinne einer Lymphangiosis carcinomatosa

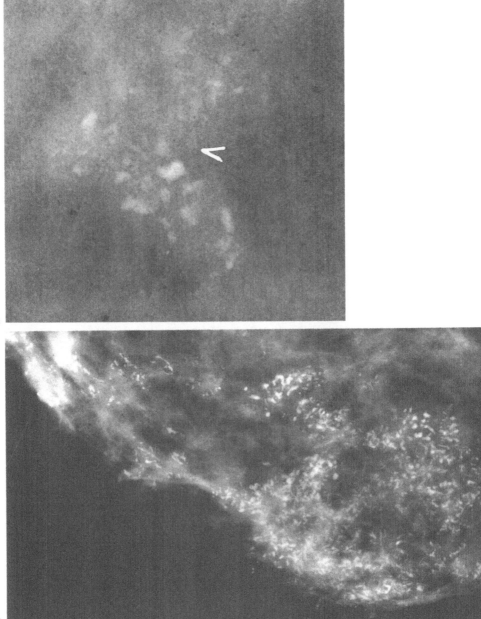

a

b

**Abb. 4.92 a–c.** Mammogrammausschnitte. **a** Kraniokaudal (Vergr. 5:1) aus dem Jahre 1975 (extra muros). Dreieckförmige Gruppe von *verschieden intensiven,* polymorphen Mikroverkalkungen mit dorsaler Einkerbung *(Pfeil)* im Sinne eines Schwalbenschwanzphänomens. Die Veränderung wurde nicht entsprechend gewürdigt. **b** Derselbe Fall (1978) kraniokaudal, minimal vergrößert. Ausgedehnte, dreieckförmige Gruppe von *gleich intensiven,* polymorphen Mikroverkalkungen. Die Spitze des Dreiecks ist auf die Mamille gerichtet, die äußeren Gruppenkonturen sind wellig, 2 dorsale Einkerbungen. Innerhalb der Gruppe inselartige mikrokalkfreie Gebiete. **c** Derselbe Fall (1978) seitlich, minimal vergrößert. Änderung der Gruppenform. Sie ist jetzt keulenförmig, mit einem mamillenwärts gerichteten Fortsatz, dem zu dem befallenen Lobus gehörenden Hauptmilchgang entsprechend. Histologie: Komedokarzinom

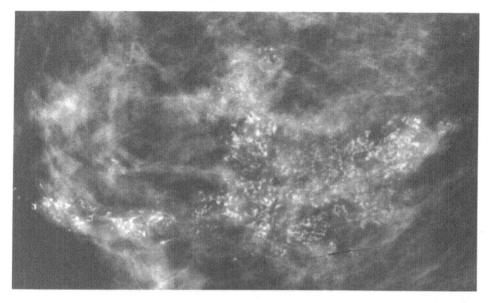

**Abb. 4.92 c**

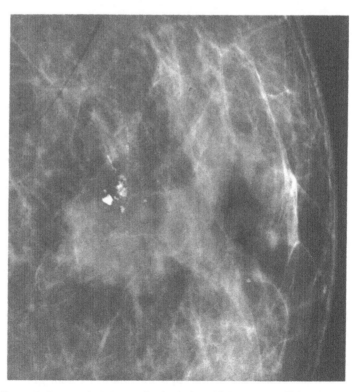

**Abb. 4.93.** Gruppierte Mikroverkalkungen bei einem histologisch verifizierten männlichen Mammakarzinom. Auch hier milchgangartige Anordnung und Polymorphie (Dr. PÉNTEK, Szekszàrd, Ungarn)

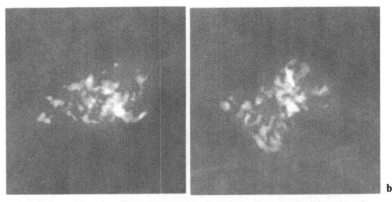

a                                                                              b

**Abb. 4.94a, b.** Mammogrammausschnitte (Vergr. 2:1). **a** Dreieckförmige Gruppe von polymorphen, aber teilweise auffällig groben Verkalkungen innerhalb eines feinen Weichteilschattens.
**b** Propellerförmige Gruppenkonfiguration in der anderen Ebene. Auch der Weichteilschatten hat
seine Form geändert. Histologie: intraduktales, papilläres Karzinom

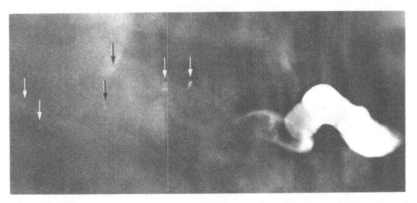

**Abb. 4.95.** Milchgangfüllung' Ausschnitt (Vergr. ca. 3:1). Fast vollständiger Stopp bzw. Kontrastmittelaussparung im Sinus lactifer. Dahinter 6-7 flaue punktförmige Mikroverkalkungen *(Pfeile)* im
Bereich eines ausgedehnten duktalen papillären Karzinoms

### Die Röntgenologie des entarteten solitären Papilloms
### und der entarteten Papillomatose

Entartete Papillome werden in erster Linie durch Milchgangfüllungen entdeckt:
Dabei soll der Röntgenologe das intraduktale Papillom und nicht dessen Dignität
diagnostizieren. Nach eigenen Erfahrungen kann man in 6% der so diagnostizierten
Papillome mit einer Entartung rechnen. Der Anteil aller maligne entarteten Papillome macht in diesem Material unter den Karzinomen 1,4% aus.

Aufgrund der Gruppenformationsanalyse der Verkalkungen wurde vom Autor
röntgenologisch ein intraduktales, papilläres Karzinom entdeckt, dessen Röntgenbild (Abb. 4.94) nach der Gruppenformation einem gewöhnlichen intraduktalen
Karzinom entsprach (Dreieckform in einer, Propellerform in der anderen Ebene)
während die Form der einzelnen Mikroverkalkungen eher denen des Fibroadenoms ähnelte.

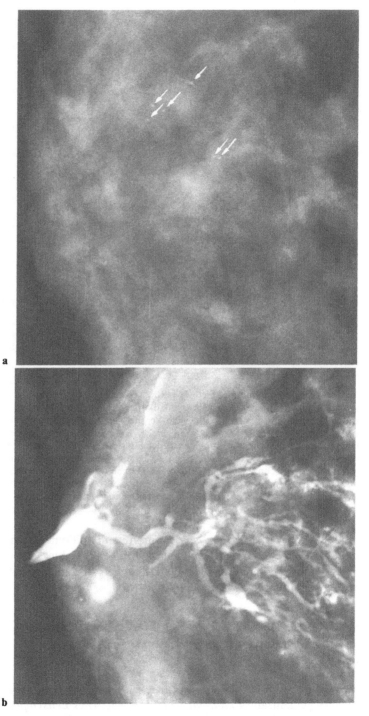

**Abb. 4.96 a, b.** Legende s. S. 134

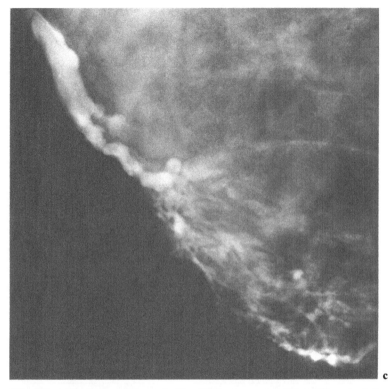

c

**Abb. 4.96. a** Mammogrammausschnitt seitlich, etwas vergrößert. Hin und wieder ganz feine, diffus verstreute punktförmige, flaue Mikroverkalkungen (einige mit Pfeilen markiert). Diese Mikroverkalkungen sind auf keine pathologische Veränderung charakteristisch! **b, c.** Milchgangsfüllungsausschnitte, die gleiche Vergrößerung wie a. **b** seitlich: ungewöhnliche Vergabelungsform des Hauptmilchganges. Die zweitrangigen Milchgänge zeigen feine umschriebene Kontrastmittelaussparungen sowie Kaliberschwankungen auf, die besonders gut auf dem kraniokaudalen Milchgangsfüllungsausschnitt zu sehen sind (**c**). Die Lokalisation des sicher pathologischen Milchganges ist mit der der flauen Mikroverkalkungen identisch. Röntgendiagnose: Pathologischer intraduktaler papillärer Prozeß, histologische Klärung notwendig. Histologie: papilläres Karzinom

Die Mikroverkalkungen bei der entarteten Papillomatose sind punktförmig und spärlich in einem lobusartigen (trapezförmigen?) Gebiet verteilt; sie sind nicht pathognomonisch, ähnliche Mikroverkalkungen sind auch ohne maligne Entartung bei der Papillomatose zu finden (Abb. 4.95 u. 4.96).

## Sekretstau mit und ohne Epithelproliferation verschiedenen Grades bzw. mit Galaktophoritis (sog. Plasmazellmastitis)

### Pathologie

In diesem Abschnitt werden grundverschiedene Prozesse zusammengefaßt, deren einziges gemeinsames *klinisches und pathologisches Leitsymptom das der mit Duktektasie vergesellschafteten Sekretion* ist („Secretory disease" – sekretorische Krankheit, GERSHON-COHEN 1970). Diese Prozesse sind pathologisch entweder auf eine

a) *intraduktale Epithelproliferation* zurückzuführen (und zwar Papillom, Papillomatose; solide, papilläre oder cribriforme Epithelproliferation im Rahmen einer proliferierenden Mastopathie mit/ohne Zelltypien) oder sie sind von
b) *entzündlicher Natur* (z. B. Galaktophoritis, sog. Plasmazellmastitis).

Nicht selten kommen beide Prozesse gleichzeitig vor (Papillom und Galaktophoritis).

*Sekrettropfen* sind histologisch auch normalerweise in jedem Lebensalter in den Drüsenläppchen oder in den kleinen Milchgängen feststellbar.

Aus dieser latenten Sekretion wird nur dann eine klinisch feststellbare, wenn das Sekret über die großen Milchgänge die Mamille erreicht.

Das *flüssige, milchig-weiß-gelbliche* Sekret enthält Eiweiß mit Fett-, Schaumzellen und Zelldetritus. Diese Art von Sekretion kommt fast immer *beiderseitig* aus mehreren Milchgangöffnungen, spontan oder durch Druck provoziert vor.

Als Ursache können auch prolaktinproduzierende Adenome, supraselläre Hypophysentumore, verschiedene Pharmaka (z. B. Psychopharmaka) und Kontrazeptiva in Frage kommen. Die Zahl der Patientinnen mit derartigen Sekretionen nimmt in den letzten Jahren merkbar zu. Karzinome kommen bei dieser Art von Sekretion kaum vor; der Verfasser hat lediglich einen Fall eines papillären Karzinoms mit milchigem Sekret erlebt.

Das *seröse, klare, wäßrige oder bernsteinfarbige, flüssige Sekret* enthält nur wenig Schaumzellen oder Gangepithelien, ist meistens einseitig und stammt aus *einem einzigen* Milchgang. Diese Form wird bei der Mastopathie und bei dem benignen Milchgangpapillom bzw. bei der Papillomatose gefunden, selten bei einem entarteten, bösartigen Papillom oder einer entarteten Papillomatose.

Das *grünliche, gräuliche („schmutzige"), flüssige Sekret* mit viel Schaumzellen und Zelldetritus kommt immer – wenn auch nicht gleich ausgeprägt – beiderseits und aus mehreren Milchgängen bei der Mastopathie vor.

Wenn das retinierte, *immer dicker werdende, gelbliche oder gelbe Sekret* aus dem Milchgang *wie Paste ausdrückbar* ist, kann man die klinische Verdachtdiagnose einer Galaktophoritis (Syn.: Komedomastitis, obliterierende Mastitis, sog. Plasmazellmastitis) stellen. Man tastet dann sehr oft para- oder retromamillär den mit dieser Paste gefüllten Milchgängen entsprechend dicht nebeneinander liegende, bleistiftdicke, wurmartige Verdickungen (sog. Varicozeletumor der Brust, BLOODGOOD 1923). In der Spätphase des Prozesses findet sich durch periduktale Fibrose verursacht eine umschriebene oder vollständige Warzeneinziehung. *Das histologische Bild* dieser abakteriellen Entzündung wird von einer mehr oder weniger ausgeprägten lymphozytären, evtl. plasmazellulären, periduktalen Infiltration gekennzeichnet. (Über die weitere Entwicklung der sog. Plasmazellmastitis wird in Kap. 6 „Verkalkungen bei Fettgewebsnekrosen verschiedener Genese" gesprochen).

Das *blutige Sekret* enthält neben Schaumzellen mit Hämosiderose und Epithelzellen auch Erythrozyten und – fakultativ – Verbände eines Papilloms oder eines malignen Prozesses. Blutiges Sekret tritt nicht ausschließlich bei benignen oder malignen papillären Prozessen auf; man kann dieses Symptom auch ohne galaktographisch nachweisbaren Grund oder aber bei einer Galaktophoritis (sog. *Plasmazellmastitis*) finden, wenn das retinierte Sekret das Milchgangepithel usuriert (GERSHON-COHEN et al. 1956).

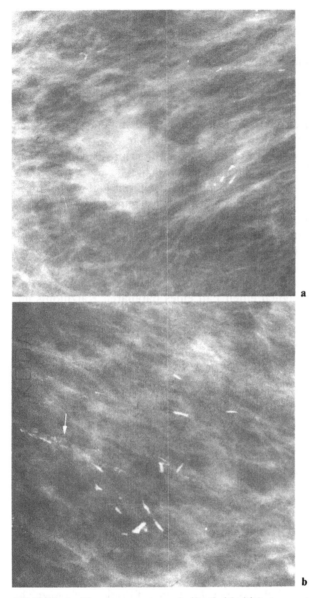

**Abb. 4.97 a, b.** Mammogrammausschnitte (beidseitig) etwas vergrößert. **a** Rechte Seite: hinter dem für solides oder medulläres Karzinom charakteristischen Rundschatten einige linienförmige Mikroverkalkungen. **b** Linke Seite: vorwiegend linienförmige, einige v-förmige Verkalkungen in einer lockeren Gruppe, daneben Gefäßverkalkung *(Pfeil).* Röntgendiagnose: Da rechts ein Karzinom vorhanden ist, sollte man sicherheitshalber auch links eine Probeexzision durchführen, obwohl es sich mit höchster Wahrscheinlichkeit um eine sog. Plasmazellmastitis mit Sekretverkalkungen handelt. Histologie: Rechts: Karzinom und daneben Sekretverkalkungen. Links: Sekretverkalkungen und lymphoplasmozelluläre Infiltration

**Röntgenologie**

Ob mit oder ohne sichtbare Sekretion – das retinierte Sekret kann verkalken (Ingleby u. Hermel 1956). Die nicht gruppierten monomorph linienförmigen, mamillenwärts angeordneten Verkalkungen sind i. allg. unschwer von einem intraduktalen malignen Prozeß zu unterscheiden, es sei denn, daß astförmige Verkalkungen entstehen (Abb. 4.97) oder die Zahl der Mikroverkalkungen zunimmt (Abb. 4.98). Unmöglich kann dagegen die Unterscheidung zwischen eingedicktem Sekret und beginnendem Karzinom sein, wenn die Sekretverkalkungen gruppiert sind.

In diesem Falle ist die Gruppenform meistens dreieckförmig (Abb. 4.99 u. 4.100) oder zeigt sogar eine Formänderung je nach Strahlenrichtung wie bei dem duktalen Karzinom beschrieben (s. S. 89). Wenn noch dazu auch eine deutliche Polymorphie besteht, wird röntgenologisch zwangsläufig die Diagnose eines Karzinoms gestellt: die histologische Diagnose einer Plasmazellmastitis mit eingedicktem Sekret wird dann eine angenehme Überraschung (Abb. 4.101). Falsch-positive Diagnosen dieser Art kommen selten vor, sind aber auch unvermeidbar, da ob verkalktes Komedokarzinom oder aber Komedomastitis: in beiden Fällen werden „Ausgußsteine" in Form von Mikroverkalkungen gesehen. Die obliterierende Komedomastitis kann auch ein intraduktales Papillom mit Verkalkungen nachahmen (Abb. 4.102) und umgekehrt kann hinter einem intraduktalen Papillom (evtl. mit Papillomatose) verkalktes Sekret zur Darstellung kommen (Abb. 4.103). In der unmittelbaren Umgebung des „eingedickten und verkalkten" Sekrets findet der Pathologe entweder ein vollkommen normales Epithel oder aber die ganze Skala zwischen normalem Epithel oder Epitheliose (Mehrschichtigkeit des Epithels) und den Präkanzerosen wie Epithelproliferation, Papillomatose ohne und mit Atypien – Mastopathie III (Abb. 4.104). Wir müssen aber wissen, daß
a) die Übergänge bei diesen histologischen Diagnosen fließend sind,
b) die routinemäßig angefertigten Schnitte nicht unbedingt repräsentativ sind, und
c) die Beurteilung des Proliferationsgrades oft subjektiv gefärbt ist.
Deswegen können die aufgrund von gruppierten Mikroverkalkungen gefundenen benignen epithelialen Prozesse, welchen Proliferationsgrades auch immer, keineswegs als Erfolg der Mikrokalkdiagnostik angesehen werden. Vielmehr werden diese – wie auch aus der Tabelle 4.3 ersichtlich – öfter als bei Mikroverkalkungen neben anderen Röntgensymptomen gefunden. Bestrebungen – wie z. B. von Paterok et al. (1983) – die Zahl der aufgrund von Mikroverkalkungen gefundenen Karzinome mit der der atypischen Epithelproliferationen zu erhöhen („aufzubauschen"), führen nur zur Konfusion.

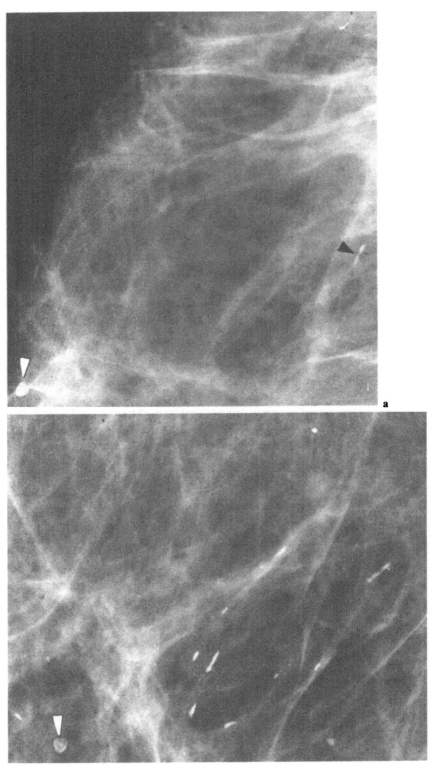

**Abb. 4.98 a, b**

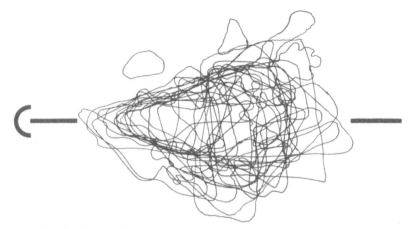

**Abb. 4.99.** Summation der Konturlinien von 29 intraduktal lokalisierten Mikrokalkgruppen gutartiger Herkunft (Sekretstauungen bei Komedomastitis oder intraduktaler Proliferation verschiedenen Grades.) Die dreieckförmigen Konfigurationen beherrschen das Bild

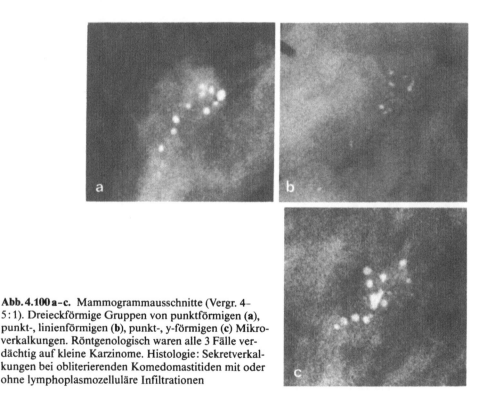

**Abb. 4.100 a–c.** Mammogrammausschnitte (Vergr. 4–5:1). Dreieckförmige Gruppen von punktförmigen (**a**), punkt-, linienförmigen (**b**), punkt-, y-förmigen (**c**) Mikroverkalkungen. Röntgenologisch waren alle 3 Fälle verdächtig auf kleine Karzinome. Histologie: Sekretverkalkungen bei obliterierenden Komedomastitiden mit oder ohne lymphoplasmozelluläre Infiltrationen

◁ **Abb. 4.98 a, b.** Mammogrammausschnitt (etwas vergr.) **a** Retromamilläre Ringverkalkung im Sinne einer liponekrotischen Mikrozyste *(weißer Pfeil).* In Thoraxwandnähe eine linienförmige Verkalkung *(schwarzer Pfeil).* **b** 5 Jahre später unverändert 1 liponekrotische Zyste, 9 linienförmige Verkalkungen. Sicherheitshalber wurde wegen der zahlenmäßigen Zunahme eine Probeexzision empfohlen. Histologie: eingedicktes Sekret mit Plasmazellmastitis

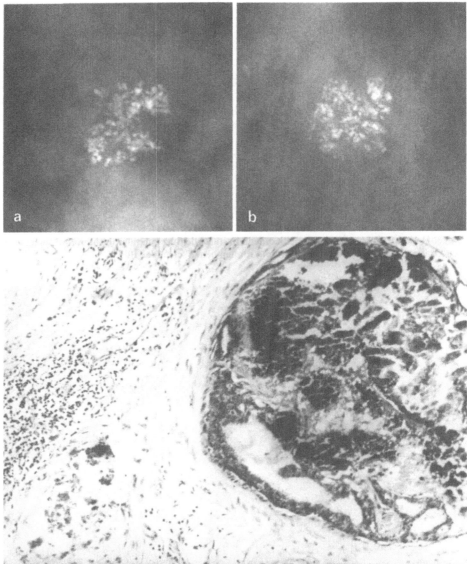

**Abb. 4.101 a–c.** Mammogrammausschnitte. Polymorphe (punkt-, linien-, komma-, astförmige) Mikroverkalkungen in einer 9 mm großen Gruppe, die kraniokaudal propellerförmig (**a**), seitlich quadratisch (**b**) ist. Röntgendiagnose: Komedokarzinom. Histologie: chronische abakterielle Galaktophoritis, Plasmazellmastitis. Im histologischen Bildausschnitt (**c**) (Vergr. 100:1) sieht man die ausgeprägte intraduktale Verkalkung, die lymphoplasmozytäre periduktale Infiltration und eine umschriebene interstitielle Verkalkung (Prof. Dr. CITOLER, Köln)

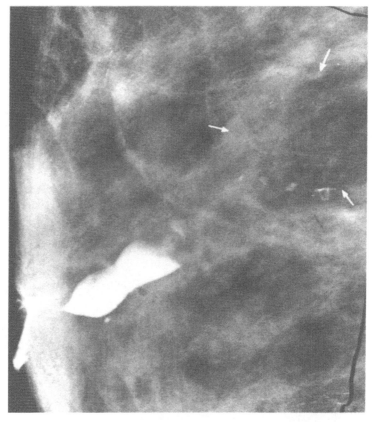

**Abb. 4.102.** Milchgangfüllungsausschnitt (Vergr. ca. 3 : 1). Vollständiger Stopp im Bereich des Sinus lactifer; dahinter, thoraxwärts punktförmige und amorphe Mikroverkalkungen (zwischen Pfeilen), wobei die amorphen wahrscheinlich einem umschrieben verkalkten Arteriaabschnitt entsprechen. Röntgendiagnose: Intraduktales Papillom, Papillomatose? Maligne Entartung? Histologie: obliterierende Mastitis

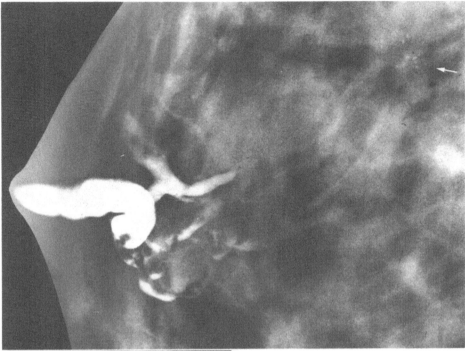

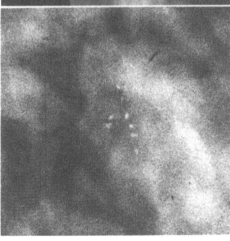

**Abb. 4.103 a, b.** Milchgangsfüllungsausschnitte. **a** Mehrfache „Milchgangamputa-
tionen". Im Sinus lactifer und dahinter gehäufte Kontrastmittelaussparungen. Scheinbar zu diesem Milchgangssystem gehörend
kleine dreieckige Gruppe von etwas polymorphen Mikroverkalkungen *(Pfeil).* (Vergr.
2:1). **b** Die Mikroverkalkungsgruppen in 4fa-
cher Vergrößerung. Röntgendiagnose: Papillomatose. Maligne Umwandlung? Histologie:
Papillome, Papillomatose. Im mikrokalkhaltigen Bereich eingedicktes und offenbar verkalktes Sekret

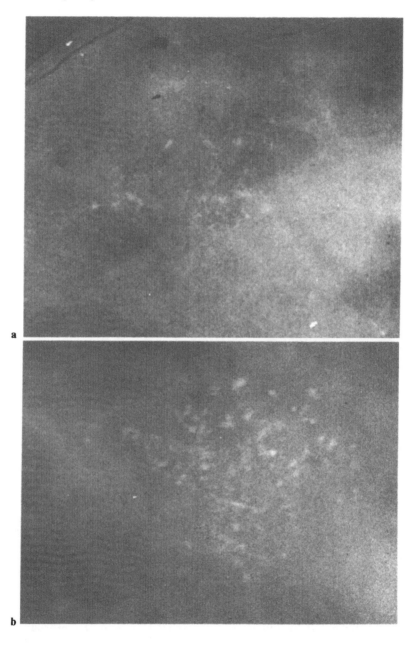

**Abb. 4.104 a, b.** Mammogrammausschnitte. **a** Ausgedehnte dreieckige-rhombusförmige Gruppe von flauen, sicher polymorphen Mikroverkalkungen. Histologie: Multizentrische Papillomatose mit Atypien. (Vergr. 3:1). **b** Ähnliches Bild wie a: sicher rhombusförmige Gruppe von gleichfalls recht flauen, deutlich polymorphen (punkt-komma-linien-astförmigen) Mikroverkalkungen bei einem histologisch verifizierten Komedokarzinom (Vergr. 4,5:1)

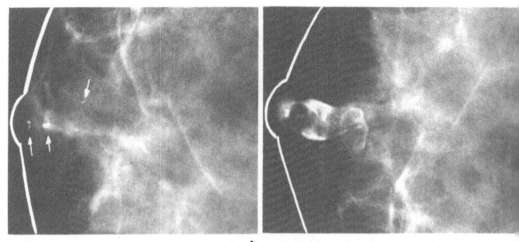

a

**Abb. 4.105.** a Mammogrammausschnitt (Vergr. 3:1). Intramamillär einige punktförmige Mikroverkalkungen *(Pfeile)*. **b** Milchgangfüllungsausschnitt (Vergr. 3:1). Die Mikroverkalkungen liegen innerhalb von einem ausgedehnten intramamillären Papillom. Histologie: sklerosiertes Papillom

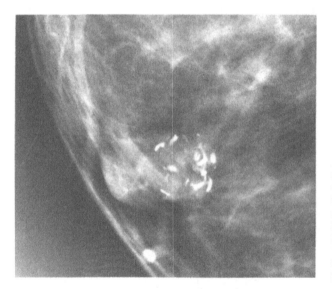

**Abb. 4.106.** Mammogrammausschnitt (Vergr. 2:1). Dicht hinter der nicht ganz korrekt eingestellten Mamille befindet sich ein rundliches Gebilde mit punktlinien-y-förmigen Mikroverkalkungen wie bei dem verkalkten Fibroadenom. Histologie: hyalinisiertes, verkalktes intraduktales Papillom

## Das intraduktale hyalinisierte, sklerosierte Papillom bzw. Fibroadenom

### Pathologie

Das Papillom wird durch ein feingliedriges Astwerk fibroepithelialer Proliferationen gekennzeichnet. Wenn der fibröse, bindegewebige Anteil zuungunsten der epithelialen Komponenten zunimmt, entsteht das sog. sklerosierte Papillom, welches – wenn verkalkt – von einem ausschließlich intraduktal liegenden verkalkten Fibroadenom auch von dem erfahrensten Pathologen nicht zu unterscheiden ist.

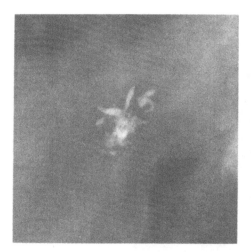 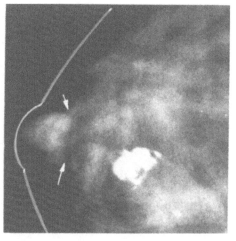

**Abb. 4.107.** Mammogrammausschnitt (Vergr. 3 : 1). Ovaläre Gruppe von polymorphen, amorphen Mikroverkalkungen ohne Weichteilschatten bei einem intrazystischen hyalinisierten Papillom

**Abb. 4.108.** Milchgangfüllungsausschnitt (Vergr. 3 : 1). Mit dem Kontrastmittel konnte man den intramamillären Anteil des Milchganges darstellen. Hinter dem vollständigen Stopp *(Pfeile)* große Kontrastmittelaussparung mit großer scholliger Verkalkung. Histologie: verkalktes Papillom

### Röntgenologie

Die Mikroverkalkungen des hyalinisierten, sklerosierten intraduktalen Papilloms liegen meistens intra- oder retromamillär. Sie können je nach Ausdehnung des Verkalkungsprozesses punktförmig (Abb. 4.105), polymorph (Abb. 4.106 u. 4.107) oder schollig (Abb. 4.108) sein, wobei die schollige von einer liponekrotischen Mikrozyste kaum zu unterscheiden ist. Die Form der Gruppe ist meistens rundlich-ovalär. Bei bestehender Sekretion wird durch Galaktographie die intraduktale Lokalisation der Veränderung und eine korrekte Diagnose möglich.

\*\*\*

Gleichzeitig beiderseits im milchproduzierenden und milchableitenden System entstehende Verkalkungen können bei primärem (MARINESEN u. DAMIAN, 1984) und sekundärem Hyperparathyreoidismus gefunden werden. Daß bei diesem Krankheitsbild Weichteilverkalkungen (Arteria, Kornea, Konjunktiva, Gelenkkapsel, Haut, Lunge, Herz) entstehen können, ist bekannt. Von einem Fall eines sekundären Hyperparathyreoidismus in dem beiderseits ausgedehnte Verkalkungen *innerhalb der Lobuli und der Milchgänge* entstanden sind, berichten SANG Y HAN u. WITTEN (1977). Interessant ist, daß bei diesem Fall die Ausdehnung der Verkalkungen nach 20monatiger Dialysebehandlung deutlich zurückgegangen ist. Gleichfalls aufgrund der Störung im Kalzium-Phosphat-Parathormon-Stoffwechsel wegen Niereninsuffizienz entstand bei einer 42jährigen Frau die ausgedehnte Verkalkung beider Brüste mit gleichzeitiger Arteriaverkalkung. Diese Veränderungen sind in Abb. 4.109 zu sehen.

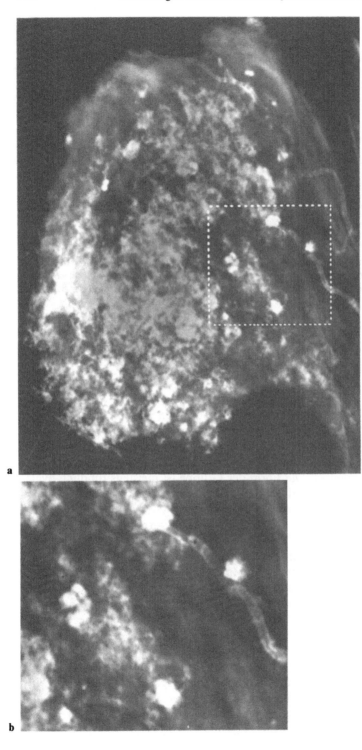

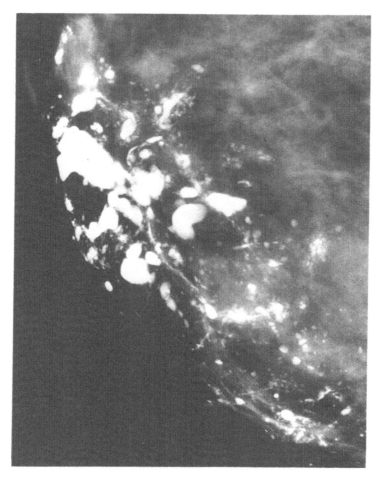

**Abb. 4.110.** Mammogrammausschnitt. Zustand nach Milchgangsfüllung mit Lipiodol vor 5 Jahren (extra muros). Kleinere und größere Zysten sowie Milchgänge kommen zur Darstellung. Die kleineren Zysten zeigen hin und wieder eine lobuläre Anordnung mit Trennwänden auf

Ein ähnliches Bild kann nach einer Lipiodolgalaktographie entstehen (Abb. 4.110), allerdings ohne interstitielle bzw. Gefäßverkalkungen. Dieses Verfahren wird nur von wenigen Kollegen und auch nur selten praktiziert. Da bei dem primären und sekundären Hyperparathyreoidismus die Verkalkungen beiderseits vorkommen, während sie bei der Lipiodolgalaktographie unilateral sind, wird die Differentialdiagnose nicht schwierig.

◁ **Abb. 4.109. a** Mammogramm (etwas verkleinert). Die Analyse der diffusen Verkalkungen zeigt, daß sie teils mit Sicherheit in zystisch erweiterten Lobuli liegen, teils auch intraduktal. Ein Teil der Verkalkungen ist nicht sicher dem milchproduzierenden/ableitenden System zuzuordnen (interstitielle Verkalkungen?) Außerdem: Arteriaverkalkung. **b** Ausschnitt (Vergr. 3:1). Verkalkungen innerhalb von kleinen lobulären Zysten, wobei die interzystischen Trennwände zu sehen sind, auch verkalkte Milchgänge sind identifizierbar. Klinische Diagnose: Niereninsuffizienz, Hyperparathyreoidismus mit Osteopathie (Prof. Dr. STEGMANN, Düsseldorf)

# 5 Verkalkungen in den intra-/perikanalikulären Fibroadenomen

Eine sowohl didaktisch als auch pathogenetisch richtige Eingliederung der Verkalkungen des Fibroadenoms in die Struktur dieses Buches ist unmöglich. Da das Fibroadenom aus dem Mantelgewebe der Drüsenläppchen entsteht, müßte es aus pathogenetischer Sicht im Kapitel „Verkalkungen lobulären Ursprungs" besprochen werden. Andererseits aber enthält das Fibroadenom Milchgänge oder milchgangartige Spalten (canaliculi), so daß es angebracht wäre, es in dem Kapitel „Verkalkungen intraduktalen Ursprungs" zu erörtern. Als einzige Lösung bietet sich an, den Verkalkungen dieses janusköpfigen Tumors ein eigenes Kapitel zu widmen.

## Pathologie

Das Fibroadenom, dritthäufigste Erkrankung der weiblichen Brust, ist ein aus mesenchymalen und epithelialen Anteilen bestehender Mischtumor. Klinisch wird er meistens als 1–2 cm großer, rundlicher-ovalärer, elastischer, glatter, gut beweglicher Knoten getastet, wobei hormonell bedingt eine vorübergehende Vergrößerung oder Schmerzhaftigkeit beobachtet werden kann. Oft werden klinisch okkulte Fibroadenome durch die Mammographie festgestellt.

Das Fibroadenom entsteht aus einer zur Konfluenz neigenden Hyperplasie des Mantelgewebes der Drüsenläppchen (s. S. 29) und ist nach McDIVITT et al. (1968) anfänglich von dem Myoepithelialtumor nach HAMPERL (1939), d. h. von der tumorartigen sklerosierenden Adenose, nicht zu unterscheiden. Die hormonell bedingte Verquellung bzw. Proliferation des Mantelgewebes umgibt die Azini und die terminalen Gänge und führt zu deren spaltförmigen Kompression. Diese spaltartigen Strukturen werden von den Pathologen als „Canaliculi" bezeichnet. Wenn das hypertrophierte, quellende, neu gebildete Bindegewebe in die Lichtungen dieser „Canaliculi" (Spalten bzw. Gänge) hineinwächst und diese quasi auspolstert, wird vom *intrakanalikulären* Fibroadenom gesprochen. Wenn aber die Neubildung von den retikulären und kollagenen Fasern die „Canaliculi" (Spalten bzw. Gänge) freiläßt und diese Gangstrukturen - zwar mehr oder weniger komprimiert -, aber erhalten bleiben, spricht man vom perikanalikulären Fibroadenom.

Während also bei dem intrakanalikulären Fibroadenom der mesenchymale Anteil überwiegt, beherrscht bei dem perikanalikulären Typ der drüsige (adenotische) Anteil das Bild. Meistens finden sich jedoch Mischformen. Die Lichtungen der erhalten gebliebenen Drüsengänge oder Spalten („Canaliculi") sind mit einem Epithel ausgekleidet, das 2reihig sein kann oder aber durch den Außendruck des fibrösen Gewebes atrophisch ist. Das Epithel kann, besonders bei jüngeren Frauen, eine erhöhte Proliferation aufweisen und sogar - wenn auch sehr selten - maligne entarten. Berichte wie von EGGER u. MÜLLER (1977) über eine 20–30%ige Koinzidenz zwischen Fibroadenom und Karzinom können durch eigene Erfahrung nicht bestätigt werden. In intrakanalikulären Fibroadenomen können Zysten entstehen und nach BÄSSLER (1978) kann in etwa ¼ der Tumore auch Sekret sowohl in diesen Zysten als auch in ektatischen Spalten beobachtet werden. Kalkablagerungen können hier auf dem Boden dieser eingedickten retinierten Sekretreste oder vom Zelldetritus entstehen. Auch die mesenchymalen Bestandteile des Fibroadenoms können verkalken, wenn es zu regressiven Veränderungen und Hyalinose kommt. Verkalkungen beim Fibroadenom können gleichfalls bei Nekrosen infolge Zirkulationsstörungen entstehen (nekrobiotische Verkalkung).

**Röntgenologie**

Die Verkalkungsformen der Fibroadenome im Röntgenbild beruhen sowohl auf den *verschiedenen Lokalisationen* der Verkalkungen innerhalb des Fibroadenoms als auch den pathologischen Vorgängen. Man kann diese nicht mehr wie früher (HOEFFKEN u. LANYI 1973) summarisch als Folgezustand nekrobiotischer Prozesse auffassen, sondern man muß differenzieren zwischen
1) Sekretverkalkungen der in dem Fibroadenom existierenden
    a) Zysten bzw.
    b) milchgangartigen Strukturen;
und
2) den Verkalkungen in
    a) dem hyalinisierten oder nekrotisierten Stroma bzw.
    b) der kapselartigen Begrenzung des Tumors.
Während letztere (unter Punkt 2) i. allg. leicht zu erkennen sind, können die Verkalkungen in Zysten und milchgangartigen Strukturen zu erheblichen, manchmal röntgenologisch unlösbaren differentialdiagnostischen Schwierigkeiten führen, besonders wenn sie noch sehr klein sind und ein milchgangkarzinomähnliches Muster aufzeigen.
   Um diese differentialdiagnostischen Schwierigkeiten klar darzustellen, sollen die folgenden Angaben dienen: Unter 297 wegen gruppierter Mikroverkalkungen in der Universitäts-Frauenklinik Köln operierten Fällen waren 18 Fibroadenome, von diesen wurden in einem „Blindversuch" (also ohne Kenntnis der histologischen Diagnosen) vom Verfasser 11 als Fibroadenome identifiziert und somit als nicht PE-würdig eingestuft. Bei weiteren 7 Fällen war aber eine verbindliche Diagnose nicht zu stellen, weil weder die Form der Gruppe noch die Form der einzelnen Verkalkungen eine einwandfreie Differenzierung erlaubte (LANYI u. NEUFANG 1984). Ähnliche eigene Erfahrungen wurden bei einer Untersuchungsserie in der Katholischen Universität Nijmegen/Niederlande gemacht, wobei von 6 wegen Mikroverkalkungen operierten Fibroadenomen nur 3 als solche identifizierbar waren.

**Analyse der Gruppenformation der Verkalkungen bei Fibroadenomen.** In der überwiegenden Anzahl der Fälle sind die Verkalkungen rundlich gruppiert und sehr oft mit einem mehr oder weniger deutlichen Weichteilsaum umgeben bzw. innerhalb eines rundlichen Weichteilschattens gelegen (Abb. 5.1 u. 5.2). Wenn die Konturen

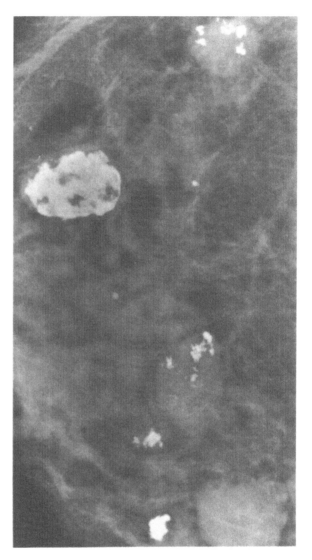

**Abb. 5.1.** Mammogrammausschnitt (minimal vergrößert). Multiple Fibroadenome, rechts unten
ohne Verkalkung, daneben sowie
rechts oben vollkommen oder fast
vollkommen verkalkte Fibroadenome; 3 weitere sind teils verkalkt

des Weichteilschattens scharf sind und sogar ein Halosymptom, also ein Fettsaum
um dem Tumorschatten (sog. „Sicherheitssaum") vorliegt, ist die Differenzierung
zwischen medullärem Karzinom und Fibroadenom einfach. Schwierig wird diese
Abgrenzung aber, wenn die Konturen mehr oder weniger verschwommen sind, der
„Sicherheitssaum" unterbrochen ist, der Weichteilschatten fehlt (Abb. 5.3), besonders aber dann, wenn die Gruppe zu klein ist, um eine zuverlässige Formanalyse zu
ermöglichen (Abb. 5.4) oder die Verkalkungsgruppe dreieckförmig ist (z. B. von den
oben erwähnten 7 Fällen der Universitäts-Frauenklinik Köln 4mal, von den 3 Fällen aus Nijmegen 1mal) (Abb. 5.3 b, 5.5 u. 5.6).

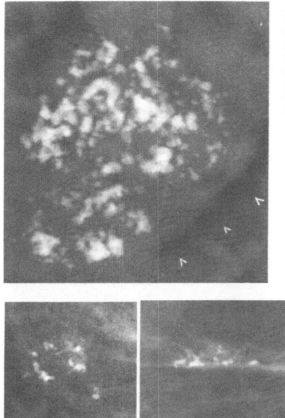

**Abb. 5.2.** Mammogrammausschnitt. Rundliche Gruppe von polymorphen (punkt-, linien-, komma-, v-förmigen) Mikroverkalkungen innerhalb eines flauen, teils mit Fettsaum *(Pfeile)* umgebenen Weichteilschattens. Originalgröße: 2 cm Durchmesser. Die Verkalkungen sind plumper als es beim Karzinom gewöhnlich ist

a     b

**Abb. 5.3 a, b.** Mammogrammausschnitte (Vergr. ca. 3:1). **a** Kraniokaudal: rundliche Gruppe von 5-6 polymorphen (punkt-, linien-, v-förmigen) Mikroverkalkungen. Daneben 2 punktförmige Mikroverkalkungen. **b** Seitlich: die Gruppenform ist dreieckig! Kein Weichteilschatten! Histologie: hyalinisiertes und verkalktes Fibroadenom

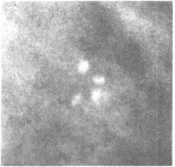

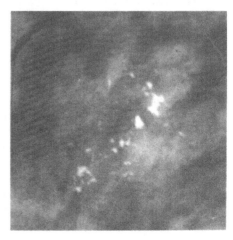

Abb. 5.4     Abb. 5.5

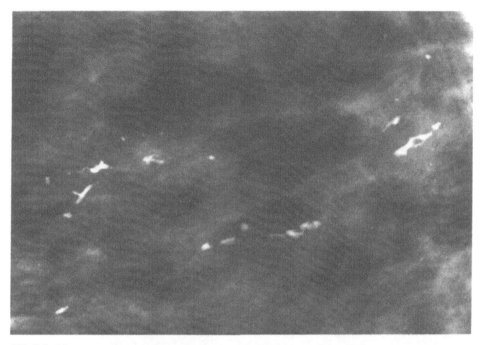

**Abb. 5.6.** Mammogrammausschnitt (Vergr. 3:1). Polymorphe (punkt-, linien-, wurm-, y-förmige) Mikroverkalkungen in einer lockeren, überwiegend dreieckigen Gruppe. Kein Weichteilschatten! Histologie: hyalinisiertes Fibroadenom

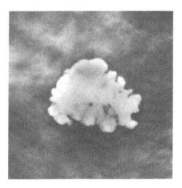

**Abb. 5.7.** Mammogrammausschnitt (Originalgröße). Ovaläre Gruppe von dicht nebeneinander liegenden Verkalkungen, die voneinander durch feine Trennwände separiert sind. Die Verkalkungen lagen in großen Hohlräumen innerhalb des histologisch verifizierten Fibroadenoms

◁ **Abb. 5.4.** Mammogrammausschnitt (Vergr. ca. 4:1). 5 punktförmige Mikroverkalkungen in einer kleinen Gruppe, deren Form nicht beurteilbar ist. Histologie: Fibroadenom

◁ **Abb. 5.5.** Mammogrammausschnitt (Vergr. 3:1). Dreieckförmige Gruppe von polymorphen (punkt-, linien-, v-förmigen und amorphen) Mikroverkalkungen ohne Tumorschatten. Röntgenologisch Verdacht auf intraduktales Karzinom. Histologie: hyalinisiertes und verkalktes Fibroadenom. Eine Differentialdiagnose ist röntgenologisch nicht möglich

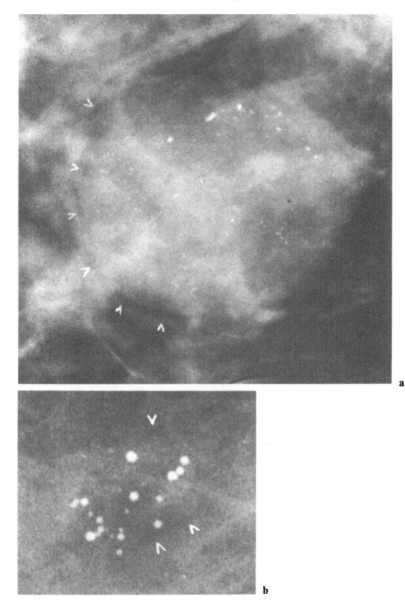

a

b

**Abb. 5.8 a, b.** Mammogrammausschnitte. **a** Teils glatt konturierter Rundschatten mit Fettsaum *(Pfeile)* und mit feinen punktförmigen Mikroverkalkungen bei einem Fibroadenom mit kleinen zystischen Hohlräumen mit Sekret und Verkalkungen (Vergr. 3:1). **b** Rundliche bis ovaläre Gruppe von etwa 30 kleineren und größeren, ausschließlich rundlichen Mikroverkalkungen. Auch hier sieht man einige Trennwände zwischen den Verkalkungen! Ein flauer, ovalärer Schatten mit feinem Fettsaum umgeben *(Pfeile)* ist zu ahnen. Histologie: Fibroadenom mit zystischen Hohlräumen mit Sekret und Verkalkungen (Vergr. 4:1)

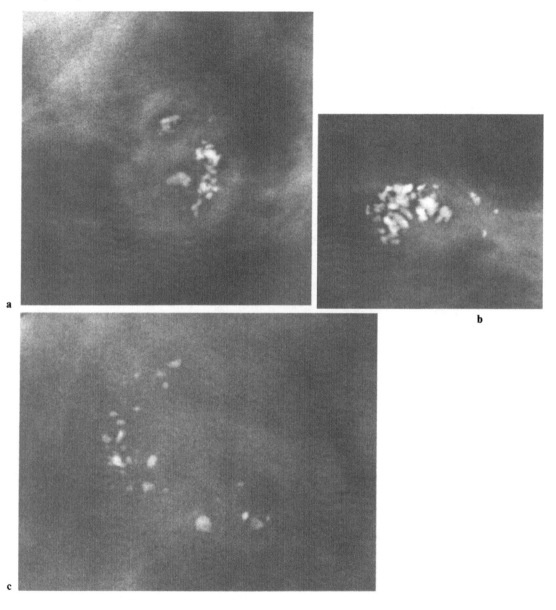

**Abb. 5.9 a–c.** Mammogrammausschnitte. **a** Polymorphe (punkt-, linien-, v- und y-förmige) Mikroverkalkungen innerhalb eines 6 mm großen Schattens. **b** Polymorphe (punkt-, linien-, v-förmige
und amorphe) Mikroverkalkungen innerhalb eines 1 cm großen Rundschattens. Die Gruppenformation hat einen ovalären Charakter. **c** Bogenförmige Anordnung der etwa 1 cm großen Gruppe
von vorwiegend punktförmigen, minimal polymorphen (eine Linien-, eine V-Form) Mikroverkalkungen. Ein rundlicher Tumorschatten ist nur schemenhaft zu sehen. Histologisch erwiesen sich alle 3 Fälle als Fibroadenome

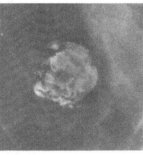

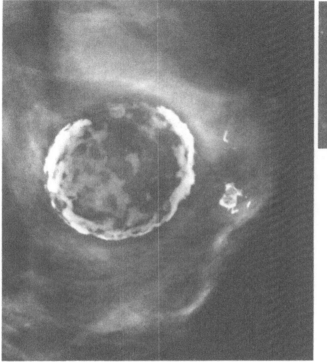

a

**Abb. 5.10. a** Mammogrammausschnitt (Originalgröße). Vollständig verkalktes Fibroadenom. Auch hier sind einige große, y-förmige Verkalkungen, daneben aber dicke, schalenartige, kapselförmige Verkalkung zu sehen. **b** Mammogrammausschnitt (etwas verkleinert). Vollständig verkalktes Fibroadenom, an die Schale der Auster erinnernd. (Aus: HOEFFKEN u. LANYI 1973)

### Formanalyse der Mikroverkalkungen beim Fibroadenom

*Zystische Verkalkungen*

Die zystischen Verkalkungen entstehen in den Zysten des vorwiegend intrakanalikulären Fibroadenoms (BÄSSLER 1978) und entsprechen verkalktem Sekret. Sie sind rundlich, können ganz fein punktförmig sein oder aber groß und dicht nebeneinander stehend, evtl. gleich groß.

In solchen Fällen kann man zwischen den Zysten die Trennwände erkennen, so daß ein morulaähnliches Bild wie bei der kleinzystischen Adenose entsteht (Abb. 5.7). Auch in den zystisch erweiterten, durch zwischengelagertes Bindegewebe auseinandergedrängten „dissoziierten" Drüsenazini des vorwiegend perikanalikulären Fibroadenoms kann es zu nebeneinander liegenden, punktförmigen Mikroverkalkungen kommen (Abb. 5.8).

*Intrakanalikuläre Verkalkungen*

Bei den perikanalikulären – oder vorwiegend perikanalikulären – Fibroadenomen bleibt die Gliederung des Drüsenbaumes mehr oder weniger erhalten. Freilich kön-

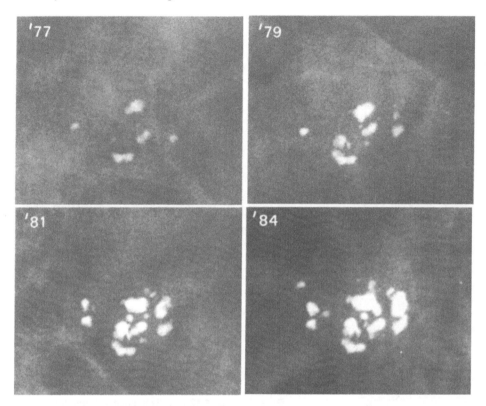

**Abb. 5.11.** Mammogrammausschnitte (Vergr. 4:1). Zunahme der Mikroverkalkungen bei einem Fibroadenom innerhalb von 7 Jahren. Man kann die Entstehung der ovalären Gruppenform sowie die der Polymorphie der groben Mikroverkalkungen beobachten

nen hier im Falle einer Sekretverkalkung genauso linien-, v-, w-, z-förmige Verkalkungen entstehen wie bei dem Komedokarzinom (Abb. 5.3, 5.5, 5.6, 5.9) was auch verständlich ist, wenn man bedenkt, daß es sich bei beiden Verkalkungsformen um „Ausgußsteine" von Gangsystemen handelt. Die intrakanalikulären Verkalkungen des Fibroadenoms sind jedoch meistens gröber, plumper als die des intraduktalen Karzinoms; sie sehen aus, als ob es sich um eine „schlechte Kopie", handelte; manchmal sind sie aber anderen Verkalkungen täuschend ähnlich, besonders die winzigen Fibroadenome sind nicht von kleinen Karzinomen zu unterscheiden. Es kann auch vorkommen, daß die feinen polymorphen, karzinomcharakteristischen Mikroverkalkungen ihre wahre intrakanalikuläre Lokalisation innerhalb eines Fibroadenoms lediglich durch die rundliche Gruppenformation verraten, die beim Karzinom erfahrungsgemäß nie vorkommt.

*Stromaverkalkungen*

Die auf Zirkulationsstörungen zurückzuführenden nekrobiotischen Verkalkungen, bzw. die des hyalinisierten sklerosierten Stromas sind weder punktförmig noch linien- oder astförmig, sondern amorph, mehr oder weniger homogen, an die äußere

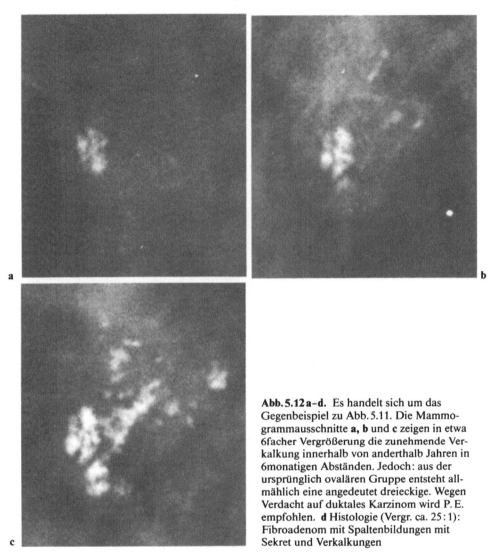

a

b

**Abb. 5.12 a–d.** Es handelt sich um das Gegenbeispiel zu Abb. 5.11. Die Mammogrammausschnitte **a, b** und **c** zeigen in etwa 6facher Vergrößerung die zunehmende Verkalkung innerhalb von anderthalb Jahren in 6monatigen Abständen. Jedoch: aus der ursprünglich ovalären Gruppe entsteht allmählich eine angedeutet dreieckige. Wegen Verdacht auf duktales Karzinom wird P. E. empfohlen. **d** Histologie (Vergr. ca. 25:1): Fibroadenom mit Spaltenbildungen mit Sekret und Verkalkungen

c

**Abb. 5.13.** Verkalkter fibroadenomartiger Tumor der Mamille mit knochenbildender chronischer ▷ Hautentzündung. (Vergr. 4:1). (Dr. HENDRIKS, Nijmegen, Niederlande)

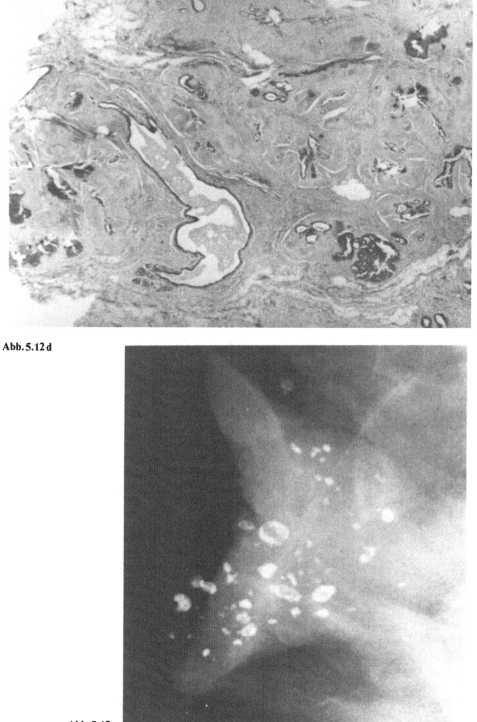

**Abb. 5.12 d**

**Abb. 5.13**

Schale der Auster erinnernd (Abb. 5.10), oder, wenn nur in der Kapsel des Fibroadenoms lokalisiert, halbmondförmig.

*Mischformen*

Mischformen gibt es oft, sie sind nicht selten auch nebeneinander zu beobachten
(Abb. 5.1).

***

Die von MENGES et al. (1976) bei intraduktalen Karzinomen beschriebene zahlenmäßige Zunahme der Mikroverkalkungen ist nicht selten auch bei Mammographie-
kontrollen von Fibroadenomen zu beobachten, jedoch muß man meistens deswegen keine histologische Klärung veranlassen (Abb. 5.11). Nur selten führt die zahlenmäßige Zunahme der Mikroverkalkungen eines Fibroadenoms zur Probeexzision wegen Verdacht auf ein Komedokarzinom wie z. B. bei Abb. 5.12. Am Anfang
waren die Verkalkungen von mir als Fibroadenom gedeutet (a.) und es wurde eine
Sicherheitskontrolle empfohlen. Sechs Monate später (b.) wurde die zahlenmäßige
Zunahme nicht wahrgenommen; 1 Jahr später (c.) habe ich gedacht, ein duktales
Karzinom übersehen zu haben (angedeutet dreieckige Gruppenformation, Polymorphie). Histologie: Fibroadenom (d.)

***

Während das Adenom der Mamille eine nicht ganz seltene Krankheit ist (KINDER-
MANN u. RUMMEL haben 1973 199 Beobachtungen veröffentlicht), stellt das Fibroadenom im Bereich der Mamille oder der Areola eine ausgesprochene Rarität dar
(Abb. 5.13). Die kleineren-größeren, scholligen rundlichen-ovalären Verkalkungen
mit vorwiegend zentralen Aufhellungen liegen im Bereich der eingezogenen Mamille sowie des Warzenhofes. Histologisch entsprach die Veränderung einem fibroadenom*artigen* Tumor der Mamille sowie einer knochenbildenden chronischen
Hautentzündung (R. HOLLAND Nijmegen, persönliche Mitteilung).

# 6 Verkalkungen außerhalb des milchproduzierenden und -ableitenden Systems

## 6.1 Verkalkungen bei Fettgewebsnekrosen verschiedener Genese

### Pathologie

Verkalkungen entstehen bei Fettgewebsnekrosen – unabhängig von der auslösenden Noxe – immer nach dem gleichen Muster:

*In der Läsionsphase* wird die Membran der Fettzellen lädiert, aus den Zellen tritt Neutralfett aus.

*In der Resorptionsphase* räumen Lipophagen das freigewordene Neutralfett ab. Es bilden sich Fettvakuolen, die von Makrophagen, *Plasmazellen* und Leukozyten umgeben sind.

*In der Reparationsphase* erscheinen mit zunehmender Resorption des Fettes Fibroblasten im Randgebiet der Vakuolen, die die kleineren oder größeren Hohlräume kapselartig abgrenzen bzw. vernarben. In der Bindegewebskapsel oder im Narbengewebegeflecht können sich Kalksalze niederschlagen; außerdem werden eine Hämosiderose, nadelförmige „doppelbrechende" Fettsäurekristalle und makrophagenreiche Granulome beobachtet.

### Röntgenologie

Im Röntgenbild manifestieren sich die liponekrotischen Verkalkungen entweder als
1) verkalkte Makro- und Mikrozyste(n), oder als
2) amorphe Verkalkungsgruppe.

**Verkalkte liponekrotische Mikro- und Makrozysten,** erstmals von LEBORGNE (1967) beschrieben, können auftreten nach
a) Traumen wie Verletzung, Probeexzision, primärer Strahlenbehandlung (BASSETT et al. 1982), plastische Operation,
b) bakteriellen (z. B. acute Mastitis mit Abszedierung) und abakteriellen (sekretorische Krankheit - sog. Plasmazellmastitis -, geplatzte Zyste, nicht eitrige Pannikulitis oder M. Pfeifer-Weber-Christian) Entzündungen.

Obwohl alle diese Verkalkungen als gemeinsames Merkmal eine rundliche ovaläre Form erkennen lassen, unterscheiden sie sich nach Zahl, Größe und Homogenität erheblich.

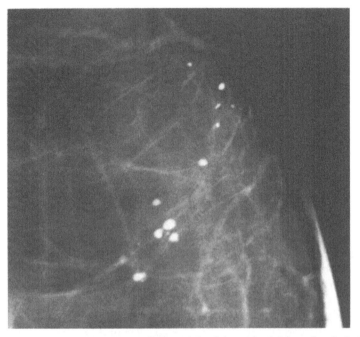

**Abb. 6.1.** Mammogrammausschnitt (minimal vergrößert). Liponekrotische Mikrozysten im PE-Bereich, dem Narbenzug entsprechend linienförmig angeordnet

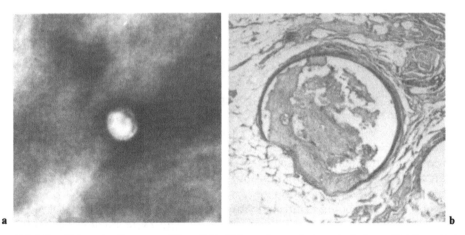

a                                                                          b

**Abb. 6.2. a** Präparatradiogramm (Vergr. 3.1). Neben einem röntgenologisch verdächtigen Befund von gruppierten Mikroverkalkungen (histologisch: schwere Papillomatose) wurde diese liponekrotische Mikrozyste gefunden und feingeweblich untersucht. **b** Man sieht röntgenologisch und histologisch ein völlig identisches Bild: die ringförmige Verkalkung im Röntgenbild entspricht der verkalkten Kapsel, die intrazystische, amorphe Verkalkung dem Granulationsgewebe innerhalb der liponekrotischen Zyste (Vergr. ca. 40:1)

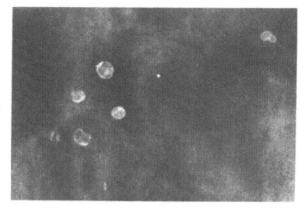

**Abb. 6.3.** Mammogrammausschnitt (minimal vergrößert). Gruppierte liponekrotische Mikrozysten ohne bekannte Traumatisation. Etwa gleichgroße Ringverkalkungen mit mehr oder weniger ausgeprägten intrazystischen Verkalkungen des Granulationsgewebes

*Liponekrotische Mikrozysten*

Bei 1044 nacheinander folgenden Mammographien wurden im eigenen Material insgesamt 90 mal liponekrotische Mikrozysten gefunden (8,6%). Es handelt sich also um einen alltäglichen Befund. In der überwiegenden Anzahl der Fälle (73) waren die liponekrotischen Mikrozysten solitär, seltener (n = 7) in Gruppen angeordnet oder diffus verteilt (n = 9). Nur einmal unter diesen 90 Fällen konnte eine Gruppe von liponekrotischen Mikrozysten im Narbenbereich festgestellt werden (Abb. 6.1). Bei einem weiteren Fall konnte ein zwischenzeitliches stumpfes Trauma als Ursache für die bei einer Kontrolluntersuchung neu aufgetretenen liponekrotischen Mikrozysten angenommen werden. Bei allen anderen Fällen war anamnestisch keine spezifische Ursache für die Entstehung dieser auffällig fast immer gleichgroßen (2–3 mm im Durchmesser) Verkalkungen ausfindig zu machen. Daß es sich hier um sog. „stille Traumata", also von den Patientinnen schon vergessene Verletzungen handeln könnte, kann man eigentlich bei der großen Zahl der Fälle ausschließen und vielmehr annehmen, daß diese bläschenförmigen, verkalkten Fettgewebsnekrosen durch spontanes Zerplatzen kleiner mastopathischer Zysten oder im Gefolge eines sog. Retentionssyndroms, analog zu der sog. Plasmazellmastitis, entstehen (s. S. 135). Es läßt sich dadurch aber noch immer schwer erklären, warum bei einem Zwillingsschwesternpaar genau an der gleichen Stelle rechts oben außen jeweils eine liponekrotische Mikrozyste zu finden war. Liponekrotische Mikrozysten kommen solitär (Abb. 6.2), gruppiert (Abb. 6.3) oder diffus (Abb. 6.4) vor. Sie zeigen röntgenologisch meistens eine zentrale Aufhellung oder innerhalb der Ringverkalkung einige punktförmige oder amorphe Verkalkungen.

Die histologische Untersuchung dieser Veränderungen ist ihrer harten Konsistenz wegen kaum durchführbar, da sie von dem Mikrotom aus dem Paraffinblock „herausgehobelt" werden. Die Abb. 6.2 b ist CITOLER zu verdanken, der mit vorheriger Ultraschallbehandlung die Kalksalzkruste der liponekrotischen Zyste soweit aufweichen konnte, daß histologische Schnitte gemacht werden konnten. Demnach handelt es sich bei der amorphen zentralen Verkalkung um Verkalkung des intrazystischen Granulationsgewebes.

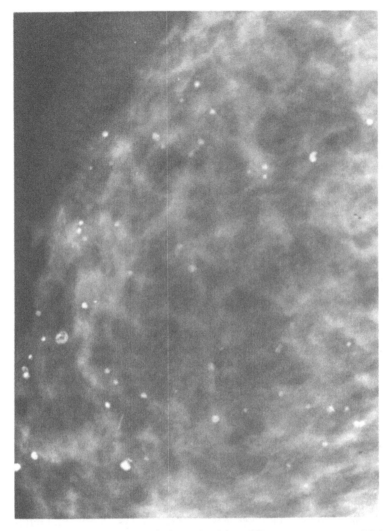

**Abb. 6.4.** Mammogrammausschnitt. Zahlreiche, diffus verstreute, etwa gleichgroße, liponekrotische Mikrozysten, teilweise vollkommen verkalkt. Die Veränderungen kommen beidseitig vor. Anamnestisch kein Trauma

Manchmal ist bei Kontrollmammographien das Verschwinden und Wiederauf-
treten von liponekrotischen Mikrozysten zu beobachten. Auch die Entstehung der
liponekrotischen Mikrozysten nach Operationen kann gelegentlich beobachtet werden (Abb. 6.5-6.7). Auch in der Umgebung von linienförmigen Sekretverkalkungen
sind oft bläschenartige, manchmal etwas oväläre Verkalkungen zu finden. Diese
entsprechen gleichfalls liponekrotischen Mikrozysten, die dadurch entstanden sind,
daß das Sekret über die Milchgangwand hinaus in das umgebende Gewebe austrat
und dort eine umschriebene sog. „chemische", abakterielle Entzündung verursach-
te (Abb. 6.8). Die früher verwendete Bezeichnung der Plasmazellmastitis für das Zu-

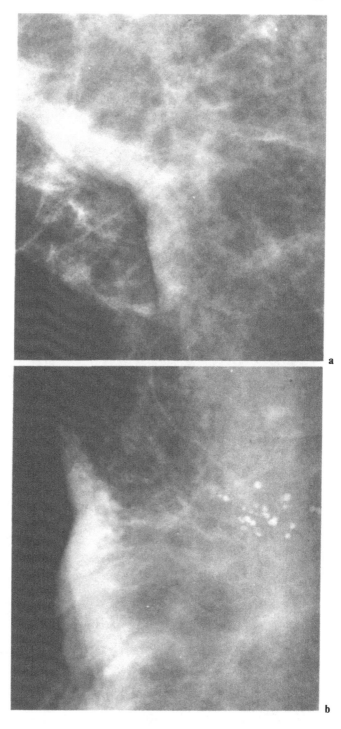

**Abb. 6.5 a, b.** Mammogrammausschnitte (Vergr. ca. 3:1). **a** Zustand nach PE retromamillär vor 6 Monaten. Narbige Veränderungen mit Einziehung der Mamille. **b** 3 Jahre später im PE-Bereich zahlreiche liponekrotische Mikrozysten

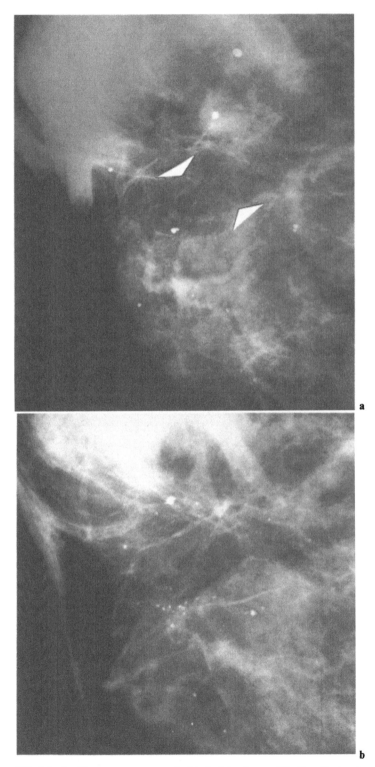

a

b

**Abb. 6.6 a, b.** Mammogrammausschnitte (minimal vergrößert). **a** Zustand nach PE vor einem Jahr mit bandförmigem Parenchymdefekt *(Pfeile)* und mit einigen liponekrotischen Mikrozysten. **b** 2 Jahre später. Zunahme der verkalkten liponekrotischen Zysten

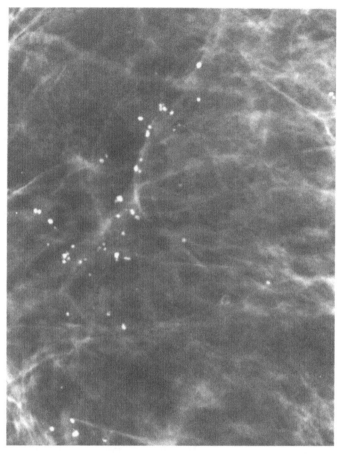

**Abb. 6.7.** Mammogrammausschnitt (minimal vergrößert). Zustand nach Reduktionsplastik mit zahlreichen, etwa gleichgroßen verkalkten liponekrotischen Mikrozysten beidseitig

sammentreffen von Sekretverkalkungen und liponekrotischen Mikrozysten im Röntgenbild ist nicht besonders glücklich, da eine Plasmazellinfiltration für diesen Prozeß histologisch nicht obligat ist. LEBORGNE hat 1967 einen Zusammenhang zwischen liponekrotischen Mikrozysten und Karzinomentstehung vermutet, der jedoch bis jetzt nicht nachgewiesen werden konnte. Im eigenen Material wurde lediglich 1mal das Zusammentreffen eines tubulären Karzinoms mit einer Gruppe von liponekrotischen Mikrozysten notiert (Abb. 6.9).

*Liponekrotische Makrozysten*

Bei der früher erwähnten eigenen Serie von 1044 nacheinander folgenden Mammographien wurden 5 liponekrotische Makrozysten gefunden (0,5%). Es handelt sich also um einen seltenen Befund.

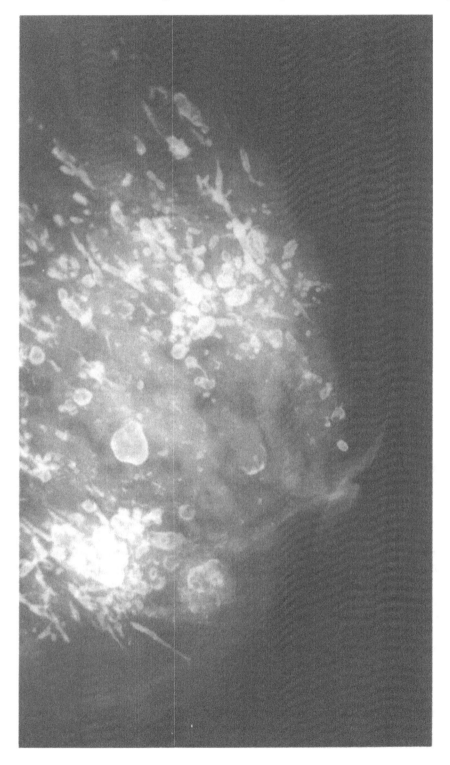

Die Makrozysten sind meistens Ölzysten (ANDERSSON et al. 1977), die in einem Narbenbereich entstanden sind, eine bindegewebige Kapsel haben, die verkalken kann (Abb. 6.10).

Liponekrotische Mikro- und Makrozysten können gleichzeitig im Narbenbereich vorkommen (Abb. 6.11).

Nach Silikoninjektion zur Brustvergrößerung- und straffung können durch Verkapselung des Fremdmaterials kleine kugelige Gebilde mit Kalkmantel entstehen (Abb. 6.12), wobei es sich wahrscheinlich gleichfalls um eine abakterielle und entzündliche Reaktion handelt. Da die Silikoninjektion keine Hautnarbe hinterläßt, kann es leicht zu differentialdiagnostischen Problemen kommen, falls die Patientin die Mammaplastik verschweigt (INOUE et al. 1978). Verkalkungen können auch nach Paraffininjektion entstehen (THIELS u. DUMKE 1977; KOIDE u. KATAYAMA 1979). Über Kapselverkalkungen in der Umgebung von Mammaimplantaten berichten REDZERN et al. (1977) bzw. BENJAMIN u. GUY (1977). Die Abb. 6.13a entstand ebenfalls nach plastischer Operation. Hier wurde ein sog. Dermato-Fett-Faszien-Lappen implantiert. Die Lokalisation der in beiden Ebenen sichtbaren, linienförmigen, bizarren Verkalkungen konnte röntgenologisch nicht mit Sicherheit festgestellt werden (in der Kapsel? In dem implantierten Fettgewebe?). Erst als ein ähnliches Implantat entfernt werden mußte, stellte sich heraus, daß die Verkalkungen in der schalenartigen Kapsel des Implantats lokalisierten und das implantierte Fettgewebe selbst vollkommen veröIt war. Bei den verkalkten Dermatofettlappen handelt es sich also eigentlich um verkalkte Ölzysten (Abb. 6.13). Fälle von verkalkten Fettgewebstransplantaten wurden von HERMANUTZ u. MÜLLER (1970) bzw. von REINHARDT (1974) berichtet.

Gleichfalls als vollkommen verkalkte liponekrotische Makrozysten sind die meist multiplen, im subkutanen Fettgewebe auftretenden, rundlich-ovalären Verkalkungen anzusehen (Abb. 6.14), die als Manifestation einer nichteitrigen Panniculitis nodularis gelten (LEONHARDT 1968; HOEFFKEN u. LANYI 1973; BERNSTEIN 1977). Diese nach Pfeifer-Weber-Christian benannte Erkrankung gehört zu dem rheumatischen Formenkreis. Klinisch sind rheumatische Arthritis, schubweise auftretende, schmerzhafte Knoten des Stammes, der Extremitäten und der Brust mit Hautrötung und Fieber für diese Krankheit charakteristisch. Histologisch zeigen die Veränderungen das Bild der entzündlichen, nodulären Fettgewebsnekrose, die weitgehend der traumatischen Form entspricht und von Infiltrationen von Leukozyten, Lymphozyten und Makrophagen unter Ausbildung multipler Granulome begleitet wird (BÄSSLER 1978). Drei solche Fälle wurden vom Autor innerhalb von 10 Jahren beobachtet. *Keiner* von diesen konnte anamnestisch/klinisch nach der obigen Definition als nichteitrige Pannikulitis aufgefaßt werden, so daß man in der Differentialdiagnose diese Fälle als idiopathische, spontan aufgetretene Fettgranulome (Abb. 6.14) oder Steatonecrosis disseminata calcificata idiopathica einordnen muß (Abb. 6.15).

---

◁ **Abb. 6.8.** Ausgeprägte Plasmazellmastitis. Neben länglichen linien- und astförmigen duktalen Verkalkungen verschieden große, bläschenartige Ringverkalkungen im Sinne von liponekrotischen Zysten. Letztere entstanden durch das in das Interstitium ausgetretene Sekret, welches eine abakterielle Mastitis hervorgerufen hatte und zur umschriebenen Verflüssigung des Fettgewebes führte

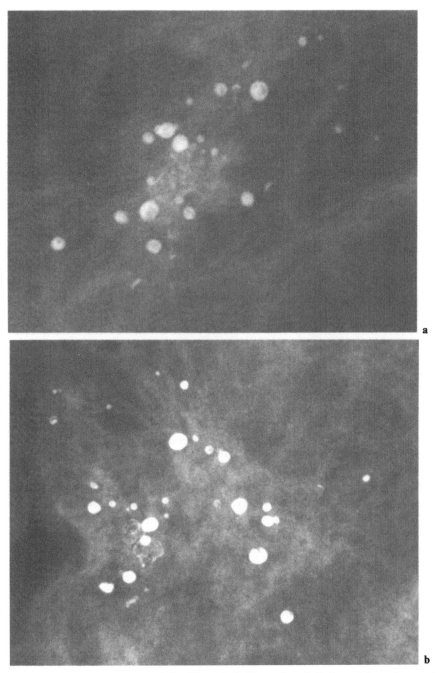

a

b

**Abb. 6.9. a** Mammogrammausschnitt (Vergr. 4:1). Zustand nach Probeexzision mit gruppierten liponekrotischen, mehr oder weniger verkalkten kleinen Zysten im Narbenbereich. Nach mehrfacher Kontrolle treten im Zentrum der Gruppe feine linien- und v-förmige Mikroverkalkungen auf. PE wegen Verdacht auf Kommedokarzinom. **b** Präparatradiogrammausschnitt (Vergr. 4:1). Man sieht, daß die verdächtigen linien- und v-förmigen Mikroverkalkungen lediglich neu entstandenen liponekrotischen Mikrozysten entsprechen: die linien- und v-förmigen Mikroverkalkungen im Mammogramm wurden von den dünnen Zystenverkalkungen simuliert. Histologie: 4 mm großes, tubuläres Karzinom neben liponekrotischen Veränderungen. Zwischen dem Karzinom und der Röntgensymptomatik bestand kein ursächlicher Zusammenhang. Das tubuläre Karzinom war ein Zufallsbefund

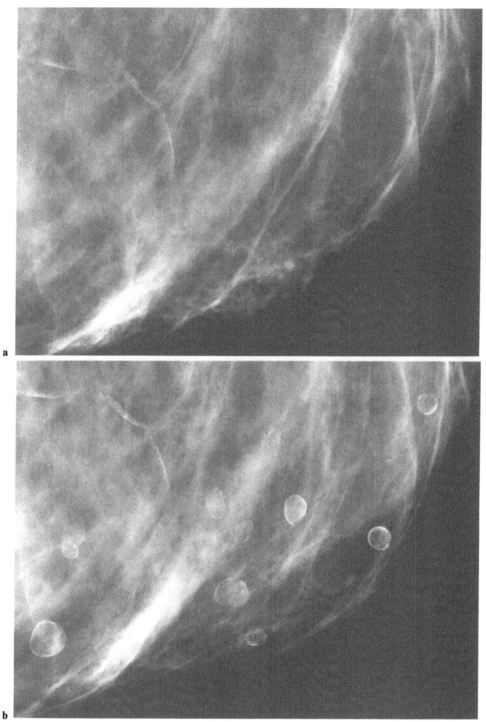

**Abb. 6.10 a, b.** Mammogrammausschnitte (etwas vergrößert). **a** Bis auf Arterienverkalkung unauffällige Verhältnisse bei Mastopathie. **b** 3 Jahre später, bei einem Zustand nach Autounfall vor 2 Jahren mit Hämatom der Brust. Im Bereich des früheren Hämatoms mehrere verkalkte liponekrotische Makrozysten

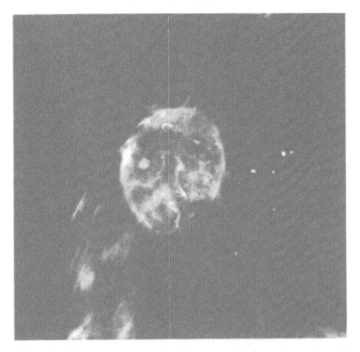

**Abb. 6.11.** Mammogrammausschnitt (etwas vergrößert). Zustand nach Probeexzision. Im Narbenbereich große ovaläre Ölzyste mit feiner Kapselverkalkung sowie mit geschlängelten linienförmigen Verkalkungen. Daneben mehrere kleine liponekrotische Mikrozysten

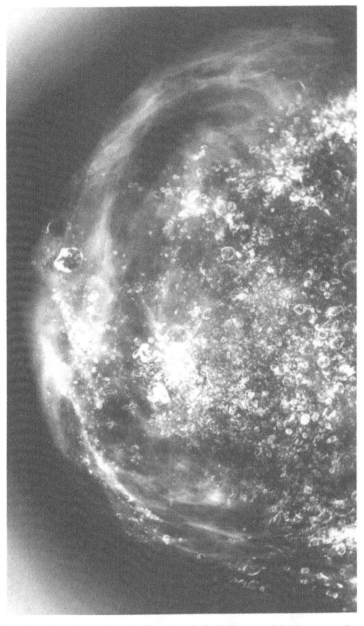

**Abb. 6.12.** Zahllose, dicht nebeneinander stehende, liponekrotische Mikro- und Makrozysten in Form von Ringverkalkungen bei einem Zustand nach Brustvergrößerung mit Silikoninjektion. (Dr. M. RADO, Bergheim)

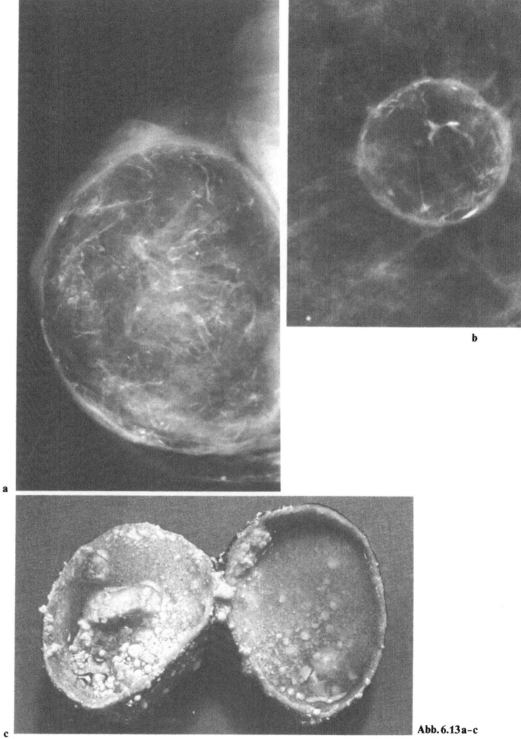

a

b

c

**Abb. 6.13 a–c**

**Abb. 6.14.** Klinisch: subkutan liegende, gut be-
wegliche, steinharte schmerzlose Knoten beidseitig. Mammogrammausschnitt (Vergr. 1, 5:1): Verschieden große, auf verkalkte liponekrotische Makrozysten charakteristische Verkalkungen. Kontralateral ähnliches Bild. Keine Operation, kein
Trauma, kein Rheuma bekannt. Röntgendiagnose: Systematische (da beidseitig) idiopathische
multiple verkalkte subkutane Fettgewebsnekrose

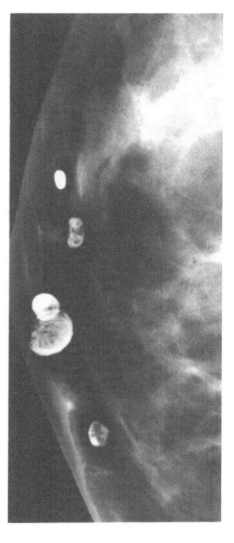

◁ **Abb. 6.13. a** Mammogramm, seitlich (etwas verkleinert). Zustand nach Implantation eines Derma-
tofettlappens vor mehreren Jahren. Kapselartige Abgrenzung des Implantats mit zahlreichen li-
nien-y-förmigen, geschlängelten feinen Verkalkungen (aus: HOEFFKEN u. LANYI 1973). **b** Mammogrammausschnitt (etwas vergrößert). Zustand nach PE mit Entstehung einer ungewöhnlich großen
Ölzyste im Narbenbereich. Auch hier Kapselbildung sowie linien-y-förmige, etwas geschlängelte,
feine Verkalkungen; mit Abb. 6.13 a völlig identisches Bild. **c** Aufnahme von einem entfernten und
ausgesägten Dermatofettlappen. Die Verkalkungen liegen vorwiegend in der Kapsel, teils auch im
Granulationsgewebe, welches in die Lichtung des verölten Implantats hereinragt *(Pfeil)* (Prof.
HOEFFKEN, Köln) Vgl. Abb. 6.2 b

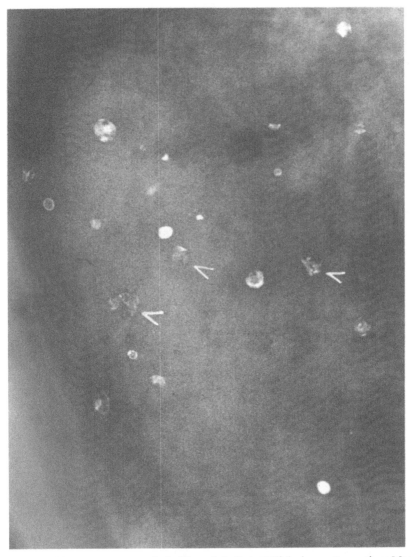

**Abb. 6.15.** Mammogrammausschnitt (Vergr. 3, 5:1). Anläßlich einer präoperativen Mammographie vor plastischer Operation wurden neben umschriebenen rundlichen Aufhellungen und charakteristischen liponekrotischen Mikrozysten auch kleine Häufchen von amorphen Mikroverkalkungen beidseits (Pfeil) festgestellt. Kein Unfall, keine Mastitis, keine Polyarthritis rheumatica in der Anamnese. Histologie: Hohlräume mit z. T. verkalktem Inhalt. Alte, zystisch umgewandelte, abgekapselte und z. T. verkalkte, herdförmige Fettgewebsnekrosen beidseits

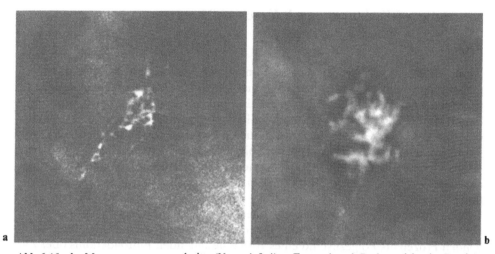

a                                                                                          b

**Abb. 6.16a, b.** Mammogrammausschnitte (Vergr. 4, 5:1). **a** Zustand nach Probeexzision im Bereich der dreieckigen Gruppe von polymorphen (punkt-, linien-, v-, y-förmigen) Mikroverkalkungen. Röntgendiagnose: Verdacht auf duktales (Komedo-) Karzinom im Narbenbereich. Histologie: knotige Lipomatose mit grobscholligen Verkalkungen. **b** Ähnliches Bild wie a, gleichfalls im Narbenbereich bei einem Zustand nach PE. Histologie: Fettgewebsnekrose mit Verkalkungen

**Amorphe gruppierte Verkalkungen im Narbenbereich.** Amorphe, astförmige, stabartige, eckige, netzartig dicht nebeneinander liegende Verkalkungen in angedeutet dreieckförmiger Anordnung – wie in Abb. 6.16 – kommen in Narbenbereichen selten vor (4 solche Fälle konnten selbst beobachtet werden.)

Die Differentialdiagnose gegenüber einem intraduktalen Karzinom kann bei solchen Fällen u. U. schwierig sein (BASSETT et al. 1978); sie wird jedoch erleichtert, wenn in der Umgebung dieser ungewöhnlichen Veränderung verkalkte liponekrotische Mikrozysten vorzufinden sind.

## 6.2  Maligne Mischtumoren mit Knochenbildung

### Pathologie

Unter Mischtumoren werden diejenigen malignen Veränderungen verstanden, die maligne mesenchymale (sarkomatöse) und epitheliale (karzinomatöse) Anteile in verschiedenem Ausmaß enthalten. Diese Tumorformen sind den Speicheldrüsentumoren ähnlich. Gewöhnlich kommen sie in den Brustdrüsen von Hunden vor (IN-GLEBY u. GERSHON-COHEN 1960), bei Frauen treten sie jedoch nur selten auf. Diese Tumorformen neigen zur Knorpel-, Osteoid- oder Knochenbildung. Je nach Überwiegen der mesenchymalen oder der epithelialen Elemente spricht man vom Osteochrondrofibromyxosarkom, Osteosarkom oder Karzinosarkom mit Knochenbildung.

Bestandteile eines Fibroadenoms oder eines Cystosarcoma phylloides neben dem Sarkom sind nicht ungewöhnlich, so daß der Pathologe dazu neigt, den vorliegenden Prozeß als Folgezustand eines vorher bestehenden Fibroadenoms oder Zystosarkoms aufzufassen. Unreife Spindelzellen, Fibrochondro- und Osteoblasten, chondroblastenreiches Knorpelgewebe und gut ausdifferenziertes Knochengewebe, sogar mit blutbildendem Knochenmark, können histologisch nebeneinander gefunden werden.

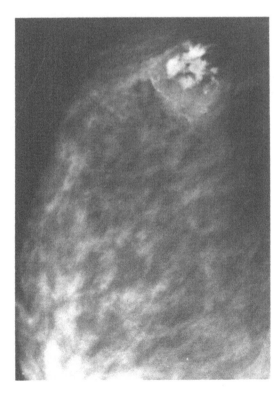

Abb. 6.17. Mammogrammausschnitt (Originalgröße). Innerhalb eines recht glatt konturierten Rundschattens sind bizarre Verkalkungen zu finden, die nicht wie Verkalkungen im Fibroadenom gewöhnlich aussehen, jedoch bei oberflächlicher Betrachtung differentialdiagnostische Schwierigkeiten verursachen können. Die sorgfältige Analyse zeigt jedoch, daß es sich um Knochengewebe handelt. Histologie: osteoplastisches Sarkom. (Aus: HOEFFKEN u. LANYI 1981)

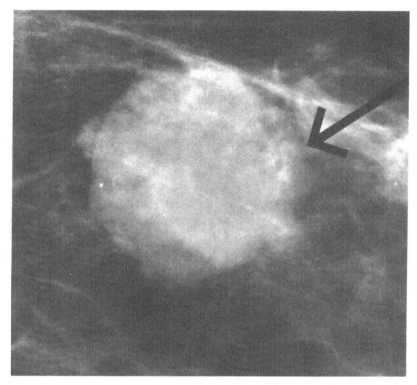

**Abb. 6.18.** Mammogrammausschnitt (Vergr. 2:1). Dem gut tastbaren Knoten entsprechend ist ein etwas gelappter, teils verschwommen konturierter Rundschatten mit flauem Verkalkungsbezirk *(Pfeil)* zu finden. Histologie: knochenbildendes Karzino-sarkom.

Knochenbildende Mischtumore kommen äußerst selten vor. Ihre Häufigkeit wird mit 0,2–1,0% angegeben. (SCHÖNER u. GUTGESELL 1981). Im eigenen Material sind sie unter 499 malignen Tumoren 1mal vertreten.

**Röntgenologie**

Der Tumorschatten ist rund, recht scharf begrenzt, von einem Fibroadenom nur dann abgrenzbar, wenn das gut differenzierte Knochengewebe mit seiner aus Bälkchen bestehenden Struktur eindeutig zur Darstellung kommt (Abb. 6.17). Bei dem eigenen Fall konnte man an der Stelle der Knochenbildung lediglich einen etwas intensiveren Bezirk finden, da hier histologisch ausdifferenziertes Knochengewebe so spärlich war, daß es röntgenologisch nicht darstellbar war (Abb. 6.18).

## 6.3 Verkalkte Arterien, Thrombusverkalkung

Die Arterien der Brust können röntgenologisch von Venen nur differenziert werden, wenn sie sklerotische Wandablagerungen aufweisen. Verkalkte Arterien kommen in etwa 3% der Fälle zur Darstellung (von 1044 Mammographien 37mal). Sie
sind nicht ausschließlich bei älteren Frauen zu sehen: im eigenen Patientengut wurden bei einer 18jährigen Frau ohne Bluthochdruck oder sonstige Zeichen einer allgemeinen Arteriosklerose beiderseitige Arterienverkalkungen gefunden. Auch wegen Verkalkungen der Brustarterien bei anderen jüngeren Frauen durchgeführte in-
ternistische Untersuchungen blieben ohne Besonderheiten, so daß von mir solche
Untersuchungen heute nicht mehr veranlaßt werden. Der Zusammenhang zwischen Arteriaverkalkungen der Brust und Diabetes ist umstritten: während nach
BAUM et al. (1980) Frauen mit Arteriaverkalkungen der Brust auf Zuckerkrankheit
verdächtig sind, besteht nach SCHMITT u. THREATT (1984) diese Relation nicht. Eine
interessante Beobachtung von McDOUGAL u. LUKERT (1977): aufgrund von secun-

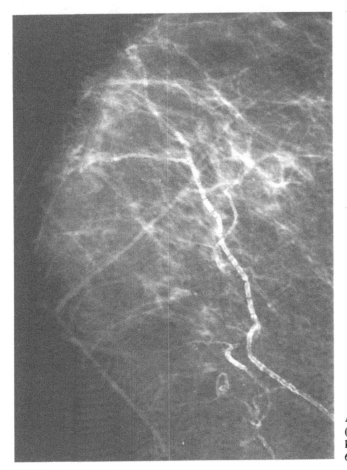

**Abb. 6.19.** Mammogramm
(etwas verkleinert). Ver-
kalkte Arterien bei einer
65jährigen Frau

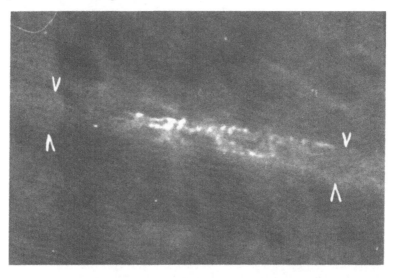

**Abb. 6.20.** Mammogrammausschnitt (Vergr. 4:1). Längliche Gruppe von vorwiegend punkt-, manchmal linienförmigen Mikroverkalkungen. Auf den ersten Blick ist die Veränderung von einem beginnenden Ductuskarzinom nicht zu differenzieren. Die genaue Analyse der Verkalkungen jedoch hilft bei der Diagnosefindung: die Mikroverkalkungen sind vorwiegend in 2 parallel laufende Linien angeordnet, in der Verlängerung der Gruppe sieht man einen Gefäßschatten *(Pfeile)*. Partielle Verkalkung einer Arterie

därem Hyperparathyreoidismus entstandene Gefäßverkalkungen der Mamma sind nach Nierentransplantation verschwunden.

Röntgenologisch sind *parallel laufende,* längere oder kürzere (evtl. punktförmige) Verkalkungen zu finden; die den Bronchusverkalkungen ähneln (Abb. 6.19). Keine differentialdiagnostischen Probleme bietet die komplette Verkalkung einer ganzen Arterie. Dagegen können Probleme auftreten, wenn lediglich eine kurze Strecke einer Arterie verkalkt ist und die Verkalkungen als gruppiert imponieren (Abb. 6.20). Die Parallelität der punkt- und linienförmigen Verkalkungen wird vor der Fehldiagnose eines intraduktalen Karzinoms bewahren.

*Thrombusverkalkungen* in der Brust kommen äußerst selten vor oder werden nur sehr selten als solche diagnostiziert. In 1 eigenen Fall, in dem eine schollige Verkalkung, die neben einem Karzinom lag und die als *vollkommen verkalkte liponekrotische Mikrozyste* diagnostiziert wurde, entsprach histologisch einem verkalkten Thrombus. Wahrscheinlich handelt es sich bei einem Teil der röntgenologisch als vollkommen verkalkte, solitäre, liponekrotische Zyste angesehenen Fälle um Thrombusverkalkungen (Abb. 6.21).

Hämangiomverkalkungen kommen äußerst selten vor. Einen interessanten Fall von verkalktem Hämangiom haben TABÁR u. DEAN (1983) veröffentlicht. Innerhalb eines 4 cm großen, etwas gelappten, scharf konturierten und mit „Sicherheitssaum" umgebenen Weichteilschattens sieht man Verkalkungen wie sie bei dem Fibroadenom üblich sind. Der Befund ist von einem verkalkten Fibroadenom röntgenologisch nicht zu unterscheiden.

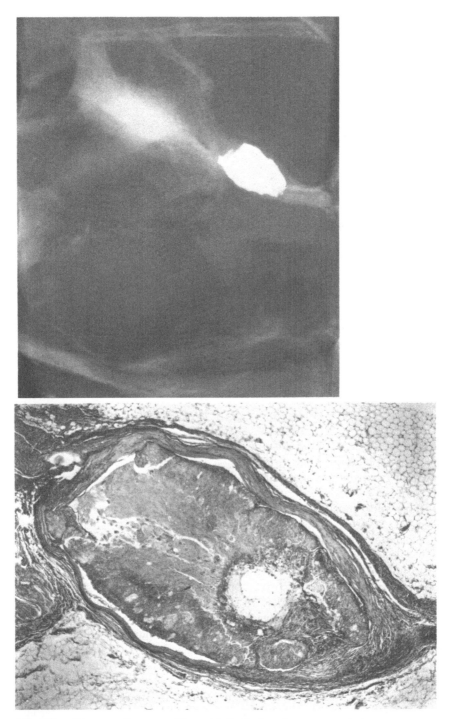

**Abb. 6.21. a** Präparatradiogramm (Vergr. 10:1). Ovaläre, homogene, sehr intensive Verkalkung im Bereich eines bandförmigen Weichteilschattens. Oberhalb dieses Befundes verkalkte Gefäßwand. **b** Histophotogramm (Vergr. 80:1) nach Entkalkung. Umschrieben erweitertes Lumen, sklerosierte Intima, verkalkte Media. Das Lumen ist von einem organisierten Thrombus ausgefüllt (Aus: BARTH 1977)

## 6.4 Parasitäre Erkrankungen mit Verkalkungen

Der *Echinococcus cysticus* der Mamma ist auch in den Ländern eine Seltenheit, wo diese Parasitose sonst gehäuft vorkommt. Wie bei anderer Lokalisation, so kann man auch in der Brust zystische Verkalkungen finden.

Die *Filariasis* der Brust kann Fremdkörpergranulome hervorrufen. Die Abb. 6.22 zeigt das in der Weltliteratur einmalige mammographische Bild einer – allerdings nicht histologisch verifizierten – Filariasis der Mamma. Man sieht zahlreiche diffus verstreute, feine, längliche, etwas wellige, teils geschlängelte Verkalkungen, die von den „Würmchen" des intraduktalen Karzinoms dadurch zu unterscheiden sind, daß bei der Filariasis keine Zugehörigkeit zu dem Milchgangsystem zu erkennen ist, da die verkalkten Parasiten im *inter*duktalen Bindegewebe lokalisiert sind.

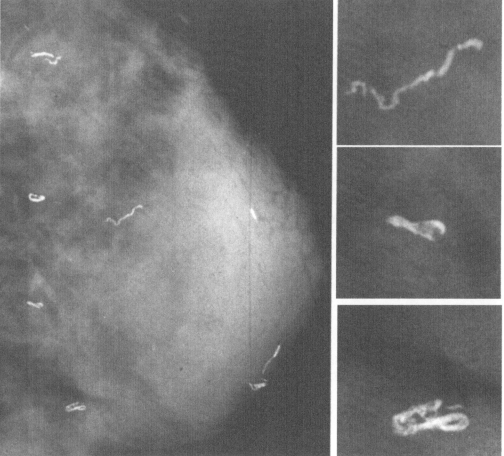

**Abb. 6.22. a** Mammogramm (Originalgröße) von einer jungen schwarzen Afrikanerin: 7 wurmartige Verkalkungen, die mit Sicherheit nicht innerhalb des milchproduzierenden bzw. -ableitenden Systems liegen. **b** Ausschnitte (Vergr. ca. 4:1). Diagnose: Filariasis. (Prof. KIEFER, Wiesbaden)

## 6.5 Verkalkte Fremdkörper

Nach Probeexzision können zurückgebliebene Fremdkörper in der Brust verkalken. In 0,66% aller Verkalkungen kommt verkalktes chirurgisches Nahtmaterial vor (Abb. 6.23). Noch seltener findet man Verkalkungen an der Stelle einer Drainage (Abb. 6.24).

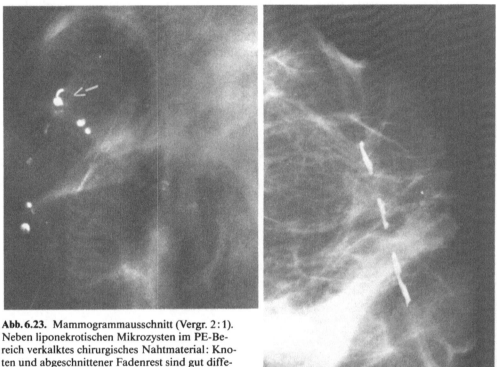

**Abb. 6.23.** Mammogrammausschnitt (Vergr. 2:1). Neben liponekrotischen Mikrozysten im PE-Bereich verkalktes chirurgisches Nahtmaterial: Knoten und abgeschnittener Fadenrest sind gut differenzierbar *(Pfeil)*

**Abb. 6.24.** Mammogrammausschnitt (Originalgröße). Zustand nach PE mit nabelartigen Hauteinziehungen, den 2 Polen der eingelegten Gummidrainage entsprechend. An der Stelle der Drainage linienförmige Verkalkungen

## 6.6 Verkalkte Talgdrüsen

Die Talgdrüsen sind Anhangsorgane der Haare. (Nicht an Haare gebundene, freie Talgdrüsen kommen lediglich im Bereich der Brustwarze vor.) Die Aktivität der talgproduzierenden Zellen wird durch androgene Hormone stimuliert, während Östrogene die Drüsenaktivität zu hemmen scheinen. Ist die Entleerung der Talgdrüsen behindert, so staut sich das Sekret zusammen mit abschilferndem Epithel, und es entsteht eine Retentionszyste oder ein Mitesser (Komedo).

Kleine Retentionszysten der Talgdrüsen der Brusthaut kommen als klinischer Befund oft vor: sie sind als gelbliche – manchmal schwarze –, griesartige, intrakutane, jedoch aus dem Hautniveau etwas erhabene Knötchen zu sehen (Abb.6.30b).

*Im Röntgenbild* können sie v.a. dann zur Darstellung kommen, wenn sie verkalkt sind (HOEFFKEN u. LANYI 1973). Dies ist nach eigenen Erfahrungen in fast 3% aller Mammogramme der Fall: bei 1044 nacheinander folgenden Untersuchungen wurden 30mal Talgdrüsenverkalkungen festgestellt, und zwar 8mal solitär, 5mal diffus (Abb.6.25), 15mal gruppiert (Abb.6.26), 2mal diffus *und* gruppiert. Die Talgdrüsenverkalkungen sind etwa 1–1,5 mm groß. Meistens imponieren sie als ringförmige, etwas eckige oder hantelförmige und zentral aufgehellte Verkalkungen. Seltener kommen punktförmige Talgdrüsenverkalkungen ohne zentrale Aufhellung oder sogar linienförmige vor. Wenn diese dicht nebeneinander liegend in Gruppe auftreten, so können sie differentialdiagnostische Schwierigkeiten verursachen. Diese Probleme werden jedoch entfallen, wenn sich einzelne Talgdrüsenverkalkungen intradermal lokalisieren lassen (Abb.6.27 u. 6.30).

Gelegentlich kommen jedoch gruppierte Talgdrüsenverkalkungen vor, die in keiner der herkömmlichen 2-Ebenen-Aufnahmen als sicher intrakutan liegend zu lokalisieren sind. Dieses Phänomen ist durch die hemisphärische Form der Brust zu erklären: in allen 4 Quadranten der Oberfläche liegen Punkte, die bei den in 2 Ebenen angefertigten Kompressionsaufnahmen scheinbar in beiden Ebenen intramammär liegen (Abb.6.28 u. 6.29). Das Problem kann in der Regel durch eine tangential eingestellte Aufnahme gelöst werden (Abb.6.30). Da die gruppierten Talgdrüsenverkalkungen von der Form der einzelnen Verkalkungen her meistens eher als kleinzystische Adenose imponieren, wäre bei diesen Fällen eine Kontrolle statt Probeexzision auch dann vertretbar, wenn eine einwandfreie intrakutane Lokalisation nicht möglich ist.

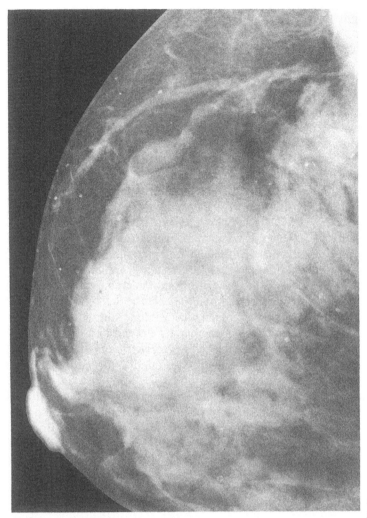

**Abb. 6.25 a.** Legende s. gegenüberliegende Seite

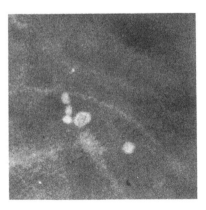

**Abb. 6.26.** Mammogrammausschnitt (Vergr. 4:1). Dreieckförmige Gruppe von 5 rundlichen Mikroverkalkungen, eine mit zentraler Aufhellung (!). Die 3 dicht nebeneinander liegenden zeigen Trennlinien auf (ähnlich wie bei der kleinzystischen Adenose). Gruppierte Talgdrüsenverkalkungen

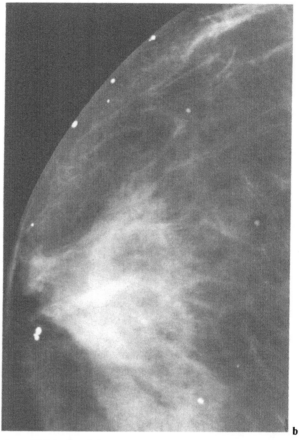

b

**Abb. 6.25 a, b.** Mammogrammausschnitte (Originalgröße). **a** Seitlich: diffus verstreute, etwa gleichgroße punktförmige Mikroverkalkungen, meistens mit zentralen Aufhellungen. **b** kraniokaudal: ein Teil der Mikroverkalkungen zeigt eine intrakutane Lokalisation auf

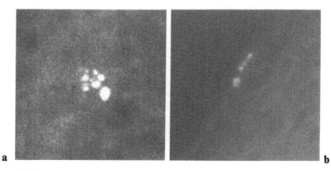

a                                                                              b

**Abb. 6.27 a, b.** Mammogrammausschnitte (Vergr. ca. 3:1). **a** Kraniokaudal: 8 dicht nebeneinander liegende rundliche Mikroverkalkungen, voneinander durch feine Linien getrennt – Verdacht auf kleinzystische Adenose. **b** Seitlich: die Verkalkungen liegen intradermal, eine von ihnen zeigt eine zentrale Aufhellung auf. Diagnose: Talgdrüsenverkalkungen

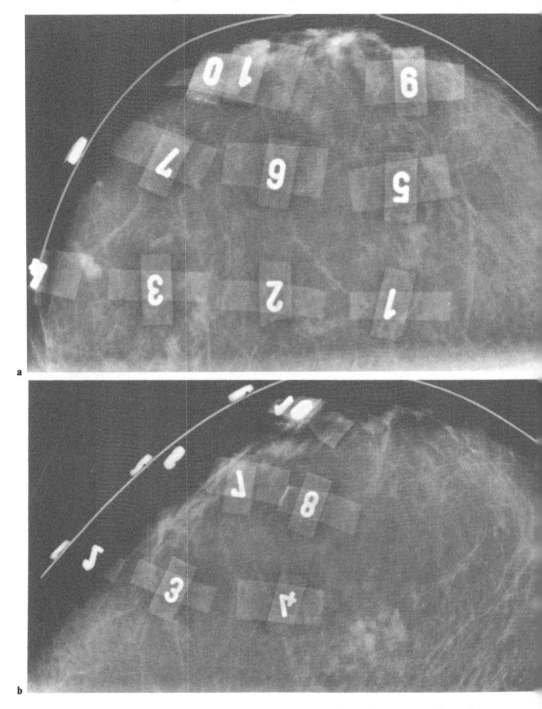

**Abb. 6.28 a, b.** Modellversuch. Auf den oberen äußeren Quadranten der Brust wurden Bleiziffern 1–10 mit Leukoplast geklebt und Aufnahmen in 2 Ebenen (**a** kraniokaudal, **b** mediolateral) angefertigt. Die Ziffern 3 und 7 liegen in beiden Ebenen scheinbar intramammär

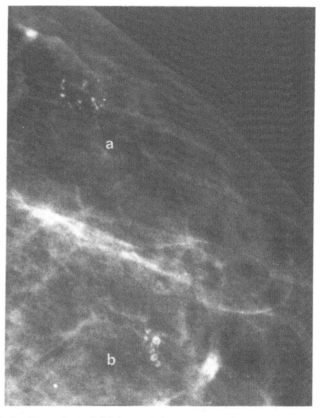

**Abb. 6.29.** Mammogrammausschnitt (Vergr. 2:1). Seitlich: zwei Gruppen von Talgdrüsenverkal-kungen, wobei die mit *a*. markierte hautnahe liegt, die mit *b* markierte dagegen in beiden Ebenen intramammär zu lokalisieren scheint

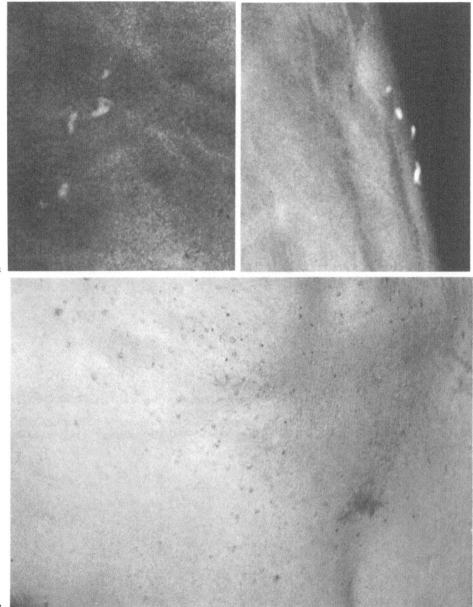

**Abb. 6.30 a–c.** Zustand nach Ablation mammae contralateral wegen Karzinoms. **a** Mammogrammausschnitt, kraniokaudal (Vergr. 4:1). 4–5 linien- bzw. punktförmige Mikroverkalkungen in einer dreiecks-?, rauten-? förmigen Gruppe. Wegen der Anamnese Verdacht auf beginnendes duktales Karzinom vom Komedotyp, zumal auf der seitlichen Aufnahme die Mikrokalkgruppe gleichfalls intramammär zu liegen scheint. Die klinische Untersuchung mit zahlreichen Mitessern oberhalb der Brust, aber auch der Brust entsprechend (**c**), lenkt die differentialdiagnostischen Überlegungen in Richtung Talgdrüsenverkalkung. Es wurden mehrere tangentielle Aufnahmen angefertigt, bis die Mikroverkalkungen endlich als in der Haut lokalisiert, d. h. als harmlose Talgdrüsen erkannt werden. **b** Tangentielle Aufnahme (Vergr. 4:1). Eine überflüssige Probeexzision wurde erspart

## 6.7  Diffuse Verkalkungen und Verknöcherungen des Stromas, der Subkutis und der Haut

Die Verkalkungen und Verknöcherungen des Stromas, der Subkutis bzw. der Haut stellen eine Rarität dar. Als Folgezustand einer bilateralen unspezifischen Mastitis wurde eine beiderseitige Hyalinose mit Verkalkung und desmaler Ossifikation von FRANCE u. O'CONNEL (1970) beschrieben. Mammographisch waren beiderseits ausgedehnte herdförmige bizarre Kalkablagerungen zu finden. Nach BÄSSLER (1978) ist diese Erklärung nicht stichhaltig, da chronische Entzündungen in der Brust häufig vorkommen, während diffuse Hyalinose des Stützgewebes mit Verkalkungen und Verknöcherungen dagegen selten sind.

Von BROKS wurde 1976 ein Fall von generalisierter, subkutaner – kutaner Mammakalzifikation veröffentlicht (Abb. 6.31). Die Ätiologie der Veränderung konnte nicht ermittelt werden. Bei der Patientin lag ein Zustand nach Strumektomie mit konsekutivem Hypoparathyreoidismus vor. (Hier besteht ein Widerspruch, da die Therapie der Hautkalzinosis gerade die Parathyreoidearesektion ist.) Als mögliche Ursachen wurden eine Vaskulopathie oder eine Dihydrat- bzw. Prednisonmedikation angenommen.

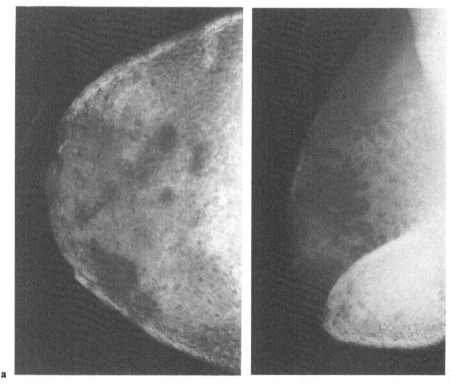

a                                                                                          b

**Abb. 6.31. a** Mammogramm, links, kraniokaudal. Diffuse, inhomogene, landkartenartige, subkutan-kutane Verkalkung der Brust. **b** Mammogramm, rechts, seitlich. Ähnliche, aber weniger ausgedehnte Verkalkungen. Calcinosis cutis beidseitig. **c** siehe Seite 248. (Dr. BROKS, Utrecht, Niederlande)

## 6.8  Verkalkungen in den axillären Lymphknoten

Der im Lungenhilusbereich oder mesenterial alltägliche Befund des verkalkten Lymphadenoms ist im Abflußgebiet der Mamma eine ausgesprochene Rarität. Über Mikroverkalkungen bei Karzinommetastasen in axillären Lymphknoten berichtet BJURSTAM (1978). Abbildung 6.32/1 zeigt einen metastatisch vergrößerten Lymphknoten mit polymorphen Mikroverkalkungen. Ähnliche, wenn auch größere Lymphknotenverkalkungen habe ich bei einem Mann mit der histologischen Diagnose einer „nekrotisierten reticulär-histiozytär abszedierenden Lymphadenitis – Katzenkratzkrankheit (?)" (Prof. CREMER, Köln) gefunden (Abb. 6.32/2).

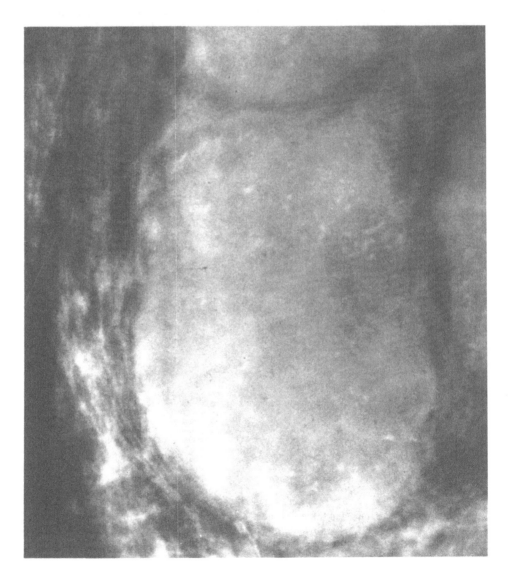

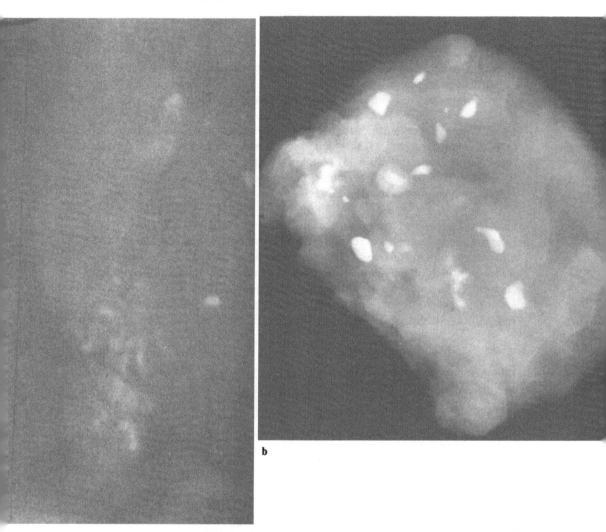

b

**Abb.6.32/2.** **a** Weichteilaufnahme von der Achselhöhle (Vergr. ca. 3:1). Innerhalb eines vergrößerten Lymphknotens sind mehrere längliche, schollige, flaue Verkalkungen zu finden. **b** Präparatradiogramm (Vergr. ca. 3:1). Schollige, rundliche, tropfenförmige, amorphe Verkalkungen des Lymphknotens

◁ **Abb.6.32/1.** Weichteilaufnahme von der Axilla. Ausschnitt (Vergr. 25:1). Polymorphe Mikroverkalkungen innerhalb eines metastatisch vergrößerten Lymphknotens. Der nicht tastbare Primärtumor kommt mammographisch in Form einer im Durchmesser wenige mm großen, intraduktalen Mikrokalkgruppe zur Darstellung. Zytologisch gesicherte Pleuritis carcinomatosa (Prof. H. LENZ, Eschweiler)

## 6.9 Kunstprodukte, die Verkalkungen nachahmen

Verkalkungsähnliche Kunstprodukte können entweder
1) auf der Haut, oder
2) innerhalb des Aufnahme-Entwicklungs-Systems vorkommen.

**ad 1.** Meistens strahlenundurchlässiges Material enthaltende Salben oder Puder (z. B. Zinksalbe) (Abb. 6.33) bzw. anläßlich einer Galaktographie auf die Haut geratenes Kontrastmittel (Abb. 6.34) können wie gruppierte Mikroverkalkungen aussehen. BROWN et al. (1981) berichten über einen Fall, wobei die Tätowierung der Brusthaut Mammamikroverkalkungen vortäuschte.

**ad 2.** Kalkintensive Staubpartikelchen oder Metallraspel nach Reparatur der Tubusarretierung können mikrokalkartige Pünktchen auf den Mammogrammen hervorrufen. Auf dem Rastertisch kann aus dem Milchgang ausgeflossenes, wasserlösliches Kontrastmittel auch *nach* der Galaktographie bei der darauffolgenden Untersuchung sichtbar werden. Schmutzpartikelchen auf der Kassette, auf der Folie (Abb. 6.35) oder Fingerabdrücke auf dem Film (Abb. 6.36) täuschen intramammaeren Mikrokalk vor. Auch bei maschineller Filmentwicklung können durch ver-

**Abb. 6.33.** Mammogrammausschnitt (Vergr. 3:1). Konsiliarfall wegen ausgedehnter Mikroverkalkungen, die aber nur auf der kraniokaudalen Aufnahme zu finden sind. Bei der Wiederholung – 1 Woche später – keine „Mikroverkalkungen". Die Patientin pflegt ihren Körper, wenn sie sehr schwitzt, mit Puder zu behandeln

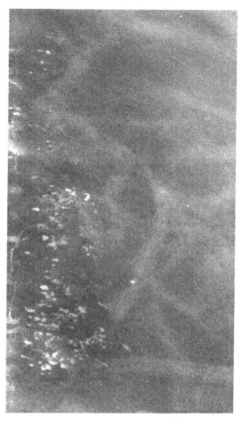

**Abb. 6.34.** Mammogrammausschnitt (Vergr. 3, 5 : 1). Beim Zustand nach Milchgangfüllung: punkt-, linien-, komma-, v-förmige, sehr intensive Verschattungen, die aber auf den vor der Milchgangsfüllung angefertigten Nativaufnahmen nicht zu sehen, und nach dem Abwaschen der Brust nicht mehr zu finden waren. Kontrastmittel auf der Haut

schmutzte Rollen verkalkungsähnliche gruppierte Flecken entstehen. Die Kunstprodukte – welcher Ursache auch immer – kommen nur selten auf beiden Aufnahmen in 2 Ebenen derselben Brust, intramammär lokalisiert vor. Bei Verdacht auf Kunstprodukt oder bei sonstigem Zweifel muß die fragliche Aufnahme wiederholt werden; vorher muß man natürlich versuchen, die vermutete Ursache zu eliminieren (z. B. Brust mit Wasser gründlich abwaschen, Tubus, Kassette, Folie, Rastertisch reinigen).

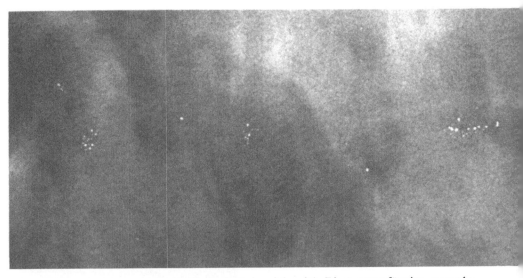

**Abb. 6.35.** Mammogrammausschnitt (Vergr. 2:1), kraniokaudal: Diese rautenförmige, amorphe und ovaläre Gruppen von punktförmigen, sehr intensiven Schatten kamen immer wieder bei der selben Kassette vor, nach der Reinigung der Folie konnte man sie nicht mehr finden

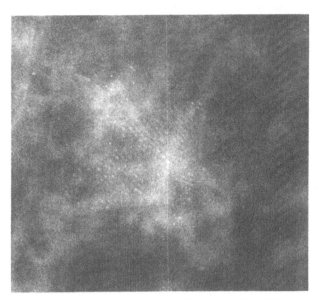

**Abb. 6.36.** Fingerabdruck, der ähnlich wie gruppierte Mikroverkalkungen aussieht und nur auf einer Aufnahme zu sehen ist (Vergr. 4:1)

# 7 Differentialdiagnostik der Mikroverkalkungen

Der Röntgenologe kann nicht das einfache Aufzählen des ganzen Katalogs der möglichen Diagnosen als Differentialdiagnostik betrachten und die Lösung des Problems dem Pathologen überlassen. Zugegeben: es gibt Fälle, bei denen man keine bessere Lösung als die Empfehlung einer Probeexzision findet, aber *wahllos bei allen gruppierten Mikroverkalkungen,* quasi automatisch, eine Operation zu empfehlen, ist das Eingestehen der völligen Inkompetenz.

Häßliche Narben, Verunstaltung der Brüste (Abb. 7.1) wegen harmloser Mikroverkalkungen können nicht immer mit dem Hinweis gerechtfertigt werden, daß die Operation notwendig war, um einen Problembefund zu klären. Außerdem dürfen wir nicht vergessen: die intramammären Narben werden später weitere differential-diagnostische Schwierigkeiten verursachen.

Die zutreffende Differentialdiagnose im allgemeinen und die der Mikroverkalkungen im besonderen bedarf folgender Voraussetzungen:

*Anatomisch-pathologische Kenntnisse:* Es ist selbstverständlich, wenn der Untersucher nicht alle in Frage kommenden pathologischen Prozesse kennt, kann er auch keine zutreffende Differentialdiagnose erreichen.

## Anamnese

Wichtig ist die Anamneseaufnahme. Eine aus 5-6 nicht eindeutig „bös-" oder „gut-artigen" Mikroverkalkungen bestehende Gruppe bei einer Risikopatientin (z. B. familiäre Belastung; Zustand nach Ablatio der anderen Brust), muß ganz anders beurteilt werden, als wenn die Patientin zu keiner der Risikogruppen gehört. Auch der Vergleich mit eventuellen Voraufnahmen kann unser Urteil beeinflussen: das Neuauftreten von Mikroverkalkungen ist immer verdächtig!

## Klinische Untersuchung

Ohne klinische Untersuchung ist keine Differentialdiagnose möglich: ob die Mikroverkalkungen einer tastbaren Verhärtung zuzuordnen sind, oder ob eine (wenn auch minimal) ekzematöse Mamillenveränderung (M. Paget?) besteht - die klinischen Symptome können von eminenter Bedeutung sein!

## Technische Qualität

Die erstklassige Aufnahmequalität ist conditio sine qua non der erfolgreichen Mikrokalkdifferentialdiagnostik.

## Kontrolle oder PE?

Oft ist es der Diagnosefindung dienlich, wenn bei einem fraglichen Befund eine Kontrolle durchgeführt wird. Bei den Mikroverkalkungen verspricht eine Kontrolle

vor 6 Monaten keine wahrnehmbare Änderung, die in der Diagnosestellung weiterhelfen könnte. Das klassische Beispiel: Wenn in einem Narbengebiet einige Mikroverkalkungen auftreten, die weder sicher als karzinomcharakteristisch noch als sichere liponekrotische Mikrozysten anzusehen sind. Man steht bei einem solchen
Fall vor der Frage, ob man der Patientin eine erneute Operation zumuten oder aber
die Mikroverkalkungen bis „zum bitteren Ende" kontrollieren soll. Auch können
röntgenologisch unklare Mikrokalkbefunde bei Frauen über 65 kontrolliert werden,
vorausgesetzt, daß die Mikrokalkgruppe klein (um 1 cm Durchmesser) und klinisch
okkult ist. Diese Empfehlung ist jedoch selbstverständlich nicht gültig, wenn die
kleine Mikrokalkgruppe die früher besprochenen Merkmale eines duktalen Karzinoms aufzeigt. Die führenden amerikanischen Mammographer halten dagegen die
Kontrolle okkulter gruppierter Mikroverkalkungen an und für sich für falsch, da
diese sofort operiert werden sollten. Gleichzeitig berichten aber einige von ihnen
über Karzinomfälle, wobei die Zahl der Mikroverkalkungen nur im 3. Jahr zugenommen hat; was wiederum beinhaltet, daß sie doch Mikroverkalkungen innerhalb
einer größeren Zeitspanne kontrolliert haben mußten (HOMER 1981).

*Diagnostische Demut*

Zur Differentialdiagnose gehört schließlich die „diagnostische Demut" des Arztes.
Er muß seine Grenzen kennen, aber auch diese bewußt immer weiter abstecken: Er
muß lernen! Und zwar nicht allein aus Büchern, sondern auch aus eigener Erfahrung. Man sollte die Fälle, bei denen eine Probeexzision empfohlen wurde, notieren
und die histologischen Ergebnisse auswerten wenn die Operation lege artis durchgeführt wurde. Die Analyse der eigenen richtigen Diagnosen und der Fehldiagnosen ist die beste Schulung!
   In diesem Kapitel ab S. 201 werden gruppierte und diffuse Mikroverkalkungen
verschiedener Genese einander gegenübergestellt. Aufgabe des Lesers ist es, zu entscheiden, bei welchen Fällen eine Probeexzision zu empfehlen ist und bei welchen
nicht.

## 7.1 Checkliste

**Anamnese**

| | |
|---|---|
| *Selbstanamnese:* | *Brustkrebs kontralateral?* (großes Risiko!) |
| | *Wieviel Schwangerschaften?* (keine Schwangerschaft bedeutet größeres Risiko!) |
| *Probeexzisionen:* | Wenn ja: frühere histologische Befunde besorgen! Man muß eine nicht eindeutige Mikrokalkgruppe ganz anders beurteilen, wenn in der Vorgeschichte eine echte proliferative Mastopathie eventuell mit Atypien vorliegt, als wenn es sich um einen vollkommen harmlosen Befund handelt. |

*Trauma sonstiger Art? Iatrogenes Trauma?* (z. B. plastische Operation?)

## Klinische Untersuchung

*Tastbefund:*    Wenn ein Tastbefund vorhanden ist, stellt sich die Frage, ob der tastbare Knoten der sichtbaren Mikrokalkgruppe zuzuordnen ist. Es kann nämlich vorkommen, daß die Patientin wegen einer banalen Zyste zur Untersuchung kommt und man daneben eine auf intraduktales Karzinom verdächtige Mikrokalkgruppe findet.

*Mamillen-veränderung?*    Ekzematöse Veränderungen jeglicher Art, auch eine minimale Exfoliatio können den Verdacht auf M. Paget erwecken, dadurch werden auch minimale, evtl. nicht ganz charakteristische Mikroverkalkungen Bedeutung gewinnen.

*Absonderung:*    Die sezernierende Mamille hilft nicht in der Diagnosefindung, da diese bei gut- und bösartigen Prozessen vorkommen kann. Auch blutige Absonderung deutet nicht unbedingt auf ein intraduktales Karzinom hin. Durch die Milchgangfüllung kann man feststellen, ob die fragliche Mikrokalkgruppe dem sezernierenden Milchgang zuzuordnen ist.

## Beurteilung des Mammogramms

Die Aufnahmen werden routinemäßig und immer in 2 Filmebenen angefertigt und ausgewertet. Im Weiteren: Kein Hinweis auf die 2. Ebene bedeutet, daß diese keine wichtigen Informationen enthält.
Sie sollten die folgenden Fragen beantworten:

1) *Ist nur eine Art von Mikroverkalkungen zu sehen oder sind mehrere verschiedenartige Gruppen nebeneinander?* (z. B. Fibroadenom und Talgdrüse, Fibroadenom und Karzinom usw.) Cave: Wegen eines einfach diagnostizierbaren Befundes (z. B. wegen eines verkalkten „klassischen" Fibroadenoms) dürfen Sie ein kleines intraduktales Karzinom nicht übersehen!

2) *Lokalisation der Mikroverkalkungen?*
*Extramammäre Lokalisation,* wenn *ja:* Auf dem Film i.S. eines Kunstproduktes?
Auf der Haut? Intrakutan? Wenn *nicht:*
*Intramammäre Lokalisation.*
Ist eine *intraduktale* Lokalisation von *der Gruppenform her* denkbar? (s. S. 87–89)
Wie sehen die Gruppenkonturen aus (s. S. 91)?
Wenn nicht intraduktale Lokalisation, dann:
a) *intralobuläre?* (Gruppenform s. S. 39–45, 55–61)
b) *innerhalb eines Fibroadenoms?* (Gruppenform s. S. 150)
c) *im Bindegewebe? Fettgewebe?* (Anamnestisch Zustand nach Trauma? Zustand nach Operation?)
d) *Arterie?* (s. S. 181)
*Gemischte Lokalisation?* Wie z. B. Lokalisation intraduktal und intralobulär? (Kalkmilchzysten und Karzinom nebeneinander)
*Intraduktale* und *interduktale* (interstitielle) Bindegewebslokalisation (z. B. Sekretverkalkung und liponekrotische Zysten: sog. Plasmazellmastitis)
*Intraduktale* und *intrakutane* Lokalisation? (z. B. Karzinom und Talgdrüsenverkalkungen).

3) *Form der Mikroverkalkungen?*
Monomorph? Polymorph? (s. S. 112)
Wenn monomorph: a) in beiden Ebenen? („Teetassenphänomen"? s. S. 52)
                b) sieht man die Trennwände? (s. S. 43)

Wenn polymorph:
a) Ist die Polymorphie der Zahl der Mikroverkalkungen entsprechend erhöht?
Cave: je ausgedehnter ein duktales Karzinom ist, desto größer ist dessen Komedo-
anteil und damit die Polymorphie (s. S. 113). *Auch eine minimale Polymorphie ist verdächtig!*

b) Ist die Gruppenform mit einem intraduktalen Prozeß vereinbar? Denken Sie
daran: polymorphe Mikroverkalkungen findet man nicht nur bei intraduktalen
Prozessen bzw. bei Karzinomen, sondern auch bei Fibroadenomen (s. S. 150),
bei sklerosierenden Adenosen (s. S. 46), bei obliterierenden Komedomastitiden
(s. S. 137), und - selten - bei Fettgewebsnekrosen (s. S. 177). Aber vergessen Sie
nicht, daß die Gruppenform bei ganz kleinen 3-4 mm großen Prozessen manchmal
schwer beurteilbar ist!

4) *Kommt die Veränderung einerseits oder beiderseits zur Darstellung?*
Wenn *gleichartige,* vorwiegend punktförmige, etwas polymophe Mikroverkalkungen *beiderseits* vorhanden sind, ist ein intraduktales Karzinom unwahrscheinlich.
(Der Autor hat in seinem Material keinen einzigen Fall von simultan auftretenden,
beiderseitigen duktalen Karzinomen mit Mikroverkalkungen gehabt, wohl aber beiderseitige ausgedehnte Papillomatosen.)

5) *Wie soll man Mikroverkalkungen neben Weichteilschatten beurteilen?*
Wenn man in der Nähe eines karzinomcharakteristischen Weichteilschattens Mikroverkalkungen sieht, neigt man dazu, einen Zusammenhang zwischen den beiden
Röntgensymptomen herzustellen. Karzinomcharakteristische Weichteilschatten
können aber die Differentialdiagnose der Mikroverkalkungen nicht nur erleichtern,
sondern auch erschweren. Eine Mikrokalkgruppe in der Nähe eines Szirrhus z. B.,
muß nicht unbedingt von maligner Natur sein! Auch ein sicheres Karzinom bedeutet einerseits durchaus nicht, daß eine Mikrokalkgruppe kontralateral gleichfalls einem Karzinom entsprechen muß! Umgekehrt: neben einer sicher gutartigen Veränderung kann ein beginnendes Karzinom in Form einer kleinen Mikrokalkgruppe
als Zufallsbefund entdeckt werden. Andererseits, ein glatt konturierter, etwas gelappter Rundschatten mit „Halo-Symptom" (Fettsaum) umgeben, sichert auch
dann die Diagnose eines in Verkalkung begriffenen Fibroadenoms, wenn die innerhalb dieses Schattens sichtbaren Mikroverkalkungen polymorph sind. Mikroverkalkungen in der Zystenwand kommen selten vor, sie lokalisieren sich auf einer
Ebene meistens am Rande des glattkonturierten Rundschattens und nach Punktion
im Pneumozystogramm, sind sie einwandfrei als Zystenwandverkalkung zu identifizieren.

## 7.2 Fragen und Antworten

**Fragen**

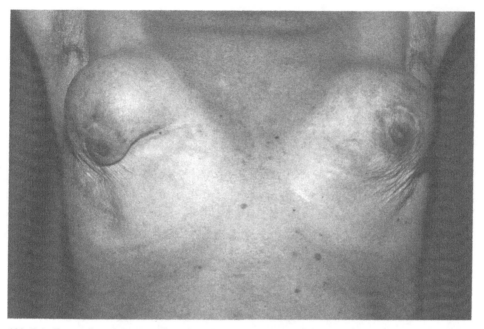

**Abb. 7.1.** Zustand nach insgesamt 3 Probeexzisionen wegen Mikroverkalkungen bei einer 42jähri-
gen Frau: Beide Brüste deformiert, besonders die rechte Brust. Die Patientin gibt an, deswegen
sexuelle Hemmungen zu haben; Ablehnung durch den Partner!

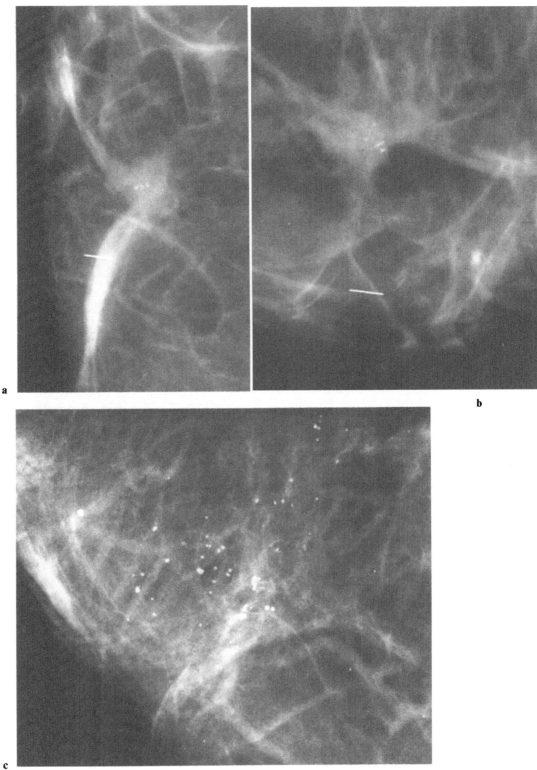

a

b

c

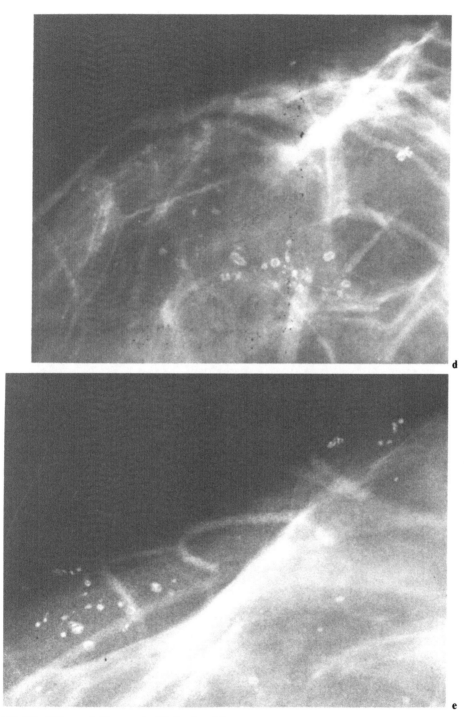

**Abb. 7.2.** Mikroverkalkungen im Narbenbereich.
**Fall 1 a** Seitlich, **b** Kraniokaudal. Vor 6 Jahren PE; vor 4 Jahren keine Mikroverkalkungen.
**Fall 2 c** Plastische Operation vor 10 Jahren.
**Fall 3:** Zustand nach PE wegen Mikroverkalkungen vor 6 Monaten. **d** Kraniokaudal, **e** seitlich.
*Bei welchem Fall ist eine Probeexzision notwendig?*

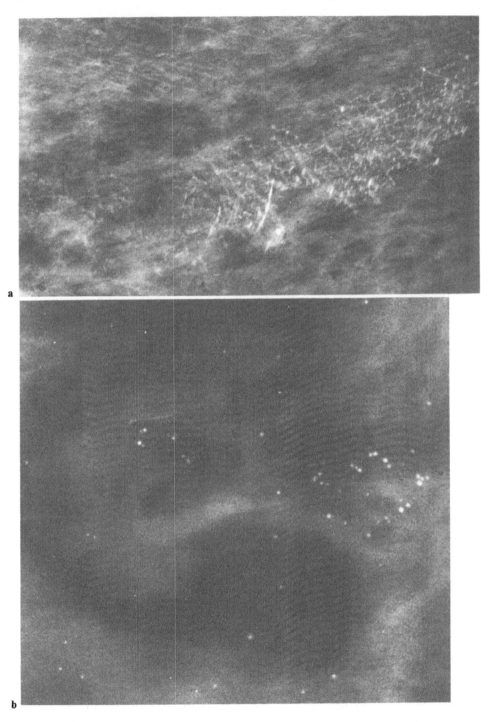

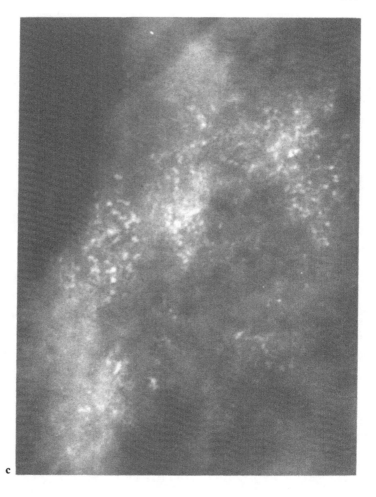

c

**Abb. 7.3**
**Fall 1 a** Kraniokaudal; auf der seitlichen Aufnahme ist die Veränderung nicht zu finden.
**Fall 2 b** Kraniokaudal; seitlich ähnliches Bild.
**Fall 3 c** Seitlich; kraniokaudal ähnliches Bild.
Bei keinem der Fälle Tastbefund!

*Bei welchem(n) Fall (Fällen) ist/sind Probeexzision(en) notwendig?*

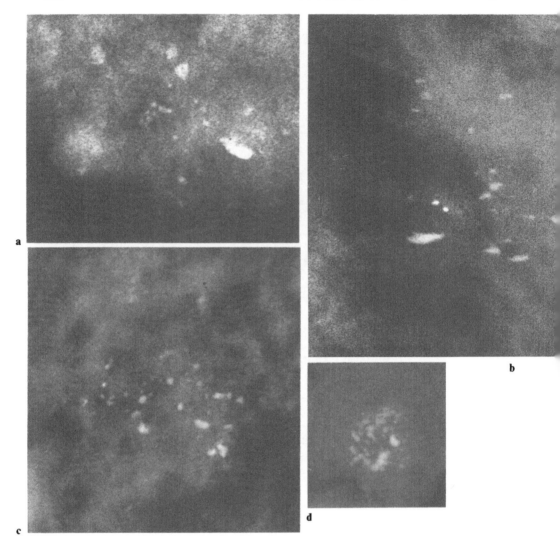

**Abb. 7.4**
**Fall 1 a** Kraniokaudal; **b** seitlich.
**Fall 2 c** Seitlich.
**Fall 3 d** Seitlich.
**Fall 4 e, f** Verlaufskontrolle: Zunahme der Mikroverkalkungen innerhalb von 4 Jahren.

*Bei welchem Fall würden Sie Probeexzision empfehlen?*

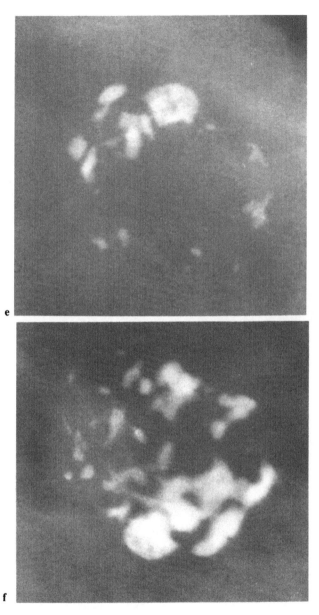

e

f

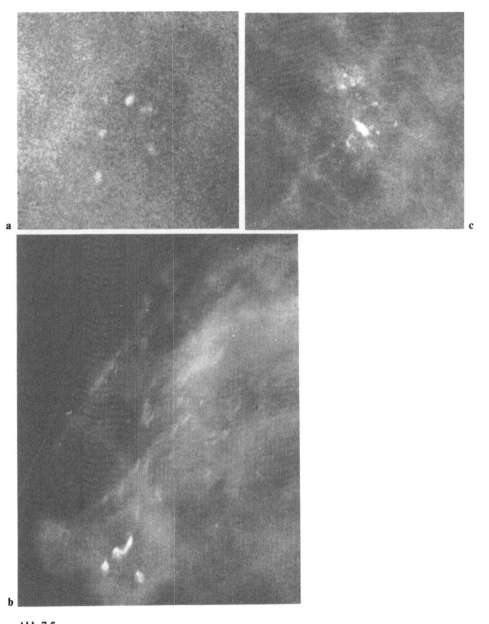

**Abb. 7.5**
**Fall 1 a** Seitlich.
**Fall 2 b** Seitlich, die Veränderung kommt auf der kraniokaudalen Aufnahme nicht zur Darstellung.
**Fall 3 c** Kraniokaudal.
**Fall 4 d** Seitlich. Stark vergrößert. Zustand nach Ablation mammae kontralateral wegen eines Karzinoms. Vor 6 Monaten keine Mikroverkalkungen.
**Fall 5 e** Seitlich, 1980; **f** Seitlich 1984 (**e** und **f** s. S. 210).
**Fall 6 g** Seitlich.

*Bei welchem(n) Fall (Fällen) würden Sie Probeexzisionen empfehlen?*

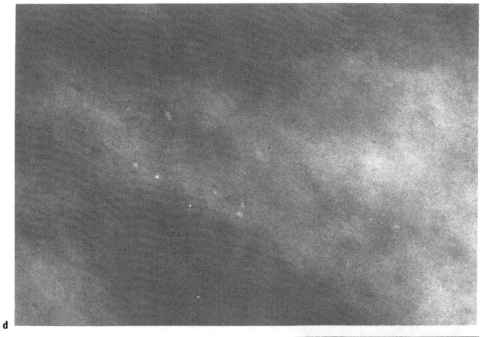

d

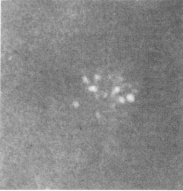

g

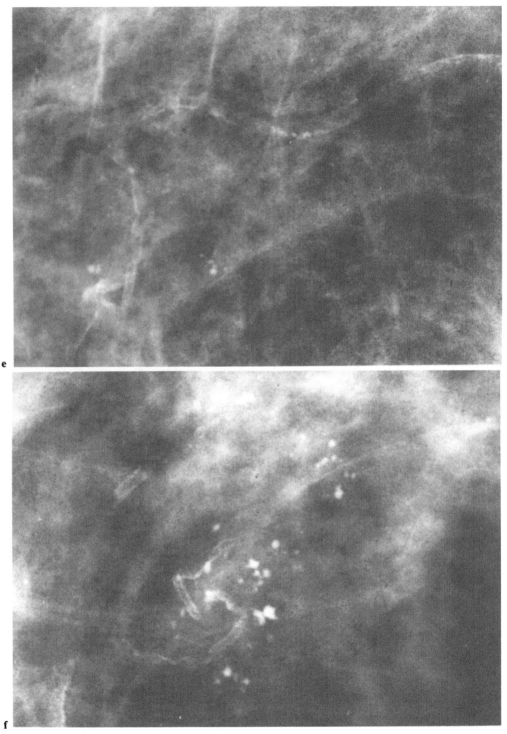

e

f

**Abb. 7.5e, f.** Legende s. S. 208

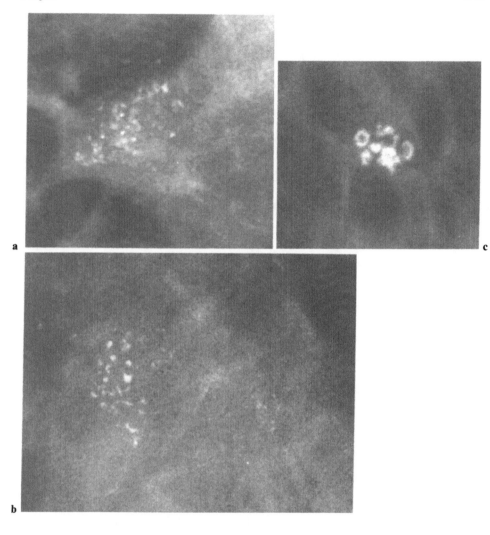

**Abb. 7.6**
**Fall 1 a** Seitlich.
**Fall 2 b** Seitlich.
**Fall 3 c** Kraniokaudal; **d** Seitlich (**d–f** s. S. 212).
**Fall 4 e** Kraniokaudal; **f** Seitlich.
**d–f** siehe Seite 212

*Bei welchem(n) Fall (Fällen) ist eine Probeexzision notwendig?*

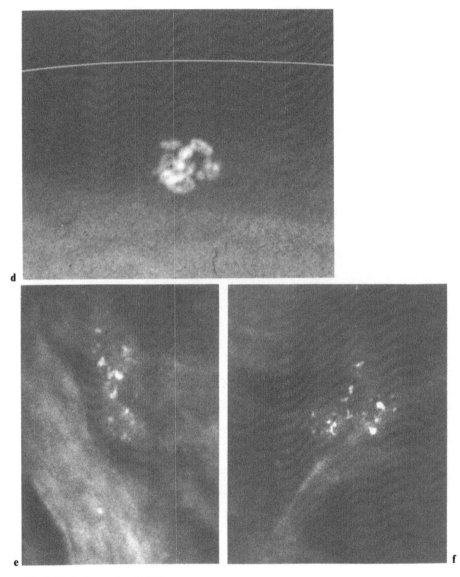

**Abb. 7.6 d–f.** Legende s. S. 211

**Abb. 7.7.** Sie haben aufgrund dieser Mikrokalkgruppe
eine Probeexzision empfohlen. Histologie: Lobuläre
Neoplasie Typ A und B.

Fragen:
1. *Sind Sie mit diesem Ergebnis einverstanden und emp-*
   *fehlen Sie eine Kontrolle in 1 Jahr?*
2. *Sind sie mit dem histologischen Befund nicht einverstan-*
   *den und empfehlen Sie eine Kontrolle in 6 Wochen, um*
   *sich zu vergewissern, ob die Mikrokalkgruppe entfernt*
   *und mikroskopisch untersucht worden ist?*

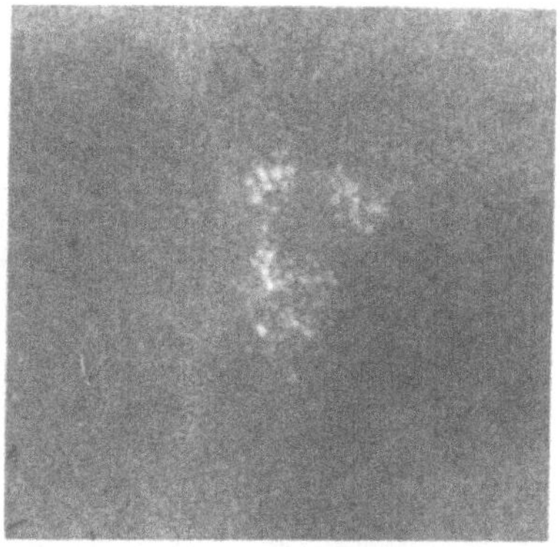

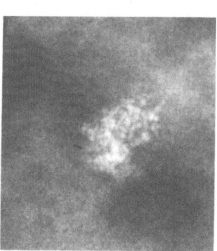

**Abb. 7.8.** Mammogrammausschnitt (Vergr. 4:1).
Sie haben aufgrund dieser Mikroverkalkungen eine Probeexzision empfohlen. Histologie: Lobuläre Neoplasie Typ A. Sklerosierende Adenose.

Fragen:
1. *Sind Sie mit dem histologischen Ergebnis einver-*
   *standen?*
2. *Sind Sie nicht einverstanden und rufen Sie den*
   *Operateur an und sagen ihm: „Es tut mir leid,*
   *Herr Kollege, Sie müssen noch einmal operieren.*
   *Röntgenologisch handelt es sich hier mit Sicher-*
   *heit um ein Karzinom!"?*

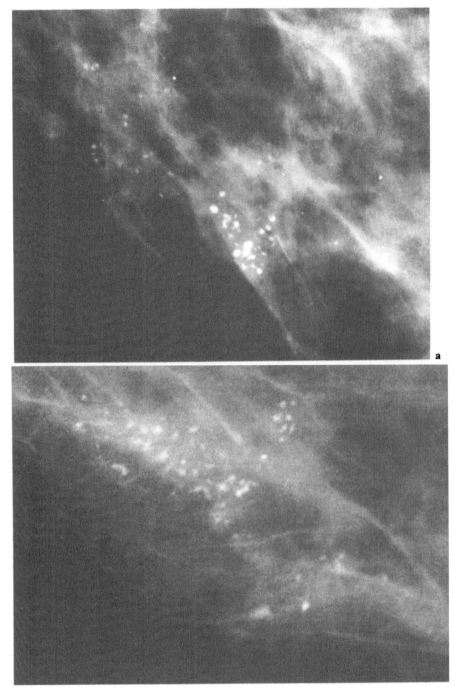

Abb. 7.9 a, b

**Abb. 7.10.** Die Frau eines befreundeten Kollegen hat diese Mikrokalkgruppe in der rechten Brust. Die Patientin wurde schon 2mal wegen mastopathischer Zysten links operiert, ihre Mutter hatte Brustkrebs gehabt.

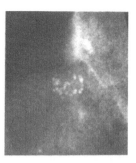

Frage:
1. *Würden Sie eine 3. Operation empfehlen? oder*
2. *Würden Sie sagen: „Keine Angst! Es handelt sich um ... Wir kontrollieren den Befund in 6 Monaten!"?*

◁ **Abb. 7.9. a** Zustand nach PE vor 2 Jahren mit Mikroverkalkungen im Narbenbereich. Es stellt sich
heraus, daß bei der Patientin die Operation gerade wegen Mikroverkalkungen von einem anderen
Röntgenologen indiziert wurde. Sie besorgen die alten Aufnahmen (**b**) und stellen fest, daß keine
nennenswerte Zunahme der Mikroverkalkungen vorliegt. Was sagen Sie der Patientin?

1. *Sie haben gutartige Verkalkungen. Eine Kontrolle in 2 Jahren genügt.*
2. *Leider wurde vor 2 Jahren die verdächtige Veränderung nicht entfernt, eine Wiederholung der Operation ist notwendig!*

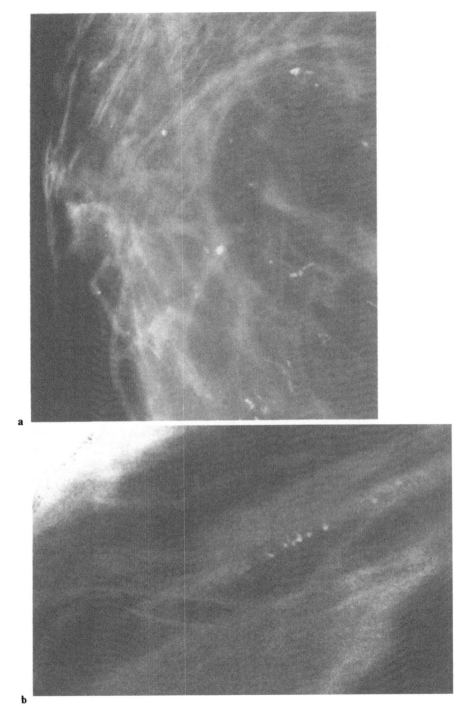

a

b

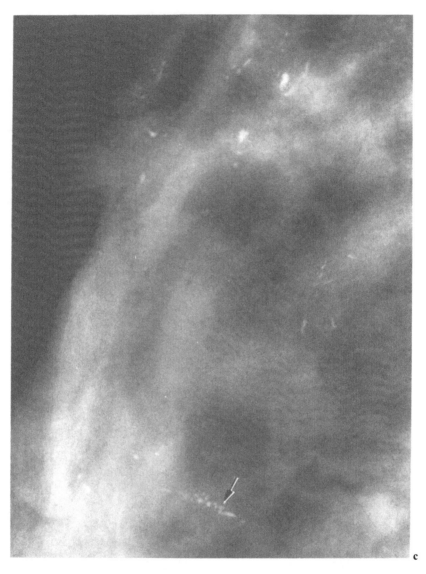

c

**Abb. 7.11.** 3 Patientinnen wurden wegen Verdacht auf M. Paget, jedoch ohne Tastbefund zur Mammographie überwiesen. Bei allen 3 Frauen finden Sie mehr oder weniger ausgedehnte Mikroverkalkungen.

*Bei welcher(n) Patientin(nen) würden Sie zwischen Mikroverkalkungen und Mamillenekzem einen ursächlichen Zusammenhang im Sinne eines duktalen Karzinoms mit Ausbreitung auf die Mamille vermuten? Bei* **a,** *bei* **b** *oder bei* **c** *?*

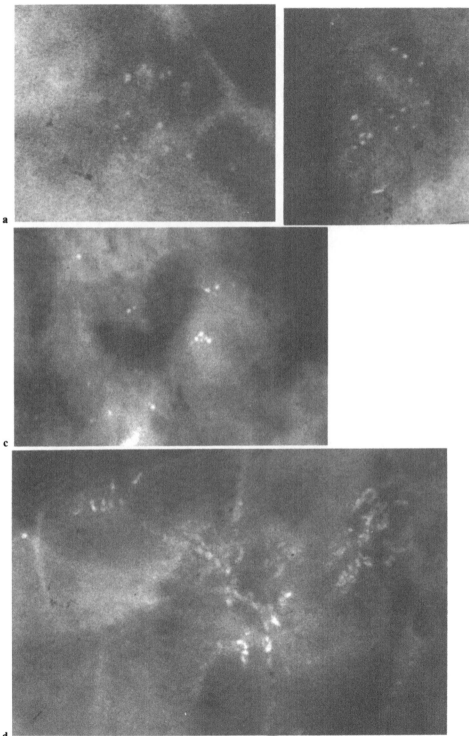

◁ **Abb. 7.12.** Sie sind ein angehender Radiologe und dabei, als Ihr Chef Mammographiebefunde diktiert. Zufällig kommen 3 Fälle von gruppierten Mikroverkalkungen zusammen, und Ihr Chef empfiehlt bei allen 3 Fällen Probeexzisionen.

*Was würden Sie bei Fall 1 (**a**: Kraniokaudal, **b**: seitlich), bei Fall 2 (**c**) und bei Fall 3 (**d**) denken?*
*Zum Beispiel: „Der Chef hat recht, alle diese Fälle müssen operiert werden." Oder „Der Chef hat bei den Fällen ... „überdiagnostiziert", ich würde bei diesen Fällen keine Operation empfehlen!"*

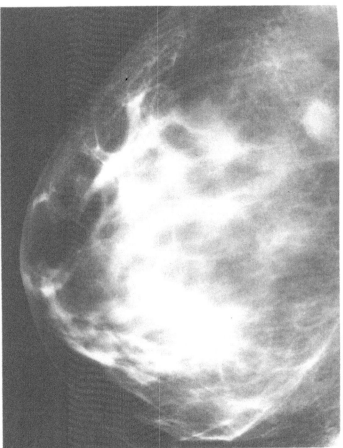

a

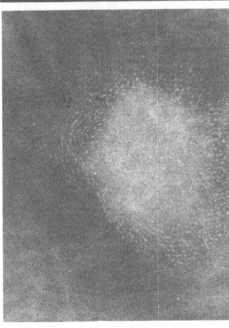

b

**Abb. 7.13.** Konsiliarfall. **a** Mammogramm (verkleinert). **b** Mammogrammausschnitt (Vergr.
3:1). Der zugeschickte Befund: „Beide Mammae stellen sich mit geordneten Restdrüsenkör-
pern dar. Auf der linken Seite findet sich auf der
seitlichen Aufnahme oben der Brustwand nahe
eine kirschgroße Verdichtung, die Mikroverkalkungen aufweist. Zu tasten ist diese Einlagerung
nicht, keine Darstellung der Veränderung auf
der seitlichen Aufnahme. Die übrigen Mam-
mabereiche stellen sich unauffällig dar. Die
Cutis ist überall zart.
Beurteilung: Die beschriebene Einlagerung in
der linken Mamma ist nicht mit letzter Sicherheit als benigne anzusehen. Es empfiehlt sich
hier eine Enukleation."

*Sind Sie mit dem Befund des Kollegen und mit
dessen Konsequenz einverstanden oder nicht?*

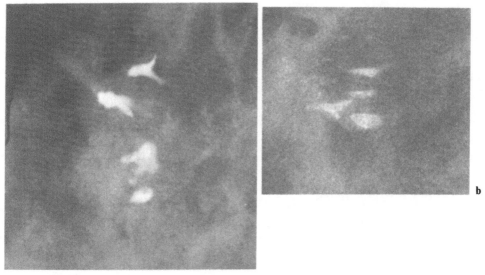

**Abb. 7.14. a, b** Seitliche Aufnahmen stark vergr. **a (Fall 1).**
**b** Auf der kraniokaudalen Aufnahme keine Mikrokalkgruppe zu finden! **(Fall 2).**

*Welche von beiden Veränderungen ist intraduktalen (kanalikulären?) und welche lobulären Ursprungs?*

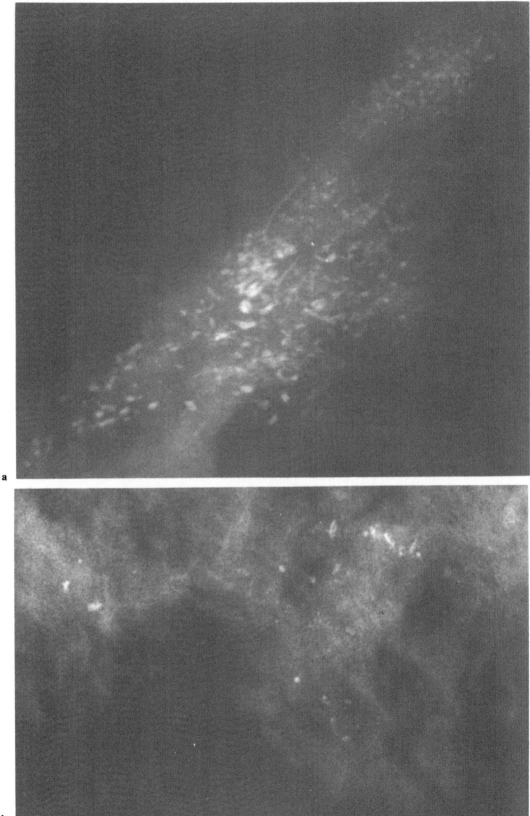

a

b

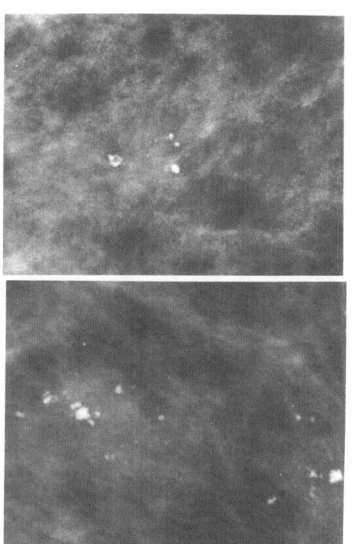

**Abb. 7.15.** Sie sehen 3 Fälle von gruppierten Mikroverkalkungen: **Fall 1: a** (Vergr.: 5:1); **Fall 2: b** (Vergr.: 4:1); **Fall 3: c, d;** (Vergr.: 4:1) Bei dem 3. Fall (**c, d**) deutliche Zunahme der Mikroverkalkungen innerhalb von 2 Jahren.

*Ein Fall ist benigne. Welcher?*

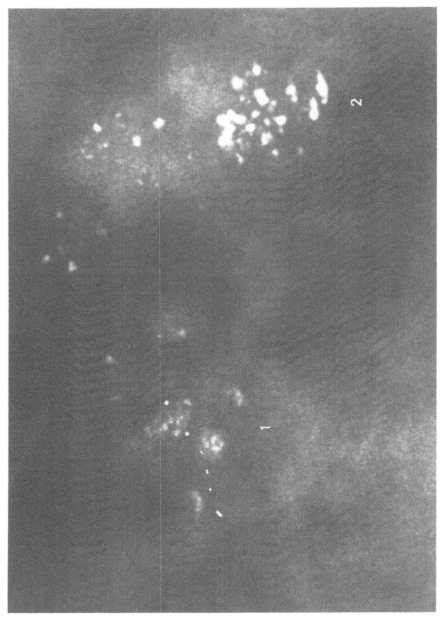

Abb. 7.16

**Abb. 7.16.** 2 Mikrokalkformen verschiedener Genese in einer Brust. (Seitliche Aufnahme, Vergr. 15:1).

*Würden Sie eine Probeexzision empfehlen? Wenn ja, dann wegen Gruppe 1 oder wegen Gruppe 2?*

**Abb. 7.17.** Obwohl die Veränderung schon 3fach vergrößert, bitte mit Lupe betrachten!

*Würden Sie eine PE empfehlen?*

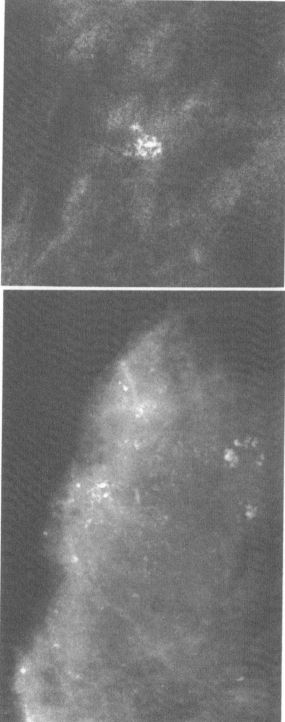

**Abb. 7.18.** Zweierlei Mikrokalkformen sind auf dieser nur minimal vergrößerten Aufnahme zu sehen.

*Welche?*

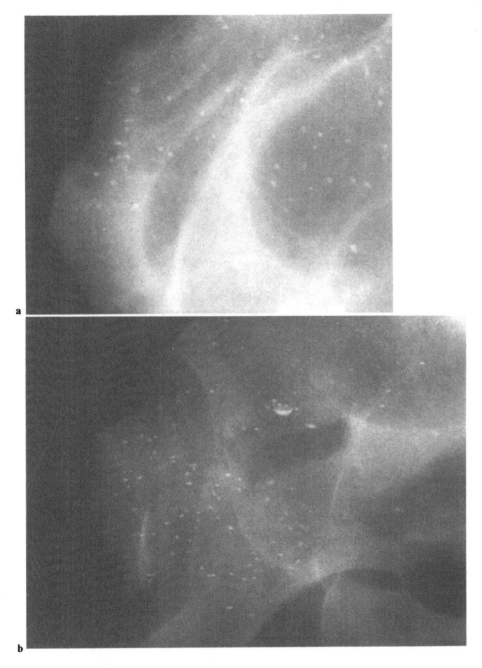

**Abb. 7.19.** Bei beiden Fällen ausgedehnte Mikroverkalkung. **Fall 1: a** kraniokaudal, **b** seitlich (Vergr.: 2:1); **Fall 2: c** (Vergr.: 4:1) seitlich.

*Ein Fall von den beiden ist benigne. Welcher?*

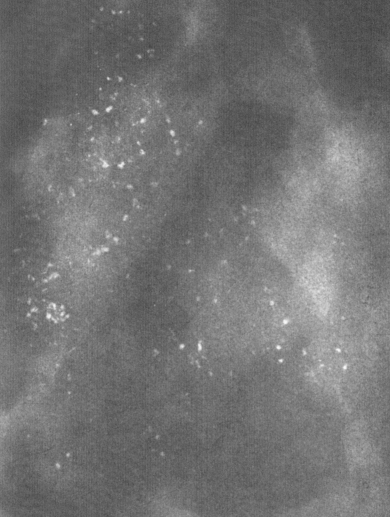

c

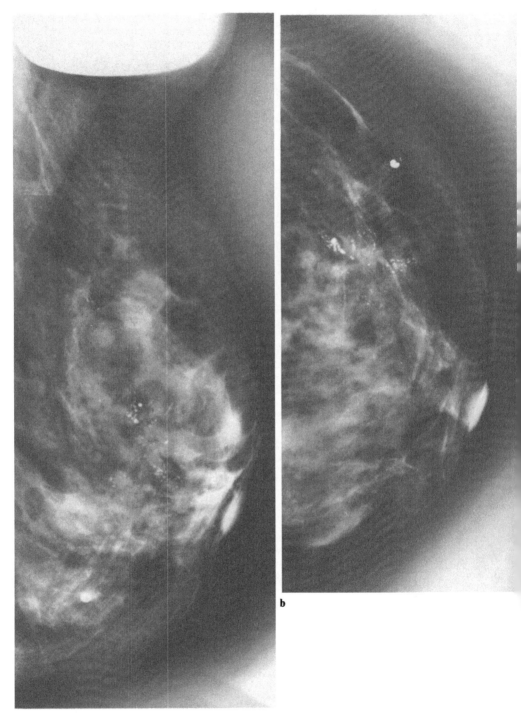

a

b

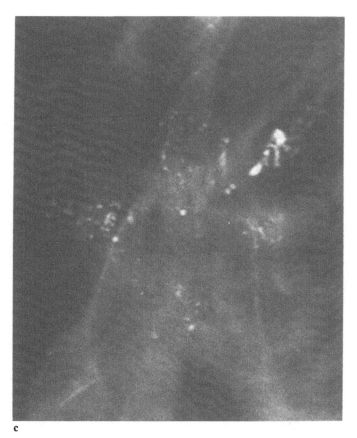

c

**Abb. 7.20 a–c.** Mammogramme in Originalgröße. **a** seitlich, **b** kraniokaudal, **c** Mammogrammaus-schnitt von der seitlichen Aufnahme (Vergr. 4:1) Sie bekommen den Fall zur konsiliarischen Unter-suchung: die 64 Jahre alte Patientin hat einen Herzinfarkt gehabt, trägt einen Schrittmacher *(oben)* und ist markumarisiert.

*Halten Sie es für ein Karzinom? Würden Sie unter diesen Umständen eine Operation oder aber eher Kontrollen empfehlen, da die Mikrokalkgruppe auch benigne sein könnte?*

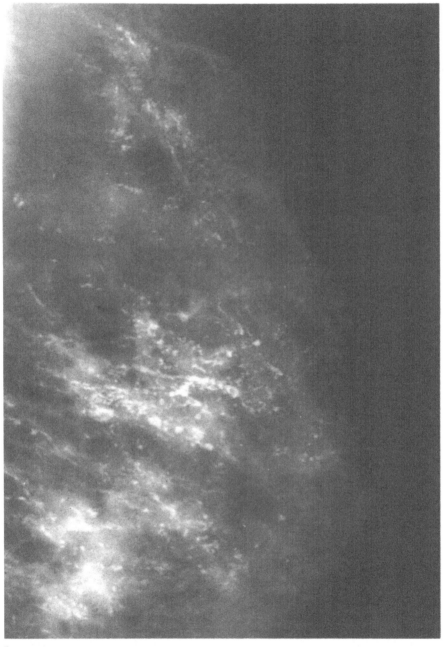

a

**Abb. 7.21.** Schreiben sie bitte *alle* in Frage kommenden differentialdiagnostischen Möglichkeiten bei **a** (etwas vergrößert) und bei **b** (Vergr. 3 : 1) auf

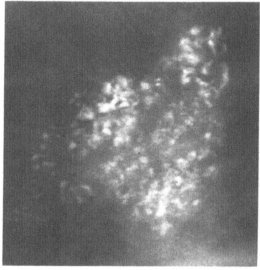

b

# Antworten

**Abb. 7.2.** Bei **Fall 1** PE notwendig, da minimale Polymorphie der Mikroverkalkungen auf der kraniokaudalen Aufnahme. Histologie: Ductuskarzinom.
**Fall 2:** Liponekrotische Mikrozysten.
**Fall 3:** Die vorausgegangene PE wurde auswärts fälschlicherweise wegen verkalkter Talgdrüsen indiziert. Keine erneute PE notwendig!

**Abb. 7.3.** Probeexzision beim **Fall 3 (c):** Klassisches intraduktales Karzinom, histologisch mit Infiltration, klinisch jedoch ohne Tastbefund.
**a (Fall 1)** Wasserlösliches Kontrastmittel auf der Haut.
**b (Fall 2)** Diffuse, kleinzystische (Blunt-duct-) Adenose. Achten Sie auf die „Trennwände" zwischen den Zysten (diplokokkusähnliches Bild)!

**Abb. 7.4.** Probeexzision bei **Fall 2 (c):** rechteckige Gruppe von vorwiegend punktförmigen Mikroverkalkungen bei *minimaler Polymorphie*. Histologie: vorwiegend kleinpapilläres-cribriformes, teils Komedokarzinom.
**Fall 1 a, b** Kalkmilchzysten mit „Teetassenphänomen".
**Fall 3 d** Sklerosierende Adenose, *ovaläre* Gruppe von polymorphen Mikroverkalkungen.
**Fall 4 e u. f** Fibroadenom.

**Abb. 7.5.** Probeexzisionen sollten Sie bei den folgenden Fällen empfehlen: **Fall 1 a** angedeutet dreieckige Gruppe, der minimal polymorphen, wenigen (6!) Mikroverkalkungen Verdacht auf *intraduktalen* Prozeß. Histologie: 4 mm großes Karzinom.

**Fall 3 c** Dreieckförmige Gruppe von vorwiegend punktförmigen Mikroverkalkungen mit 2 linienförmigen und einer y-förmigen Mikroverkalkung. Histologie: 8 mm großes Komedokarzinom.

**Fall 4 d** Flache, dreieck?-rauten?-förmige Gruppe von kaum wahrnehmbaren Mikroverkalkungen mit minimaler Polymorphie (Skizze). Die Verkalkungen waren vor 6 Monaten noch nicht zu sehen, Zustand nach Ablation mammae kontralateral; Verdacht auf Zweitkarzinom. Histologie: 2 cm(!) großes, duktales Karzinom.

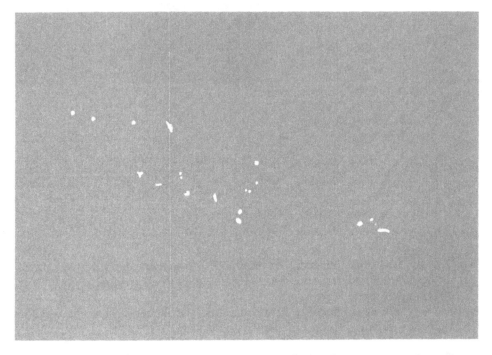

**Fall 5 e, f** Zahlenmäßige Zunahme von etwas polymorphen, wenn auch größeren Mikroverkalkungen innerhalb von 4 Jahren. Die Gruppenform (f) könnte als Dreieck gedeutet werden. Verdacht auf intraduktalen Prozeß. Histologie: hyalinisiertes und verkalktes Fibroadenom.

Keine Probeexzision ist notwendig bei den Fällen 2 u. 6.

**Fall 2 b** Kunstprodukt, bei der Wiederholung keine Veränderung (auswärtiger Fall, Ursache für das Kunstprodukt unbekannt).

**Fall 6 g** 5 mm große *ovaläre* Gruppe von *monomorph* punktförmigen, hin und wieder facettierten Mikroverkalkungen mit Trennwänden. Kleinzystische (blunt duct) Adenose.

**Abb. 7.6.** Probeexzisionen sind bei allen Fällen zu empfehlen, bis auf Fall 3 (**c** u. **d**), wobei es sich um eine rundliche Gruppe von verkalkten Talgdrüsen handelt, die sich nicht ganz aus der Brust „herausprojizieren" ließ, jedoch ihre Natur durch die charakteristische Form der Mikroverkalkungen verrät.

**Fall 1 a** Die Dreieck(?)-Rauten(?)-Form und die Polymorphie der flauen Mikroverkalkungen sprechen mindestens für einen intraduktalen Prozeß, am ehesten aber für ein Komedokarzinom. Histologisch: Komedomastitis

**Fall 2 b** *Links:* Dreieckförmige Gruppe mit dorsaler Einkerbung. Eindeutige Polymorphie *Rechts:* Kleinere, flache, kaum wahrnehmbar ähnliche Gruppe (Skizze). Histologie: Komedokarzinom

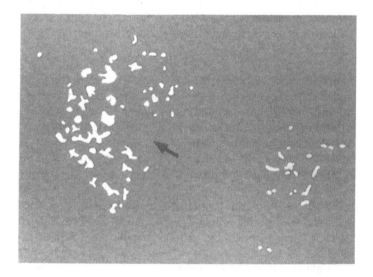

**Fall 4 e, f** Änderung der Gruppenform je nach Ebene, auf der kraniokaudalen Aufnahme (**e**) propellerförmig, auf der seitlichen (**f**) dreieckförmig. Polymorphie. Histologie: Komedokarzinom.

**Abb. 7.7.** Die richtige Antwort: Kontrolle in 6 Wochen. Wenn die Mikroverkalkungen (dreieckförmige Gruppe minimale Polymorphie) sich noch in der Brust befinden, muß eine wiederholte PE empfohlen werden, wie es in diesem Fall geschah. Die 2. PE hat das kleine, klinisch okkulte vorwiegend kribriforme teils Komedo-Karzinom entdeckt und die Röntgendiagnose histologisch bestätigt. Die lobuläre Neoplasie Typ A und B war lediglich ein Satellitbefund.

**Abb. 7.8.** Sie können ruhig mit dem Ergebnis einverstanden sein und sollten den Operateur keineswegs deswegen anrufen! Es handelt sich um eine klassische sklerosierende Adenose: ovaläre (nierenförmige?) Gruppe mit dicht nebeneinander liegenden polymorphen Mikroverkalkungen. Neben sklerosierenden Adenosen werden manchmal lobuläre Neoplasien gefunden!

**Abb. 7.9.** Die 2. Antwort ist richtig; die Patientin hatte schon vor 2 Jahren ein eindeutiges Komedokarzinom gehabt. Die erste Operation wurde ambulant in einer gynäkologischen Praxis durchgeführt (!) Bei der 2. Operation – in einer Klinik – wurde das Karzinom endlich histologisch bestätigt.

**Abb. 7.10.** Die 2. Antwort ist richtig! Bei der kleinen rundlichen Gruppe von minimal polymorphen Mikroverkalkungen handelt es sich um eine sklerosierende Adenose. Kontrolle genügt.

**Abb. 7.11.** Probeexzisionen bei **a** und **c**: **a** Nur sehr wenige, aber sicher intraduktale Verkalkungen, die Verjüngungen mamillenwärts aufzeigen. Ähnliche, sicher intraduktale Verkalkungen sind bei **c** zu finden. Es handelt sich bei beiden Fällen um diffuse duktale Karzinome mit mehr oder weniger Verkalkung. **b** umschrieben verkalkte Arterie.

**Abb. 7.12. a, b** Gruppierte Kalkmilchzysten: auf der kraniokaudalen Aufnahme (**a**) sind die Mikroverkalkungen rundlich und flau, auf der seitlichen intensiver und strichförmig (Teetassenphänomen). Keine PE notwendig *(Fall 1)*.
**c** Teils gruppierte, teils diffuse, kleinzystische („blunt duct"-) Adenose mit für diese charakteristischen „Trennwänden". Keine PE notwendig *(Fall 2)*.
**d** Der Chef hat recht: das ist ein Komedokarzinom! Aber, bitte, bei den ersten beiden Fällen Ihre Meinung dem Chef sehr diplomatisch beibringen!

**Abb. 7.13. a** Die Veränderung ist nur auf der seitlichen Aufnahme zu sehen, deswegen kann der Kollege nicht beurteilen, ob sie im äußeren, mittleren oder inneren Bereich lokalisiert ist, eine „Enukleation" ist also ohne Tastbefund sowieso nicht möglich.
**b** Bei näherer Betrachtung sieht man, daß es sich um einen Fingerabdruck handelt!

**Abb. 7.14. a** Innerhalb eines schemenhaften ovalären Rundschattens auffällig große, punkt-, v-förmige Verkalkungen: *Fibroadenom,* also intrakanalikulärer Ursprung. *(Fall 1).*
**b** Wenn die Verkalkungsgruppe lediglich auf der seitlichen Aufnahme zu sehen ist, kann es sich entweder um ein Kunstprodukt oder aber – da von oben gesehen die Kalkmilch weniger intensiv sein kann – um eine Gruppe von Kalkmilchzysten handeln. Niveaubildungen (Teetassenphänomene) sind nur bei *Kalkmilchzysten* aufzufinden, also: lobulärer Ursprung *(Fall 2).*

**Abb. 7.15. Fall 3 (c u. d)** ist benigne (hyalinisiertes Fibroadenom), obwohl eine deutliche Zunahme der Verkalkungen zu sehen ist. (PE – kein Fehler!!)
Die erste Gruppe (**a**) stellt das klassische Bild eines Komedokarzinoms dar: dreieckförmige Gruppe, seitliche Fortsätze, dorsale Einkerbung und Polymorphie, wobei die linien- und astförmigen Mikroverkalkungen überwiegen. Die 2. Gruppe (**b**) entsprach histologisch einem vorwiegend papillären - kribriformen Karzinom mit nur wenigen Komedoanteilen, daher die nur minimale Polymorphie; die Mikroverkalkungen sind überwiegend punktförmig, die Gruppenform: Dreieck.

**Abb. 7.16.** Gruppe 1: Mehrere kleinzystische („blunt duct"-) Adenoseherde sowie 2 Kalkmilchzysten mit Niveaubildung. Hier sind also alle Mikroverkalkungen lobulären Ursprungs.

Gruppe 2: Minimale Polymorphie bei überwiegend punktförmigen Mikroverkalkungen. Gruppenform nicht einwandfrei beurteilbar. Hier wurde eine PE wegen unklaren Befundes empfohlen. Histologie: papilläres Karzinom.

**Abb. 7.17.** Dreieckförmige Gruppe von polymorphen Mikroverkalkungen. PE notwendig.

Histologie: sklerosierende Adenose. Die ganz kleinen sklerosierenden Adenosen zeigen die Grenzen der Methode, wenn sie dreieckförmig sind oder ihre Gruppenform nicht mit Sicherheit beurteilbar ist. Sie sind dann von einem ganz kleinen Karzinom nicht zu unterscheiden.

**Abb. 7.18.** Ausgedehntes Komedokarzinom und thoraxwandnahe ein verkalktes Fibroadenom.

**Abb. 7.19. Fall 1** ist benigne: **a** kraniokaudal ausschließlich punktförmige Mikroverkalkungen mit **b** Niveaubildungen (Teetassenphänomenen) auf der seitlichen Aufnahme: Kalkmilchzysten **c** Polymorphe Mikroverkalkungen in einer ausgedehnten dreieckförmigen Gruppe mit inselartigen, mikrokalkfreien Gebieten: Komedokarzinom.

**Abb. 7.20.** Sternförmige Gruppe von polymorphen Mikroverkalkungen i.S. eines duktalen Karzinoms. Wenn eine Operation von dem kardialen Zustand her überhaupt vertretbar, so ist eine histologische Bestätigung notwendig. Histologie: Komedokarzinom.

**Abb. 7.21.** Wenn Sie außer Karzinom noch weitere diagnostische Möglichkeiten aufgeschrieben haben, dann lesen Sie dieses Buch bitte noch einmal!

# 8 Die klinisch okkulte, mammographisch verdächtige Mikrokalkgruppe: prä-, intra- und postoperative Maßnahmen

Vor der Mammographieära wurde eine Brustkrebserkrankung nur dann als okkult betrachtet, wenn bei bestehenden Regional- oder Fernmetastasen kein Primärtumor in der Brust zu tasten war. Nach heutiger Auffassung gilt ein Mammakarzinom als klinisch okkult, wenn es mit den üblichen klinischen Methoden nicht zu erfassen ist; dabei spielt es keine Rolle, ob das Karzinom sich noch im präklinischen Stadium befindet (okkultes Frühkarzinom) oder schon Metastasen bzw. Mamillenekzem im Sinne eines Paget-Karzinoms aufweist (okkultes Spätkarzinom).

Ein Karzinom kann klinisch okkult sein, wenn

- es *an und für sich zu klein* ist, um getastet werden zu können, oder wenn
- es *relativ zu klein* ist, weil die Brust zu groß ist, oder die Veränderung tief in der Brust liegt, bzw. wenn
- es *keinen Konsistenzunterschied* zu seiner Umgebung aufweist, da das gesunde Gewebe genauso hart oder noch härter ist als das Tumorgewebe.

Das klassische Beispiel des okkulten Mammakarzinoms ist das der karzinomcharakteristischen Mikroverkalkungen. Nachstehend werden die Lokalisationsprobleme der *klinisch okkulten, mammographisch verdächtigen Mikroverkalkungsgruppen* besprochen.

Das ganze Verfahren (Lokalisation und Aufarbeitung des Materials) wird normalerweise in 3 Etappen durchgeführt:

1) Die präoperative Lokalisation,
2) die intraoperative Präparatradiographie,
3) die postoperative Vorbereitung des Materials für die histologische Untersuchung.

Hierzu kommt evtl.

a) die Röntgenkontrolle des Paraffinblockes, und als letzter Schritt
b) die Kontrollmammographie.

### Die präoperative Lokalisation

*a) Die sog. „geometrische" Lokalisation.* Am besten erfolgt diese einen Tag vor dem Eingriff und in Anwesenheit des Operateurs bzw. der Patientin.

Die Lage der Mikroverkalkungsgruppe wird im Koordinatensystem auf den vorhandenen, in 2 Ebenen angefertigten Aufnahmen bestimmt, wobei die „Ordinatenachse" der horizontalen, die „Abszissenachse" der vertikalen Mamillarlinien entspricht (Abb. 8.1 a, b).

Auf die entsprechende Brust wird dann das Koordinatensystem aufgezeichnet und die Hautstelle über der Veränderung markiert (Abb. 8.1 d). Die Entfernung der Mikrokalkgruppe von der Haut wird in beiden Ebenen angegeben (Abb. 8.1 f). Anschließend wird für den Operateur als Gedächtnisstütze eine Zeichnung der Lokalisation angefertigt. Bei dieser Art von Lokalisation ist von außerordentlicher Wich-

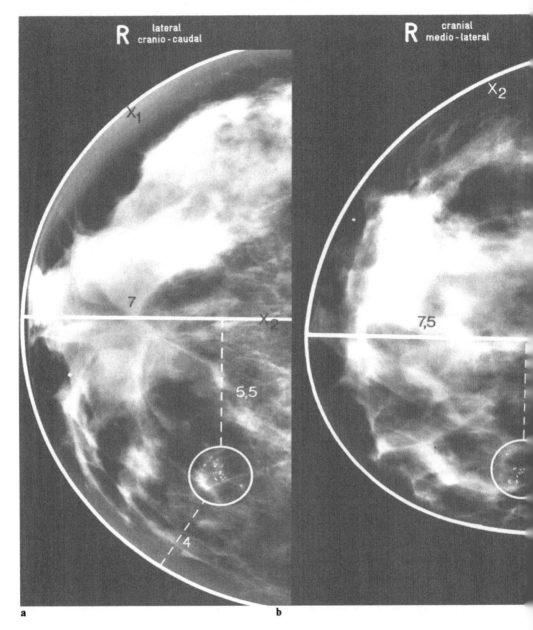

a                                          b

**Abb. 8.1. a** Mammogramm kraniokaudal. **b** seitlich. $X_1$ Horizontale Mamillarlinie, $X_2$ vertikale Mamillarlinie.
Die dreieckförmige, aus polymorphen Mikroverkalkungen bestehende Gruppe (**c** Vergr. 3,5:1) liegt innen-unten, von der Brustwarze 7–7,5 cm in der Tiefe, von der Brustachse ($X_1$ oder $X_2$) etwa 5–5,5 cm nach medial und unten, von der Haut 4 cm nach innen. Kein Tastbefund. **d** Die Angaben werden auf die Brust übertragen. **e** Präparatradiogramm: Am Rande des Präparats liegt die Mikrokalkgruppe zwischen den Ziffern 0 und 1 *(Pfeil)*. **f** Die Mikrokalkgruppe wird in etwa Blockgröße ausgeschnitten. **g** Vergrößerung von dem Block: 3,5:1. Histologie: nicht infiltrierendes Komedokarzinom

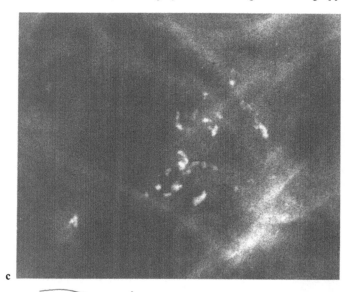

c

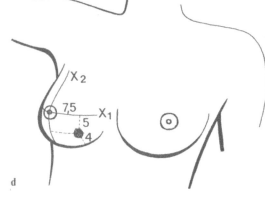

d

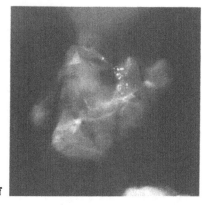

f

tigkeit, daß die betroffene Brust und der betroffene Quadrant markiert werden. Es muß überprüft werden, ob die Filmbeschriftung richtig erfolgte um einen Irrtum bei der Probeexzision auszuschließen. Man kann die geometrische Lokalisation bei stehender Patientin vornehmen, wobei die Brust auf den Rastertisch gelegt wird, wie es bei der Anfertigung des Mammogramms geschah – oder aber in Rücken- oder Seitenlage, wie es bei der Operation geschehen wird. Man kann auch in Abwesenheit von Operateur und Patientin die verdächtige Stelle lokalisieren, indem man ein Lokalisationsdiagramm anfertigt. Dabei werden ein laterales sowie ein kraniokaudales Mammogramm, auf denen die vermutete Läsion identifiziert wurde, auf ein Diagramm projiziert. So kann der verdächtige Gewebebezirk einem bestimmten Quadranten zugeordnet werden. Auch hier soll man die Lage der Veränderung in der Tiefe angeben (Abb. 8.2). Dieses von BERGER et al. (1966) empfohlene Verfahren bedarf zwar keines besonderen Managements, ist aber auch entsprechend unsicher.

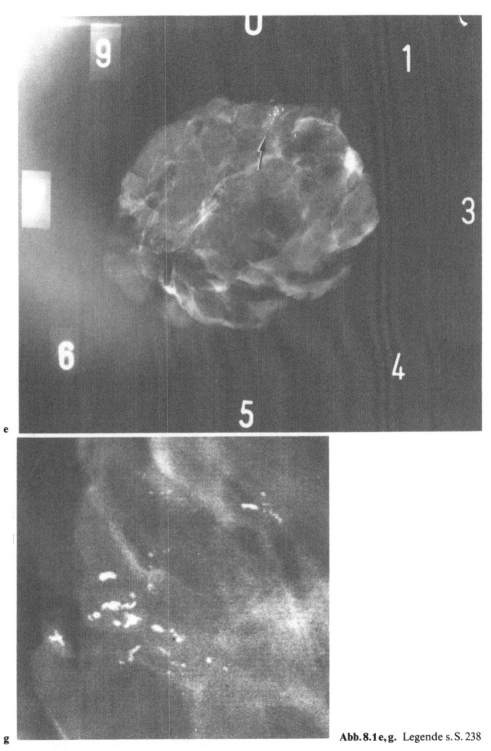

e

g                                                     **Abb. 8.1 e, g.**   Legende s. S. 238

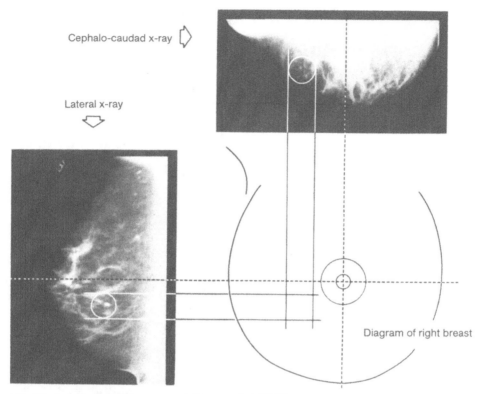

Cephalo-caudad x-ray

Lateral x-ray

Diagram of right breast

**Abb. 8.2.** Lokalisationsdiagramm nach BERGER et al. (1966)

Die alleinige geometrische präoperative Lokalisation – wie oben beschrieben – ist die einfachste Lösung; ihr Nachteil ist die lokalisatorische Ungenauigkeit und die mit dieser verbundene, ziemlich große Traumatisation, besonders bei den in der Tiefe liegenden Veränderungen. Eine Verbesserung der Lokalisationsgenauigkeit bedeutet deswegen

*b) die geometrische Lokalisation mit „Nadelmarkierung" „Angelhakenmarkierung",* *mit „Kontrastmittelfarbstoffmarkierung" oder mit „Kugelmarkierung".* Bei diesen Verfahren wird zuerst eine geometrische Lokalisation wie unter Pkt. a vorgenommen. Direkt vor der Operation wird nach Lokalanästhesie eine Nadel (DODD et al., 1966, THREATT et al. 1974, LIBSHITZ et al. 1976) oder eine Kanüle entsprechenden Kalibers in die Brust eingeführt und durch diese entweder ein Metalldraht mit hakenförmiger Biegung der Spitze oder ein Metallkügelchen (BARTH et al. 1977) an die zu operierende Stelle geleitet.

Man kann auch ein Gemisch aus wasserlöslichem Kontrastmittel (bzw. aus Lipiodol – wie von RAININKO et al. 1976 empfohlen) und Patentblau injizieren.

Nach der Markierung – welcher Art auch immer – muß eine Mammographiekontrolle erfolgen, um die Richtigkeit der Lokalisation zu überprüfen. Bei ungenauer Lokalisation kann man ein zweites Kügelchen oder einen zweiten Angelhakendraht plazieren bzw. einen anderen Farbstoff (z. B. Indocyaningrün) injizieren. Ge-

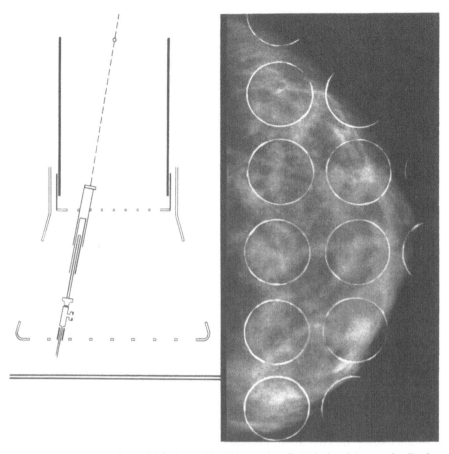

**Abb. 8.3.** Spezialeinrichtung mit Lochleitplatte. Die Skizze zeigt die Teleskopführung der Punktionskanäle, in der ein Unterdruck mit einer Injektionsspritze erzeugt wird. Die gezielte Punktion ist durch das entsprechende Loch des Kompressionslochtubus gewährleistet (Prof. K. BREZINA/ Wien)

genüber der Metallmarkierung hat die Farbstoffmarkierung den Nachteil, daß der Farbstoff schnell diffundiert und der ganze Quadrant blau oder grün wird, wenn die Patientin nicht innerhalb etwa 30 min zur Operation kommt. Die Injektion von carbo-medicinalis Suspension dagegen ist dauerhaft ohne die Notwendigkeit eines kurzfristigen Biopsietermins.

*c) Die Lokalisation mit Zielgerät.* Die genaue Lokalisation einer okkulten Mikrokalkgruppe wird dadurch erschwert, daß durch die Kompression die inneren Strukturen umgelagert werden und daß die genaue Lokalisation nur schwer möglich ist. Die Lösung des Problems: eine Lageveränderung zwischen Aufnahme und Punktion muß vermieden werden; die Einstichstelle der Punktionsnadel muß sicher bestimmt werden können; die Punktionsnadel muß entsprechend der Richtung desjenigen Röntgenstrahls geführt werden, durch den die Veränderung auf der Aufnah-

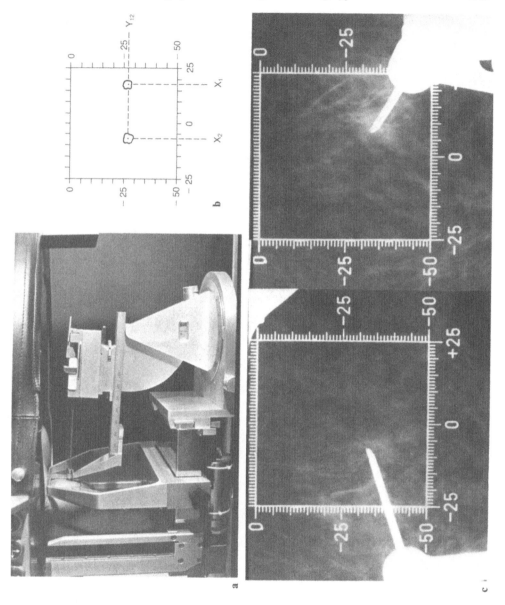

**Abb.8.4. a** Apparat zur stereotaktischen Punktion nach Nordenström. **b** Die Skizze zeigt das Prinzip der Lagebestimmung einen non-palpablen, mammographischen Problembefundes: Durch je eine Aufnahme 15° links ($X_1$) und 15° rechts vom Zentralstrahl ($X_2$) entsteht eine projektionsbedingte Verlagerung des abklärungsbedürftigen Befundes. Tiefenlage und Höhe lassen sich durch das Ausmessen von $X_1$, $X_2$ und Y bestimmen. **c** Kontrollbilder beweisen die korrekte Kanülenlage

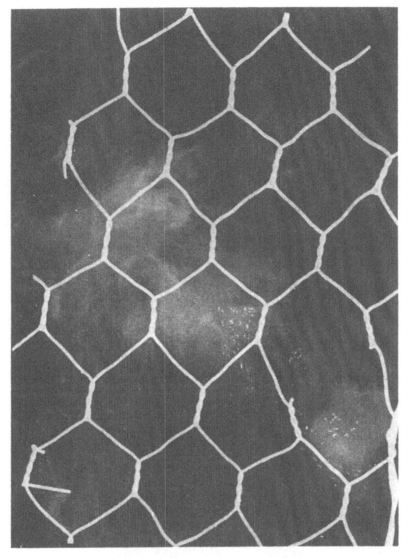

**Abb.8.5.** Das erste Präparatradiogramm, von Leborgne 1951 veröffentlicht. Mit Hilfe eines Metallnetzes hat er versucht, die Mikroverkalkungen zu lokalisieren

me abgebildet wurden; die Punktionstiefe muß eindeutig festgelegt werden können. Brezina (1975a, b) bzw. Kramann u. Feser (1975) haben Spezialeinrichtungen zur Lokalisation okkulter Mammaveränderungen konstruiert. Diese bestehen aus einem speziellen Filmtisch, einer teleskopischen Nadelführung und aus einem Lochraster aus Plexiglas oder aus einer sterilisierbaren Rasterfolie. (Abb. 8.3) Es wird zuerst eine Zielaufnahme von der fraglichen Stelle angefertigt und die Brust wird danach unter Kompression, also ohne Lageänderung, nachdem man den Tubus mit der Nadelführung ausgewechselt hat, in der entsprechenden Tiefe punktiert.

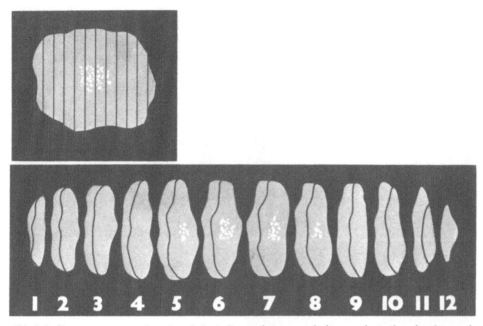

**Abb. 8.6.** Das entnommene Gewebe wird scheibenweise ausgeschnitten und von den einzelnen, mit Bleiziffern numerierten Scheiben Röntgenaufnahmen angefertigt

Bei der stereotaktischen Punktionsapparatur (TRC) nach NORDENSTRÖM (1977) handelt es sich nicht um Zusatzgerät, sondern um einen selbständigen Apparat mit Röntgenröhre (BOLMGREN et al. 1977). Mit Hilfe einer entsprechenden Bohrkanüle wird Biopsiematerial gewonnen und *histologisch* (also nicht *zytologisch*) untersucht (Abb. 8.4 a, b). Dieses Verfahren hat den Vorteil, daß eine Operation lediglich im Falle eines positiven Ergebnisses erfolgen muß, hat dagegen den Nachteil, daß es über die reale Ausdehnung der Veränderung keine Auskunft gibt. Auch dieses Verfahren ist mit iatrogener Traumatisation verbunden. Bei stereotaktischen Punktionen können Hämatome wie auch bei anderen Punktionen, oder bei Probeexzisionen entstehen. DIXON (1983) empfiehlt die präoperative Lokalisation suspekter Mikroverkalkungen mit Computertomographie, wenn diese in der Nähe der Toraxwand liegen.

*Die intraoperative Präparatradiographie*

Dieses Problem hat schon LEBORGNE (1951) beschäftigt: „Allein die röntgenologische Untersuchung des Operationspräparates macht die Lokalisation der winzigen Mikroverkalkungen für die histologische Untersuchung möglich und hilft ein kleines Karzinom zu finden, welches ansonsten übersehen würde." Mit Hilfe eines Metallnetzes hat er versucht, die suspekten Verkalkungen im Präparat zu orten (Abb. 8.5).

Bei Verdacht auf okkultes Mammakarzinom ist die Operation nur in einem Krankenhaus vorzunehmen, in dem eine intraoparative Praeparatradiographie

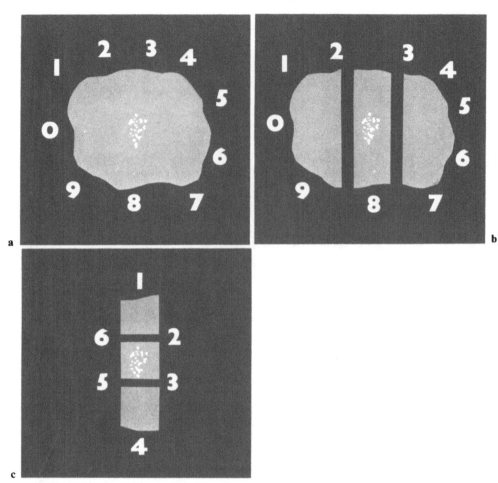

**Abb. 8.7 a–c.** Ausarbeitung der Mikrokalkgruppe in mehreren Schnitten. **a** Das Präparat wird mit Bleiziffern umgeben: die Mikrokalkgruppe liegt im Zentrum zwischen den Ziffern 2,3 und 8. **b** Die Anteile des Präparats, die sicher keine Mikroverkalkungen enthalten, werden getrennt und das ganze Präparat nochmals geröntgt. **c** Das mikrokalkhaltige Gewebe wird auf die Größe eines Paraffinblockes geschnitten: der Block und das Restgewebe werden gesondert zur histologischen Untersuchung eingesandt

möglich ist. Hierzu ist eine Mammographieapparatur unumgänglich notwendig. WILLGEROTH et al. (1978) haben ein Durchleuchtungsgerät konstruiert um die Mikroverkalkungen intraoperativ im Operationssaal nachweisen zu können. Noch intraoperativ muß von dem operativ entnommenen Gewebe eine Weichteilaufnahme angefertigt werden, um festzustellen, ob der röntgenologisch suspekte Bezirk entfernt wurde oder nicht. Ist die Mikrokalkgruppe auf dem Präparatradiogramm nicht aufzufinden, so muß die Probeexzision ausgedehnt werden. Von dem neuen Präparat wird wieder eine Aufnahme angefertigt. Trotz genauer Lokalisation können kleine Karzinome manchmal erst nach mehrfachen Gewebeprobeentnahmen gefunden werden.

*Die postoperative Vorbereitung des Materials für die histologische Untersuchung*

Sie ist deswegen wichtig, weil ein noch nicht infiltrierendes, intraduktales Karzinom auch für den Pathologen okkult sein kann.

Eine Schnellschnittuntersuchung ist abzulehnen, weil das Material meistens so gering ist, daß die Gefahr besteht, im Falle einer nicht eindeutigen histologischen Beurteilbarkeit kein Material mehr zur Paraffineinbettung zu haben. Das Ergebnis der Schnellschnittuntersuchung ist sowieso provisorisch, da - wie ROSEN u. SNYDER (1977) berichten: es kann vorkommen, daß, obwohl es negativ war, später, nach Paraffineinbettung doch ein Karzinom gefunden wird. Man kann das Präparat scheibenweise aufarbeiten und nach Röntgenkontrolle die verdächtigen mikrokalkhaltigen Scheiben dem Pathologen zur Untersuchung übergeben (Abb. 8.6). Man kann aber auch die verdächtige Stelle „umkreisen", d.h. sukzessive unter ständiger Röntgenkontrolle so verkleinern, daß am Ende der mikrokalkhaltige Block zur Paraffineinbettung quasi „herauspräpariert" wird. (Abb. 8.7a-c. Abb. 8.1e-f-g). Die einzelnen Scheiben sollen mit Bleiziffern markiert werden. Auch bei dem „Umkreisen" wird das Präparat zur Orientierung mit Bleiziffern umgeben und so geröntgt, wobei Präparat und Bleiziffern mit Leukoplast fixiert werden sollen, um eine Lageänderung zu vermeiden. Neben den mikrokalkhaltigen Scheiben oder dem „herausgearbeiteten Block" soll dem Pathologen das Restgewebe im gesonderten Gefäß zugeschickt werden.

*Röntgenkontrolle des Paraffinblockes*

Wenn ein duktales Karzinom röntgenologisch vermutet jedoch histologisch nicht nachgewiesen werden konnte, so muß nach einer Erklärung gesucht werden. In diesem Fall sind Aufnahmen von dem Paraffinblock in 2 Ebenen anzufertigen (HOLLAND 1984). Schnitte von der suspekten Mikrokalkgruppe im Block lassen dann eine Überprüfung des diagnostischen Problems zu.

*Kontrollmammographie*

Eine Kontrollmammographie soll erfolgen, wenn die mammographische Diagnose eines duktalen Karzinoms trotz negativem histologischem Ergebnis überzeugend bestehen bleibt.

Besonders wenn der Pathologe Veränderungen, die als Präkanzerose gelten (z.B. stark proliferierende Mastopathie mit Atypien) oder aber eine lobuläre Neoplasie (die ja als Satellitbefund neben echten Karzinomen vorkommen kann) gefunden hat, ist eine Kontrollmammographie notwendig. Es ist am günstigsten, diese etwa 6 Wochen nach dem Eingriff vorzunehmen, zu einem Zeitpunkt, an dem das postoperative Ödem schon abgeklungen ist.

Die Lokalisation der okkulten Mammaveränderungen respektive Mikroverkalkungen ist schwierig; sie bedarf des Engagements des Röntgenologen und der engen Zusammenarbeit mit Operateur und Pathologen.

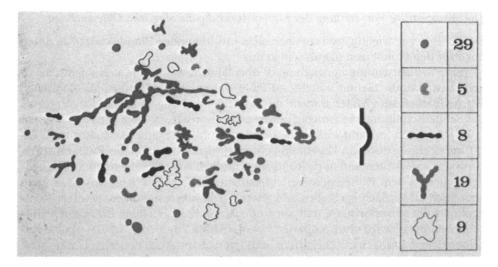

| | |
|---|---|
| ● | 29 |
| ❧ | 5 |
| ▬▬▬ | 8 |
| Y | 19 |
| ⬡ | 9 |

**Abb. 4.77 b.** Legende s. S. 114

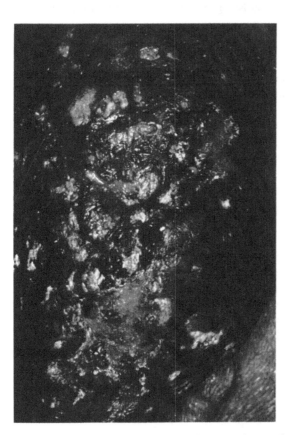

**Abb. 6.31 c.** Die Fotoaufnahme zeigt die Hautnekrose mit multiplen Exulzerationen (s. auch S. 191)

# Literaturverzeichnis

Ahmed A (1975) Calcification in human breast carcinomas: Ultrastructural observations. J Pathol 117: 247

Andersen JA (1977) Lobular carcinoma in situ of the breast. An approach to rational treatment. Cancer 39: 2597

Andersson I, Fex G, Petterson H (1977) Oil cyst of the breast following fat necrosis. Br J Radiol 50: 143

Bässler R (1978) Pathologie der Brustdrüse. Springer, Berlin Heidelberg New York (Spezielle pathologische Anatomie, Bd 11)

Barth V (1977) Atlas der Brustdrüsenerkrankungen. Enke, Stuttgart

Barth V, Prechtel K (1982) Pathologie und Radiologie (Röntgendiagnostik und Thermographie) der Brustdrüse. In: Zuppinger A, Hellriegel W: Mammatumoren (Handbuch der medizinischen Radiologie, Bd XIX/2) Springer, Berlin Heidelberg New York 1

Barth V, Behrends W, Haase W (1977) Methode zur präoperativen Lokalisation nicht palpabler suspekter Mikroverkalkungen im Brustdrüsenkörper (Kugelmarkierung). Radiologe 17: 219

Bassett LW, Gold RH, Cove HC (1978) Mammographic spectrum of traumatik fat necrosis: The fallibility of "pathognomonic" signs of carcinoma. AJR 130: 119

Basset LW, Gold RH, Mirra JM (1982) Nonneoplastic breast calcifications in lipid cysts: Development after excision and primary irradiation. Am J Roentg 138: 335

Baum JK, Comstock CH, Joseph L (1980) Intramammary arterial calcifications associated with diabetes. Radiology 136: 61

Benjamin JL, Guy CL (1977) Calcification of implant capsules following augmentation mammaplasty. Plast Reconstr Surg 59: 432

Berger SM, Curcio BM, Gershon-Cohen J, Isard HJ (1966) Mammographic localization of unsuspected breast cancer. AJR 96: 1046

Bernstein JR (1977) Nonsuppurative nodular panniculitis (Weber-Christian-Disease). An unusual cause of mammary calcifications. JAMA 138: 1942

Bjurstam NG (1978) Radiography of the female breast and axilla. Acta Radiol [Suppl 357] (Stockh)

Bloodgood JC (1923) The clinical picture of dilated ducts beneath the nipple frequently to be palpated as a doughy worm-like mass, the varicocele tumor of the breast. Surg Gynecol Obstet 36: 486

Bloodgood JC (1934) Comedocarcinoma (or comedoadenoma) of the female breast. Am J Cancer 22: 842

Bohmert H, Baumeister RG (1975) Die subkutane Mastektomie. Indikation und Technik. Fortschr Med 93: 697

Bolmgren J, Jacobson B, Nordenström B (1977) Stereotaxic instrument for needle biopsie of the mamma. AJR 129: 121–125

Bouropoulov V, Anastassiades OT, Kontogeorgos G, Rachmanides M, Gogas I (1984) Microcalcifications in breast carcinomas. A histological and histochemical study. Pathol Res Pract 179: 51

Brandt G, Bässler R (1969) Pathomorphogenese experimenteller Verkalkungen in der weiblichen Brustdrüse. Ein Beitrag zur Calciphylaxie. Virchows Arch [A] 348: 139

Brandt G, Bässler R (1972) Die Wirkung der experimentellen Hyperkalzämie durch Dihydro Fachysterin auf Drüsenfunktion und Verkalkungsmuster der Mamma. Licht - elektronenmikroskopische und chemischanalytische Untersuchungen. Virchows Arch [A] 365: 155

Brezina K (1975a) Röntgenologisch gezielte Mammabiopsie. ROEFO 122: 330

Brezina K (1975b) Ergebnisse der Mammographie mit gezielter Nadelbiopsie. Wien Klin Wochenschr 87: 666

Broks PDC (1976) Ausgedehnte subkutane Kalzifizierung der Mamma. ROEFO 125: 566

Brown RC, Zuehlke RL, Ehrhardt JC, Jochimsen PR (1981) Tattoos simulating calcifications on xe-
    roradiographs of the breast. Radiology 138: 583
Bryant J (1981) Male breast cancer: a case of apocrine carcinoma with psammoma bodies. Hum
    Pathol 12: 751
Citoler P (1978) Microcalcifications of the breast. In: Grundmann E, Beck L (eds) Early diagnosis
    of breastcancer. Fischer, Stuttgart, p 113
Citoler P, Zippel HH (1975) Das Carcinoma in situ der Mamma. Ver Dtsch Ges Pathol 59: 549
Colbassini HJ JR, Feller WF, Cigtay OS, Chun B (1982) Mammographic and pathologic correla-
    tion of microcalcification in disease of the breast. Surg Gynecol Obstet 155: 689
Cornil V (1908) Les tumeurs du sein. Bailliere, Paris
Dixon GD (1983) Preoperative computed-tomographic localization of breast calcifications. Radio-
    logy 146: 836
Dodd GD, Fry K, Delany W (1966) Preoperative localization of occult carcinoma of the breast. In:
    Management of the patient with cancer. Saunders, Philadelphia London
Egan RL (1964) Mammography. Thomas, Springfield
Egan RL (1969) Fundamentals of mammographic diagnoses of benign and malignant diseases.
    Oncology 23: 126
Egan RL, Sweeney MB, Sewell CW (1980) Intramammary calcifications without an associated
    mass in benign and malignant diseases. Radiology 137: 1
Egger H, Müller S (1977) Das Fibroadenom der Mamma. Kann der Kliniker auf die Exzision ver-
    zichten? Dtsch Med Wochenschr 102: 1495
Farrow JH (1968) Clinical considerations and treatment of in situ lobular breast cancer. AJR 102:
    652
Finsterbusch R, Gross F (1934) Kalkablagerungen in den Milch- und Ausführungsgängen beider
    Brustdrüsen. Röntgenpraxis 6: 172
Fisher ER, Fisher B (1977) Lobular carcinoma of the breast: An overview. Ann Surg 185: 377
Foote FW JR, Stewart FW (1941) Lobular carcinoma in situ. A rare form of mammary cancer. Am J
    Pathol 17: 49
Foote FW, Stewart FW (1945) Comparative studies of cancerous versus non cancerous breasts. Ann
    Surg 121: 6
France CJ, O'Connell JP (1970) Osseous metaplasien in the human mammary gland. Arch Surg
    100: 238
Frantz VK, Pickren JW, Melcher GW, Auchincloss H (1951) Incidence of chronic cystic disease in
    so-called "normal breasts". A study based on 225 post mortem examinations. Cancer 4: 762
Friedrich M (1983) Folien-Raster-Kombinationen in der Mammographie. Lymphologie 7: 92
Friedrich M (1984) Schlitzblendentechnik für die Mammographie. ROEFO 141: 574
Friedrich M, Weskamp P (1976a) Bildgütefaktoren bei der Filmmammographie. I. Mitteilung.
    ROEFO 125: 259
Friedrich M, Weskamp P (1976b) Bildgütefaktoren bei der Filmmammographie. II. Mitteilung.
    ROEFO 125: 461
Friedrich M, Weskamp P (1984a) Komplexe Bewertung filmmammographischer Abbildungssyste-
    me. Teil 1: Methodische Grundlagen. ROEFO 140: 585
Friedrich M, Weskamp P (1984b) Komplexe Bewertung filmmammographischer Abbildungssyste-
    me. Teil 2: Vergleich von 18 Systemen mittels Signal-Rausch-Matrix. ROEFO 140: 707
Frischbier JH, Lohbeck HV (1977) Frühdiagnostik des Mammakarzinoms. Thieme, Stuttgart
    New York
Gajewski H (1973) Aufnahmetechnische Grundlagen der Mammographie. In: Hoeffken W, Lanyi
    M: Röntgenuntersuchung der Brust. Thieme, Stuttgart
Galkin BM, Feig SA, Patchefsky AS, Rue JW, Gamblin WJ, Gomez DG, Marchant LM (1977) Ul-
    trastructure and microanalysis of "benign" and "malignant" breast calcifications. Radiology 124:
    245
Galkin BM, Frasca P, Feig SA, Holderness KE (1982) Non-calcified breast particles. A possible
    new marker of breast cancer. Invest Radiol 17: 119
Galkin BM, Feig SA, Frasca P, Muir HD, Soriano RZ (1983) Photomicrograph of breast calcifica-
    tions: Correlation with histologic diagnosis. Radiographics 3/3: 450
Gershon-Cohen J (1961) Breast roentgenology. Historical review. AJR 86: 879-883
Gershon-Cohen J (1970) Atlas of mammography. Springer, Berlin Heidelberg New York

Gershon-Cohen J, Ingleby H, Hermel MB (1955) Occult carcinoma of breast. Arch Surg 70: 385
Gershon-Cohen J, Ingleby H, Hermel MB (1956) Calcification in secretory disease of the breast. AJR 76: 132
Gershon-Cohen J, Berger SM, Curcio BM (1966) Breast cancer with micro-calcifications: Diagnostic difficulties. Radiology 87: 613
Goldwyn RM (1977) Subcutaneous mastectomy (editorial). N Engl J Med 297: 503
Gregl A (1979) Farbatlas der Galaktographie, klinische radiologische Symptomatik und Therapie der sezernierenden Brust. Schattauer, Stuttgart New York
Gros Ch (1963) Les maladies du sein. Masson, Paris
Haagensen CD (1962) Lobular carcinoma of the breast. Clin Obstet Gynecol 5: 1093
Haagensen CD (1971) Diseases of the breast, 2nd edn. Saunders, Philadelphia
Haagensen CD, Laue N, Lattes R, Bodian C (1978) Lobular neoplasia (so called lobular carcinoma in situ) of the breast. Cancer 42: 737
Hamperl H (1939) Über die Myothelien (Myo-epithelialen Elemente) der Brustdrüse. Virchows Arch [Pathol Anat] 305: 171
Hamperl H (1968) Zur Frage der pathologisch-anatomischen Grundlagen der Mammographie. Geburtshilfe Frauenheilkd 28: 901
Hassler O (1969) Microradiographic investigations of calcifications of the female breast. Cancer 23: 1103
Hermanutz D, Müller R (1970) Mammakarzinom und verkalkte Fettgewebstransplantate nach beidseitiger Mammavergrößerungsplastik. ROEFO 113: 530
Hoeffken W, Lanyi M (1973) Röntgenuntersuchung der Brust. Thieme, Stuttgart New York
Hofmann WD, Bosbach FW (1970) Die fibrosierende Adenose der weiblichen Brustdrüse. Klinik, Pathologie und Ergebnisse von Nachuntersuchungen nach Knotenexstirpation. Geburtshilfe Frauenheilkd 30: 526
Holland R (1984) New aspects and pitfalls in the diagnosis of breast cancer. Med Dissertation, Katholische Universität Nijmegen, Niederlande
Homer MJ (1981) Nonpalpable mammographic abnormalities: timing the follow-up studies. Am J Roentg 136: 923
Hüppe JR, Schneider HJ (1977) Zur Frage des richtigen Mammographiefilms. Radiologe 17: 195
Hutter RVP, Foote FW (1969) Lobular carcinoma in situ, long term follow-up. Cancer 24: 1081
Ingleby H, Gershon-Cohen J (1960) Comparative anatomy pathology and roentgenology of the breast, University of Pennsylvynia Press, Philadelphia
Ingelby H, Hermel MB (1956) Calcification in secretory disease of the breast. AJR 76: 132
Inoue Y, Ohya G, Maruyama M, Omoto R (1978) Die röntgenologischen Veränderungen nach Mammaplastik. ROEFO 129: 353
Jennings RJ, Fewell TR (1979) Filter-photon energy control and patient exposure. In: Logan WW, Muntz EP (eds) Reduced Dose Mammography Masson, New York
Kindermann G, Rummel W (1973) Das Adenom der Mamille: Eine Übersicht über Klinik und Morphologie. Geburtshilfe Frauenheilkd 33: 724
Koide T, Katayama H (1979) Calcification in augmentation mammoplasty. Radiology 130: 337
Kraman B, Feser J (1975) Eine neue Methode zur Lokalisierung nicht tastbarer Laesionen der weiblichen Brust. ROEFO 123: 369
Lammers W, Kuhn H (1979) Verbesserte Bildqualität in der Mammographie durch Streustrahlenraster. Electromedica 1: 2
Lanyi M (1977a) Differentialdiagnose der Mikroverkalkungen. Die verkalkte mastopathische Mikrocyste. Radiologe 17: 217
Lanyi M (1977b) Differentialdiagnose der Mikroverkalkungen. Röntgenbildanalyse von 60 intraductalen Karzinomen, das „Dreiecksprinzip". Radiologe 17: 213
Lanyi M (1982a) Formanalyse von 153 Mikroverkalkungsgruppen maligner Genese. Das „Dreieckprinzip". ROEFO 136: 77
Lanyi M (1982b) Formanalyse von 136 Mikroverkalkungsgruppen benigner Genese. ROEFO 136: 182
Lanyi M (1983) Formanalyse von 5641 Mikroverkalkungen bei 100 Milchgangskarzinomen: Die Polymorphie. ROEFO 139: 240
Lanyi M, Citoler P (1981) Differentialdiagnostik der Mikroverkalkungen: Die kleinzystische (blunt duct) Adenose. ROEFO 134: 225

Lanyi M, Neufang KFR (1984) Möglichkeiten und Grenzen der Differentialdiagnostik gruppierter intramammärer Mikroverkalkungen. ROEFO 141: 4

Lauth G, Eulenburg R, Zwiens G, Duda V (1983) Erste klinische Erfahrungen mit der Rastermammographie. Röntgenblätter 36: 281

Leborgne R (1951) Diagnosis of tumors of the breast by simple roentgenography, calcifications in carcinomas. AJR 65: 1

Leborgne RA (1967) Esteatonecrosis quistica calcificata de la mama. Torax 16: 172

Le Gal M, Durand JC, Laurent M, Pellier D (1976) Condute à tenir devant une mammographie révelatrice de microcalcifications groupeés, sans tumeur palpable. Nouv Presse Med 5: 1

Le Gal M, Chavanne G, Pellier D (1984) Valeur diagnostique des microcalcifications groupées déconvertes par mammographies (Apropos de 227 cas avec vérification histologique et sans tumeur du sein palpable. Masson, Paris

Lendvai-Virágh K, Lendvai T, Rückner R (1983) Praktische Erfahrungen mit der Rastermammographie in der alltäglichen Praxis. Röntgenblätter 36: 289

Leonhardt T (1968) A case of Weber-Christian-Disease with roentgenographically demonstrable mammary calcifications. Am J Med 44: 140

Levitan LH, Witten DM, Harrison EG Jr (1964) Calcifications in breast disease mammographic-pathologic correlation. 92/1: 29

Lewison EF (1964) Lobular carcinoma in situ of the breast. The feminine mystique: Milit Med 129: 115

Lewison EF, Finney GG Jr (1968) Lobular carcinoma in situ of the breast. Surg Gynecol 126: 1280

Libshitz HI, Feig SA, Fetouh S (1976) Needle localisation of nonpalpable breast lesions. Radiology 121: 557

Libshitz HI, Montague ED, Paulus DD (1977) Calcifications and the therapentically irradiated breast. AJR 128: 1021

Mc Dougal BA, Lukert BP (1977) Resolution of breast pain and calcification with renal transplantation. Arch Intern Med 137: 375

MacErlean DP, Nathan BE (1972): Calcification in sclerosing adenosis simulating malignant breast calcification. Br J Radiol 45: 944

Marinescu I, Damian A (1984) Primary hyperparathyroidism associated with galactophorous ducts calcification. Endokrinologie 22: 211

Menges V, Wellauer J, Engeler V, Stadelmann R (1973) Korrelation zahlenmäßig erfaßter Mikroverkalkungen auf dem Mammogramm und dadurch diagnostizierter Karzinome und Mastopathietypen. Radiologe 13/11

Menges V, Frank P, Prager P (1976) Zahlenmäßige Zunahme von Mikroverkalkungen, ein wichtiges röntgendiagnostisches Kriterium für das okkulte Mammakarzinom. ROEFO 124: 372–378

Mika N, Reiss KH (1968) Optimierung der Röntgenbelichtungstechnik mit Hilfe der Halbleiterspektometrie. Röntgenpraxis 21: 164

Millis RR, Davis R, Stacey AJ, Phil M (1976) The detection and significance of calcifications in the breast: A radiologic pathology study. Br J Radiol 49: 12

Moskowitz M (1979) Screening is not diagnosis. Radiology 133: 265

Muir R (1941) The evolution of carcinoma of the mamma. J Pathol Bacteriol 52: 155

Muir BB, Laub J, Anderson TJ, Kirkpatrick AE (1983) Microcalcification and its relationship to cancer of the breast: Experience in a screening clinic. Clin Radiol 34: 193

Nordenström B (1977) Stereotactic screw needle biopsy of nonpalpable breast lesions: Breast carcinoma. The radiologist's expanded role. Wiley Medical, New York

Nordenström B, Zajicek J (1977) Stereotaxic needle biopsy and preoperative indication of non-palpable mammary lesions. Acta Cytol (Baltimore) 21: 350–351

Ozello L (1970) Epithelial-stromal junction of normal and dysplastic mammary glands. Cancer 25: 586

Paterok EM, Egger H, Willgeroth F (1983) Mehr als 1500 radiologisch indizierte Mammabiopsien. Geburtshilfe Frauenheilkd 43: 721

Péntek Z, Balogh J, Bakó B, Élias S (1975) Mikrokalzifikation im männlichen Mammakarzinom. ROEFO 123/1: 90

Pilgram W, Lendvai-Viràgh K, Lendvai T, Michel R (1980) Die Behandlung maligner und präkanzeröser Prozesse der Mamma durch subkutane Mastektomie mit gleichzeitiger Augmentation. Geburtshilfe Frauenheilkd 40: 1009

Raininko R, Linna MI, Räsänen O (1976) Preoperative localization of non-palpable breast tumors. Acta Chir Scand 142: 575

Redfern AB, Ryan JJ, Su CT (1977) Calcification of the fibrous capsule about mammary implants. Plast Reconstr Surg 59: 249

Reinhardt K (1974) Verkalkung eines Fettgewebstransplantates in der Mamma. Röntgenblätter 27: 418

Rocek V, Sery Z, Sera D, Kamenicek O (1968) Verkalkungen beim männlichen Mammakarzinom ROEFO 109: 679

Rosen IW, Nadel HI (1966) Roentgenographic demonstration of calcification in carcinoma of the male breast. Radiology 86: 38

Rosen PP (1984) Lobular carcinoma in situ and intraductal carcinoma of the breast. In: McDivitt RW, Oberman HA, Ozello L, Kaufmann N (eds) The Breast. International Academy of pathology monograph. Williams and Wilkins Baltimore London

Rosen PP, Snyder RE (1977) Nonpalpable breast lesions detected by mammography and confirmed by specimen radiography – recent experience. Breast 3: 13

Rosen PP, Liebermann PH, Braun DW, Kosloff C, Adair F (1978) Lobular carcinoma in situ of the breast. Delaited analysis of 99 patients with average follow-up of 24 years Am J Surg Pathol 2: 225

Rummel W, Kindermann G, Egger H, Weishaar J (1976) Mikrokalk in der Mammographie. Geburtshilfe Frauenheilkd 36/12: 1053

Sachs L (1978) Angewandte Statistik. Springer, Berlin Heidelberg New York

Salomon A (1913) Beiträge zur Pathologie und Klinik der Mammakarzinome. Arch klin Chir 103: 573

Sandison AT (1958) A study of surgically removed specimens of breast, with special reference to sclerosing adenosis. J Clin Pathol 11: 101

Sang Y Han, Witten DM (1977) Diffuse calcification of the breast in chronic renal failure. AJR 129: 341

Schmitt EL, Threatt BA (1984) Relationship of mammographic intraarterial calcifications and diabetes. South Med J 77: 988

Schöner E, Gutgesell H (1981): Osteochondrosarkom der Mamma. ROEFO 135: 714

Schwartz GF, Feig SA, Rosenberg AL, Patchefsky AS, Schwartz AB (1984) Staging and treatment of clinically occult breast cancer Cancer 53: 1379

Sickles EA (1982) Mammographic detectability of breast microcalcifications. AJR 139: 913

Sickles EA, Abele JS (1981) Milk of calcium within benign breast cysts. A characteristic mammographic finding not to be confused with carcinoma. Radiology 141: 655

Sigfússon BF, Andersson I, Aspegren K, Janzon L, Linell F, Ljungberg O (1983) Clustered breast calcifications. 24: 273

Snyder RE (1966) Mammography and lobular carcinoma in situ. Surg Gynecol 122: 255

Stegner HE, Pape C (1972) Beitrag zur Feinstruktur der sog. Mikrokalzifikation in Mammatumoren. Lbl Allg Path Path Anat 115: 106

Tabár L, Márton Z, Kádas I (1972) Verkalkungen im männlichen Brustkrebs. ROEFO 117: 360

Tabár L, Dean PB (1983) Teaching atlas of mammography. Thieme, Stuttgart New York

Thiels C, Dumke K (1977) Mammaverkalkung nach Paraffininjektion. ROEFO 126: 173

Threatt B, Appelmann H, Dow R (1974) Percutaneous needle localisation of clustered mammary microcalcifications prior to biopsie. Am J Roentg 121: 839

Torell JA, Knight JP, Marcus PB (1984) Intraluminal Calciumhydroxyapatite crystals in breastcarcinoma: an ultrastructural study. Ultrastruct Pathol 6: 9

Urban JA, Adair FE (1949) Sclerosing adenosis. Cancer 2: 625

Wegener HO (1977) Nachweis und Erkennbarkeit von Mikrokalzifikationen im Xeromammogramm. ROEFO 126/4: 350–360

Willgeroth F, Rummel W, Saebel M, Kuhn H, Ascherl E (1978) Intraoperativer Nachweis von Mikroverkalkungen der Brust mit einem Durchleuchtungsgerät. Geburtshilfe Frauenheilkd 38: 636

Willemin A (1972) Les images mammographiques. Karger, Basel

Zippel HH, Citoler P, Kievernagel G (1975) Verlaufsbeobachtungen bei Patientinnen mit lobulärer Neoplasie in der Mamma. Arch Gynaekol 219: 150

# Sachverzeichnis

Die *kursiven* Seitenzahlen weisen auf die ausführlichste Behandlung des betreffenden Stichwortes hin

CPSIA information can be obtained at www.ICGtesting.com
Printed in the USA
LVOW01s1820021214

416758LV00003B/34/P